Маша Ворслав
Адэль Мифтахова

НОРМАЛЬНО
О КОСМЕТИКЕ

Как разобраться в уходе
и макияже и не сойти с ума

2-е издание, дополненное

УДК 687.55
ББК 38.937
В75

В книге упоминаются социальные сети Instagram и/или Facebook — продукты компании Meta Platforms Inc., деятельность которой по реализации соответствующих продуктов на территории Российской Федерации запрещена как экстремистская.

Редактор Д. Гордеева

Ворслав М., Мифтахова А.

В75 **Нормально о косметике: Как разобраться в уходе и макияже и не сойти с ума** / Маша Ворслав, Адэль Мифтахова. — 2-е изд., доп. — М. : Альпина Паблишер, 2025. — 362 с. : ил.

ISBN 978-5-9614-8892-0

Без заигрываний и навязывания своих мнений бьюти-редактор Маша Ворслав и бьюти-журналист Адэль Мифтахова рассказывают об уходе и макияже в книге «Нормально о косметике». «Нормально» — то есть аргументированно и понятным языком. Для удобства книга разделена на две части: в первой — все про ухаживающую косметику, во второй — про макияж. Из первой части вы узнаете, какой вообще бывает косметика и как с помощью уходовых средств решить те или иные задачи. Вторая часть научит использовать декоративную косметику, зная полезные закономерности.

В этой книге нет советов, как стать «красивыми» или «привлекательными», зато есть масса прикладной информации, которая поможет понять, как обращаться с косметикой и как ее выбирать. А с какой целью вы будете этой информацией пользоваться, решать только вам.

УДК 687.55
ББК 38.937

Все права защищены. Никакая часть этой книги не может быть воспроизведена в какой бы то ни было форме и какими бы то ни было средствами, включая размещение в сети интернет и в корпоративных сетях, а также запись в память ЭВМ для частного или публичного использования, без письменного разрешения владельца авторских прав. По вопросу организации доступа к электронной библиотеке издательства обращайтесь по адресу mylib@alpina.ru

ISBN 978-5-9614-8892-0

© Ворслав М., 2019
© Мифтахова А., 2019
© ООО «Альпина Паблишер», 2025

Содержание

От авторов … 7

РАЗДЕЛ I. УХОД

Предисловие Адэль … 10

Глава 1. В целом о косметике … 11
О натуральной косметике … 12
О дешевой и дорогой косметике … 14
О мужской косметике … 16
О декоративной косметике … 17

Глава 2. Типы кожи и базовый уход … 19
Какие бывают типы кожи … 20
Сухая кожа … 22
Жирная кожа … 24
Нормальная кожа … 26
Комбинированная кожа … 28

Глава 3. Состояния кожи и активный уход … 30
Акне … 31
Гиперпигментация и постакне … 38
Обезвоженность … 43
Атопический дерматит … 48
Чувствительность … 52
Розацеа … 58
Антивозрастная косметика … 63
Как построить уход за кожей … 71

Глава 4. Косметика для лица … 74
Очищающие средства … 75
Эксфолианты … 79
Увлажняющие кремы … 86
Масла … 91
Солнцезащитные средства … 97
Лосьоны и тоники … 104

Ночные кремы	109
Сыворотки	112
Маски	116
Кремы вокруг глаз	121
Бальзамы для губ	126
Гаджеты и аксессуары	129

Глава 5. Косметика для тела — 135
- Очищение — 136
- Отшелушивание — 139
- Увлажнение — 142
- Кремы от растяжек и целлюлита — 145
- Дезодоранты и антиперспиранты — 147
- Удаление волос и вросшие волосы — 151
- Автозагары — 158
- Уход за руками — 162

РАЗДЕЛ II. МАКИЯЖ

Предисловие Маши — 168

Глава 6. Подготовка к макияжу — 169
- Уход перед макияжем — 170

Глава 7. Для глаз и губ — 175
- Тушь для ресниц — 176
- Средства для бровей — 184
- Подводки и карандаши для глаз — 193
- Тени для глаз — 203
- Накладные ресницы и другие наклейки — 220
- Помады, блески, тинты и карандаши для губ — 227

Глава 8. Всё для тона — 234
- Тональные основы — 235
- Консилеры и корректоры — 251
- Праймеры — 259
- Пудры — 266
- Румяна — 272
- Хайлайтеры и средства контуринга — 283
- Бронзеры — 294
- Спреи для макияжа — 299

Глава 9. Кисти и другие аксессуары	303
Кисти для макияжа	304
Как чистить кисти и ухаживать за ними	319
Спонжи	323
Кёрлеры (щипцы для завивки ресниц)	327
Другие полезные аксессуары	331
Глава 10. Безопасность декоративной косметики	336
Одобренные ингредиенты и гигиена	337
Как смешивать косметику	344
Заключение	349
Благодарности	350
Примечания	351

ОТ АВТОРОВ

Привет! Мы — Маша и Адэль, и вы держите в руках нашу книгу. Маша Ворслав — визажист и бьюти-редактор, а Адэль Мифтахова — бьюти-блогер, которая пишет о косметике, опираясь на здравый смысл.

Мы читаем очень много текстов о косметике, и они редко нам нравятся: в них много ошибок и стереотипов, а язык хромает. Поэтому мы решили сами все объяснить. Без заигрываний, без навязывания собственных взглядов и мнений, аргументированно и человеческим языком.

В этой книге нет советов, как стать «красивыми» или «привлекательными», зато есть масса прикладной информации, которая поможет понять, как обращаться с косметикой и как ее выбирать. А с какой целью вы будете этой информацией пользоваться, решать только вам. Для удобства книга разделена на две части: в первой — все про ухаживающую косметику, во второй — про декоративную.

В книге упоминаются конкретные средства, но мы не аффилированы ни с одним из перечисленных брендов. Эту косметику мы выбрали просто потому, что она работает. Мы не ожидаем, что вы станете покупать именно ее, но нам она нравится.

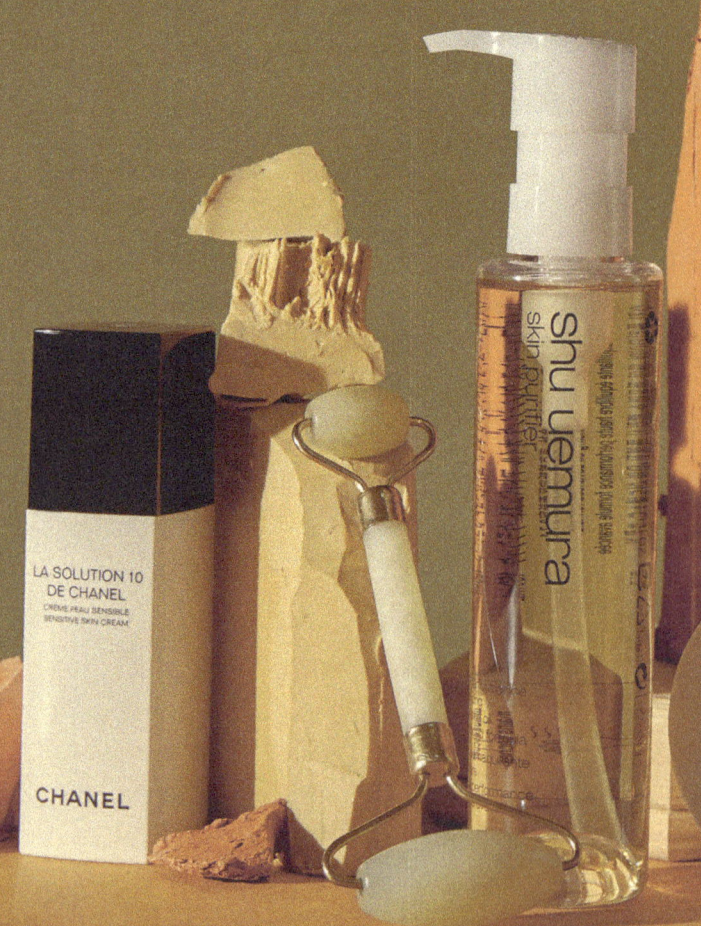

РАЗДЕЛ I

УХОД

ПРЕДИСЛОВИЕ АДЭЛЬ

Последние десять лет рынок средств по уходу за кожей растет настолько стремительно, что даже профессионалы не всегда успевают следить за новинками. На полках стоят десятки баночек, которые обещают избавить от всех проблем — от сухости до растяжек. И кажется, что все эти средства нужны.

На деле уход за кожей можно легко поделить на две категории: необходимый и опциональный. Необходимый — это когда косметика решает проблемы с кожей, доставляющие неудобства. К ним относятся и атопический дерматит, и акне, и розацеа. Уход не избавит от этих проблем навсегда, но определенно облегчит их.

Опциональный уход — это когда речь идет исключительно об эстетике. И здесь каждый решает сам, насколько далеко он готов зайти. Для кого-то пигментация — это большая проблема, а кто-то ее даже не замечает. Кому-то не нравятся мимические морщины, а кто-то находит их как минимум симпатичными.

В этом разделе я расскажу о типах кожи, о том, как с помощью уходовых средств можно решить те или иные задачи и какой вообще бывает косметика. Прежде чем подбирать уход за кожей, важно понять, что именно ей нужно. Для этого важно учесть такие факторы, как тип кожи, гормональный фон, наследственность, образ жизни, климат. После того, как вы определитесь с тем, какие задачи хотите решать с помощью косметики, можно выбирать конкретные средства. Если же кажется, что у вас есть все проблемы сразу, советую выделить две основные (если они вообще есть) и направить уход на них.

ГЛАВА 1
В ЦЕЛОМ О КОСМЕТИКЕ

О НАТУРАЛЬНОЙ КОСМЕТИКЕ

Спойлер:
натуральная косметика многим кажется более безопасной, эффективной и «чистой», но на деле это не так. Натуральные ингредиенты более сложные по составу, чем синтетические, а значит, предсказать их поведение на коже труднее.

Само понятие «натуральная косметика» довольно расплывчатое, потому что на сегодня нет четких правил, по которым можно относить тот или иной ингредиент к натуральным или синтетическим. Ни те, ни другие не добавляют в кремы прямо «с грядки». Они проходят через огромное количество этапов обработки. Кстати, мы намеренно используем слово «синтетический», а не «химический». Любые компоненты еды и косметики состоят из химических элементов, да и весь окружающий нас мир, как и мы сами, — химия. Двое ученых-химиков однажды даже написали статью под названием «Исчерпывающий обзор продуктов, не содержащих химии»[1], где заключили, что обозревать им нечего, потому что таких продуктов просто не существует.

В косметике натуральность часто подается как крайне положительное свойство, и в это легко поверить. В общественном сознании до сих пор бытует мнение, что раньше было лучше, потому что было чище. Что наши бабушки не пользовались никакой косметикой, а находили применение тому, что росло рядом. И поэтому наносить на кожу кремы с пугающе-непонятным списком ингредиентов как минимум излишне, а как максимум — вредно. Но на деле это серьезное заблуждение. Тысячу лет назад не было ничего синтетического, все было чистое и природное, но люди почему-то редко доживали до преклонного возраста. Как бы обидно это ни звучало, наши бабушки выглядели в свои 50 лет гораздо старше, чем будете выглядеть вы через пару десятков лет. Потому что многое из доступного нам не было доступно им.

На сегодня ни одно исследование не доказало, что натуральные ингредиенты безопаснее или эффективнее, чем синтетические. Зато совершенно точно известно, что вред или польза чего-либо определяется не происхождением, а концентрацией. Это, кстати, главный принцип токсикологии, который сформулировал Парацельс в XVI веке. Простой пример: от бокала вина, вы, скорее всего, слегка захмелеете или не почувствуете ничего, а вот от пяти эффект будет совсем другой. С косметикой то же самое. Синтетические парабены в большом количестве могут вызывать проблемы (хотя и это толком не доказано), но в косметике их настолько мало, что они на организм не влияют совсем. Натуральные эфирные масла могут обеззараживать и помогать при акне, но, если наносить их в чистом виде на кожу, можно получить химический ожог.

Кстати, когда дело доходит до лечения акне, розацеа, пигментации или борьбы с возрастными изменениями, синтетические ингредиенты показывают куда более высокую эффективность, чем натуральные, — ровно по той причине, о которой говорил Парацельс. Сложно сказать, какова концентрация активных веществ в том или ином фрукте, но, как правило, она довольно низкая. В помидорах и клубнике содержатся осветляющие кожу компоненты, но их настолько мало, что никакого результата они не дадут. Синтетические ингредиенты (вопреки тому, что подсказывает логика) гораздо более чистые и простые, чем натуральные[2]. Их формула и строение понятны, и поэтому проще предсказать, как они поведут себя, если смешать их с другими компонентами косметики. Это уменьшает вероятность того, что они окислятся, разрушатся, вызовут раздражение или еще какую-нибудь странную реакцию на коже. К тому же точно известно, что, например, салициловая кислота наиболее эффективна в концентрации 2%, и для того, чтобы сделать работающее средство, проще добавить эти 2% в чистом виде, а не в виде экстракта коры ивы (в котором она содержится, но непонятно, в каком объеме).

Разумеется, среди натуральной косметики есть масса достойных и работающих средств, но причина этого не в их происхождении, а в грамотно продуманной формуле. Не будем отрицать, что натуральная косметика часто интереснее и приятнее, хотя бы из-за запахов. Поэтому мы, конечно, не призываем отказаться от нее совсем. Но из-за непредсказуемости натуральных ингредиентов их не рекомендуется использовать на чувствительной коже. В остальных случаях все зависит от того, какие цели вы преследуете, покупая тот или иной крем. С простыми очищением, увлажнением и отшелушиванием натуральные ингредиенты, как правило, справляются хорошо. А вот с активным уходом — уже нет.

О ДЕШЕВОЙ И ДОРОГОЙ КОСМЕТИКЕ

Спойлер:
цена косметики не всегда влияет на ее качество и на то, подойдет она вам или нет. Некоторые типы средств хороши даже за очень скромные деньги, а на другие придется потратить больше.

Ценовых категорий косметики сейчас много, и возникает логичный вопрос: сколько денег стоит тратить? Кто-то считает, что дешевая косметика не может быть эффективной, кто-то — что цена во многом определяется упаковкой и затратами на рекламу, а все средства на самом деле одинаковы. Правда, как обычно, посередине.

Цена косметики складывается из многих факторов: стоимость ингредиентов, стоимость работы технолога (человека, который составляет формулу), стоимость упаковки, расходы на логистику, сертификацию, тестирование, рекламу и так далее. При этом чем больше тираж косметики, тем она, как правило, дешевле.

Иногда эффективность действительно зависит от цены. Всю косметику можно условно поделить на две категории: базовая и активная. Базовая — это средства для очищения и увлажнения. А активная — это, например, кислоты и сыворотки с активными ингредиентами.

У базовой косметики может быть очень простая, но при этом работающая формула, которая состоит из совсем недорогих ингредиентов. Дорогие бренды, конечно, часто добавляют в них полезные экстракты или заживляющие ингредиенты, делают текстуру более приятной, но для базовой косметики эти штуки необязательны.

Другое дело — косметика активная. Многие ингредиенты в ее составе (это и витамин C, и ретиноиды, и кислоты, и некоторые солнцезащитные фильтры) довольно капризны и работают только в определенных условиях. Одни распадаются в воде и воздухе, другие слишком активны и вступают в реакции с другими компонентами косметики, третьи работают только при обозначенном уровне кислотности (значении pH), а четвертым требуется специальная упаковка. Не говоря уже о том, что стоят они, как правило, дороже базовых ингредиентов вроде глицерина. Из-за этого сделать эффективное средство с ними сложнее и дороже, потому что приходится задействовать специальные технологии, чтобы эти ингредиенты были стабильными, работали на коже и чтобы созданной из них косметикой было приятно пользоваться. Недорогие средства с чувствительными активными ингредиентами часто бесполезны и не дают нужного результата. Разумеется, и здесь бывают исключения.

Итог такой: если перед вами стоит вопрос, на чем сэкономить, то смело выбирайте средства для очищения и увлажнения. Хороших мягких «умывалок» и увлажняющих кремов среди дешевой косметики полно. Недорогих отшелушивающих и солнцезащитных средств сейчас тоже становится все больше. А вот активные сыворотки лучше выбирать подороже — из аптечных, люксовых и профессиональных средств. Впрочем, канадский бренд The Ordinary пару лет назад изменил правила игры и начал выпускать недорогие сыворотки с работающими составами за относительно небольшие деньги (правда, не всегда с приятными текстурами и изящными формулами). А следом подтянулись и другие бренды.

О МУЖСКОЙ КОСМЕТИКЕ

> Спойлер:
> мужской коже нужен точно такой же уход, как и женской, а мужская косметика от женской отличается только упаковкой и запахами.

Брендов мужской косметики становится все больше, и они уже давно вышли за пределы наборов из геля для бритья и дезодоранта. Большинство людей понимают, что мужчинам ухаживать за собой вовсе не зазорно, даже если с кожей и волосами нет проблем.

Мужская кожа немного отличается от женской: она более грубая, толстая и жирная. Причина в том, что у мужчин (что логично) больше мужских гормонов андрогенов. Из-за них же кожа более склонна к акне, но при этом в ней больше коллагена и она медленнее стареет[3]. Ну а главное отличие мужчин в том, что у большинства из них есть борода.

При этом мужская косметика эти различия обычно не учитывает. Вся разница сводится только к упаковке и запахам. Еще довольно часто мужская косметика бывает слишком агрессивной — сильно очищает и отшелушивает, от чего кожа становится обезвоженной и раздраженной.

На деле уход за мужской кожей должен быть таким же, как и за женской. Различия есть, но они не настолько сильны, чтобы это влияло на выбор косметики. Базовый набор все так же состоит из очищения, увлажнения и защиты от солнца, а активный подбирается в зависимости от проблем, которые хочется решить. Выбирать можно из любых брендов, которые нравятся и устраивают по цене. Если нужного вы не нашли, а упаковка и запах для вас имеют значение, то стоит обратиться к аптечным брендам — их делают без привязки к гендеру и полу.

Бритье — довольно травматичная процедура, и если вы занимаетесь этим регулярно, то, скорее всего, ваша кожа в какой-то степени раздражена. Поэтому для ухода за ней нужно выбирать кремы и сыворотки, содержащие заживляющие компоненты[4]. На таких обычно написано «replenishing», «soothing», «barrier repair», «cica-». А если вам нравится заглядывать в составы, то нужно искать в них ниацинамид, церамиды, азулен, пантенол, цинк и аллантоин. Заживляющих компонентов, конечно, очень много, но эти встречаются чаще всего.

Другая проблема при бритье — вросшие волосы. О том, как с ними справиться, мы написали в главе 5.

О ДЕКОРАТИВНОЙ КОСМЕТИКЕ

> Спойлер:
> мнение о том, что декоративная косметика портит кожу, уже давно устарело, но еще существует. На деле декоративная косметика не только не вредит, но иногда может даже выполнять уходовые функции.

Хотя декоративной косметике посвящена добрая половина этой книги, здесь я хочу поговорить о ней в другом ключе.

Еще в начале 2000-х гг. декоративная косметика была очень далека от совершенства. Например, тональные средства были очень заметными (оттенков делали слишком мало), да еще и могли портить кожу — вызывать прыщи и раздражение.

С тех пор среди старшего поколения, а иногда и молодых людей бытует мнение, что декоративная косметика коже вредит: что от туши выпадают ресницы, от тонального крема появляются морщины и воспаления, а от помады губы теряют собственный пигмент.

Говорим сразу: это не так. Декоративная косметика сильно усовершенствовалась за последние пару десятков лет. Сейчас она, независимо от стоимости, хуже кожу не делает. Даже наоборот: в декоративные средства добавляют много ухаживающих компонентов. Тональные кремы для проблемной кожи содержат салициловую кислоту и цинк и помогают заживлять воспаления. Во многих из них даже есть серьезная защита от солнца, не говоря уже о том, что они по умолчанию оберегают кожу от городской пыли и грязи. В туши добавляют кондиционирующие компоненты — экстракты и масла. История про помаду и вовсе никогда не была правдой: пигмент губ может тускнеть с возрастом, но помада на это не влияет. Конечно, ждать от декоративной косметики серьезного ухода не стоит, ведь создается она с другой целью, но и страшиться ее тоже не нужно — коже она не навредит, потому что у всех средств сейчас гораздо более продуманные формулы, чем раньше.

Бывает, что от декоративной косметики появляются раздражения, но точно так же они могут возникнуть и от уходовой косметики. Это значит лишь то, что конкретное средство вам не подходит.

Поэтому, если вы хотите пользоваться декоративной косметикой, но боитесь, что она плохо повлияет на кожу, расслабьтесь. Главное — тщательно умываться вечером и использовать хотя бы базовый уход.

Не стоит покупать поддельную декоративную косметику и косметику сомнительного происхождения, потому что она как раз может навредить. Сложно сказать, из чего она состоит и в каких условиях была произведена. Обычно такая косметика маскируется под известные дорогие бренды, продается через Instagram или большие азиатские площадки вроде AliExpress и стоит совсем дешево. Если перед вами стоит вопрос цены, то лучше покупать недорогую косметику от известных брендов масс-маркета или в проверенных сетях.

ГЛАВА 2
ТИПЫ КОЖИ
И БАЗОВЫЙ УХОД

КАКИЕ БЫВАЮТ ТИПЫ КОЖИ

Спойлер:
тип кожи зависит от количества кожного жира, который она выделяет. Всего типов четыре: сухая, нормальная, комбинированная, жирная. Повлиять на выработку кожного жира можно, но не сильно — эта характеристика относительно постоянная. Уход за кожей зависит от ее типа, поэтому так важно знать свой.

Сейчас существует много разных классификаций типов кожи, но мы приведем самую простую. В ней выделяют четыре типа: сухая, нормальная, комбинированная и жирная кожа. Они различаются по количеству жира, который выделяет кожа. Кожный жир в свою очередь бывает двух видов — себум (тот, который выделяют сальные железы) и эпидермальный (тот, который производится в верхнем слое кожи — эпидермисе)[1]. Эти жиры сильно отличаются друг от друга по составу и выполняют разные функции. Себум регулирует кислотность кожи, влияет на микробиом (бактерии, которые живут на коже), у него есть антиоксидантные свойства. Он состоит в основном из триглицеридов, восков и сквалена. Эпидермальный же жир отвечает за защиту кожи от потери воды и проникновения разных веществ извне. Он состоит из церамидов, холестерола, жирных кислот. Они — часть защитного барьера.

На выработку кожного жира в основном влияет генетика и гормоны. Внешние факторы тоже играют роль: стресс, питание, менструация могут менять его количество. Влияют на жирность и некоторые компоненты косметики[2]. А еще довольно часто в жаркую погоду возникает ощущение, что кожа стала жирнее. Дерматологи связывают это с тем, что от тепла кожный жир становится более жидким, быстрее вытекает и равномернее покрывает поверхность кожи. Но все эти факторы воздействуют не так сильно, как генетика, поэтому тип кожи на протяжении жизни человека остается примерно одинаковым, и только с возрастом она может становиться более сухой.

Жир — это очень важный компонент кожи. Он, с одной стороны, замедляет испарение воды, а с другой — мешает грязи, бактериям и прочим не самым приятным веществам проникать внутрь[3]. То есть кожный жир — это своего рода щит, который работает в две стороны. Еще он увлажняет кожу; благодаря ему она становится мягкой и гладкой, обладает противовоспалительными, антиоксидантными, регулирующими функциями и так далее. В общем, кожный жир — это важная и нужная штука, но иногда его бывает слишком мало или слишком много, и поэтому базовый уход за разными типами кожи немного отличается.

Сейчас косметика практически всегда правильно маркируется, и подобрать базовый уход за своим типом кожи довольно легко. **Базовый уход** включает в себя **очищение, увлажнение** и **защиту от солнца**, причем днем последние два часто можно объединить в одном средстве[4]. Остальной уход нужно подбирать в зависимости от состояния кожи, о чем мы напишем далее.

СУХАЯ КОЖА

Сухая кожа — это недостаток кожных жиров. Она практически никогда не блестит, и на ней довольно рано начинают появляться сухие морщинки. Если ваша кожа сухая, то, скорее всего, у вас крайне редко появляются воспаления, практически не видны поры, но при этом часто возникают шелушения, а после умывания есть чувство стянутости. Кремы и масла в сухую кожу обычно впитываются очень быстро.

В уходе за сухой кожей важно восполнять недостаток естественных жиров и сохранять те, которые она выделяет сама, то есть использовать средства для очищения, которые не оставляют ощущения сухости и стянутости. Их обычно делают в формате кремов, бальзамов и молочка.

Увлажнять и защищать от солнца сухую кожу лучше плотными кремами, которые содержат все типы увлажняющих компонентов, о которых мы говорим в главе 4. И стоит обратить внимание на церамиды, холестерол и масла с высоким содержанием линолевой кислоты (они помогают защитному барьеру работать лучше, а для сухой кожи это особенно важно).

ПРИМЕРЫ

Очищение: Nuxe Comforting Cleansing Milk, Diptique Nourishing Cleansing Balm.

Увлажнение: Ultraceuticals Ultra Red-Action Moisturizer, Kiehls Ultra Facial Cream.

Защита от солнца: Bioderma Photoderm Max Cream, Coola Classic Sunscreen Unscented.

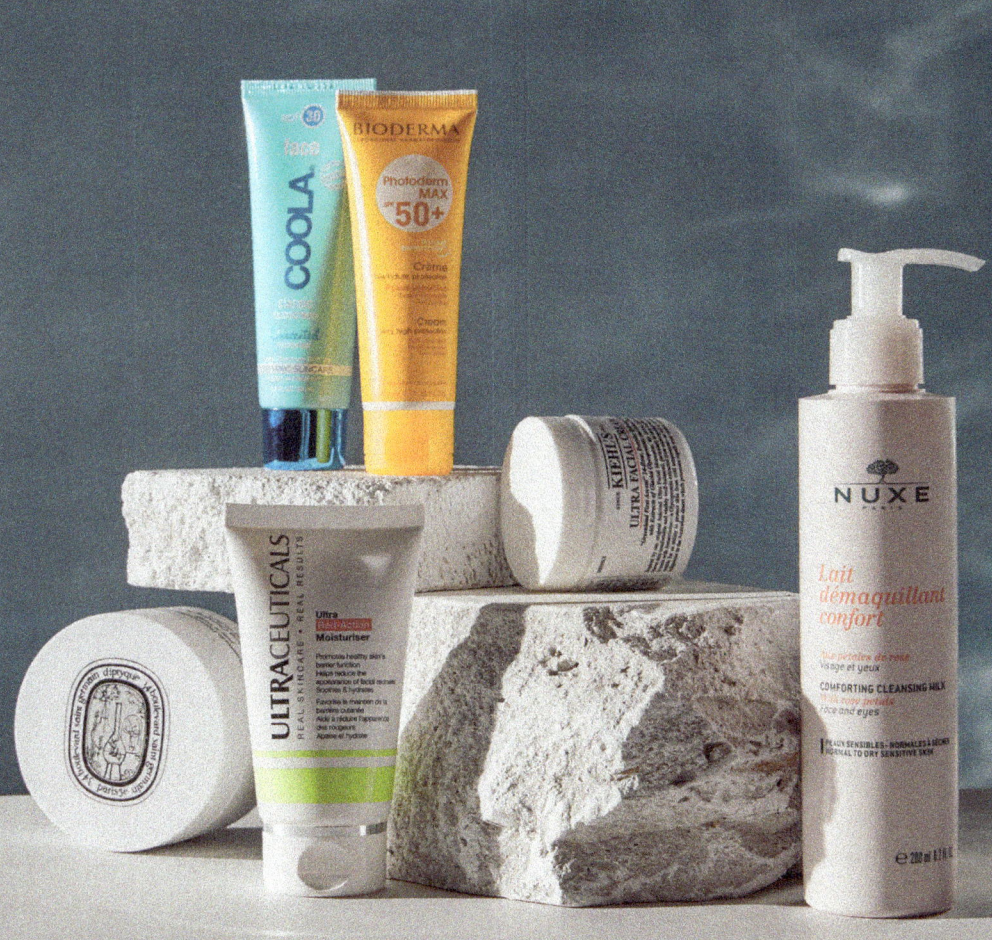

ЖИРНАЯ КОЖА

У жирной кожи практически всегда сильный блеск, заметные поры, но при этом мало шелушений, морщинки начинают появляться довольно поздно. На ней часто, но не всегда, есть акне в виде черных точек и воспалений. Черные точки обычно появляются на носу вместе с sebaceous filaments — более светлыми и прозрачными образованиями.

Жирную кожу до сих пор считают недостатком, и ее принято очень сильно очищать и сушить. На деле агрессивное очищение может сделать кожу еще более жирной, потому что кожа может распознать его как раздражение. А в ответ на раздражение срабатывают рецепторы, которые подают сальным железам сигнал вырабатывать больше жира, чтобы кожу успокоить. К сожалению, для жирной кожи до сих пор часто делают слишком агрессивные средства, поэтому выбирать лучше те, которые предназначены для нормальной, комбинированной или склонной к сухости кожи.

На упаковках кремов для жирной кожи часто пишут, что они регулируют выработку жира и «балансируют», но в большинстве случаев такие кремы жир только впитывают и на работу сальных желез не влияют никак. К сожалению, ингредиентов косметики, способных уменьшить жирность кожи, очень немного. В основном это гормональные препараты и антибиотики, которые в массовой косметике не встречаются. Есть данные о том, что цинк и ниацинамид уменьшают количество кожного жира[5], и их найти уже намного проще. Солнцезащитные кремы сейчас тоже делают довольно приятными и легкими. Такие можно встретить у азиатских производителей (в их названии обычно есть слово «watery»).

ПРИМЕРЫ

Очищение: Natura Siberica −45. Siberia Every Day Cleanser, Lumene Nutri-Recharging Purifying Peat-to-Foam Cleanser.

Увлажнение: Frudia Pomegranate Nutri Moisturizing Cream in Mist, Erborian Yuza Sorbet.

Защита от солнца: Uriage Bariesun Mat Fluid, Paula's Choice Hydralight Shine-Free Daily Mineral Complex.

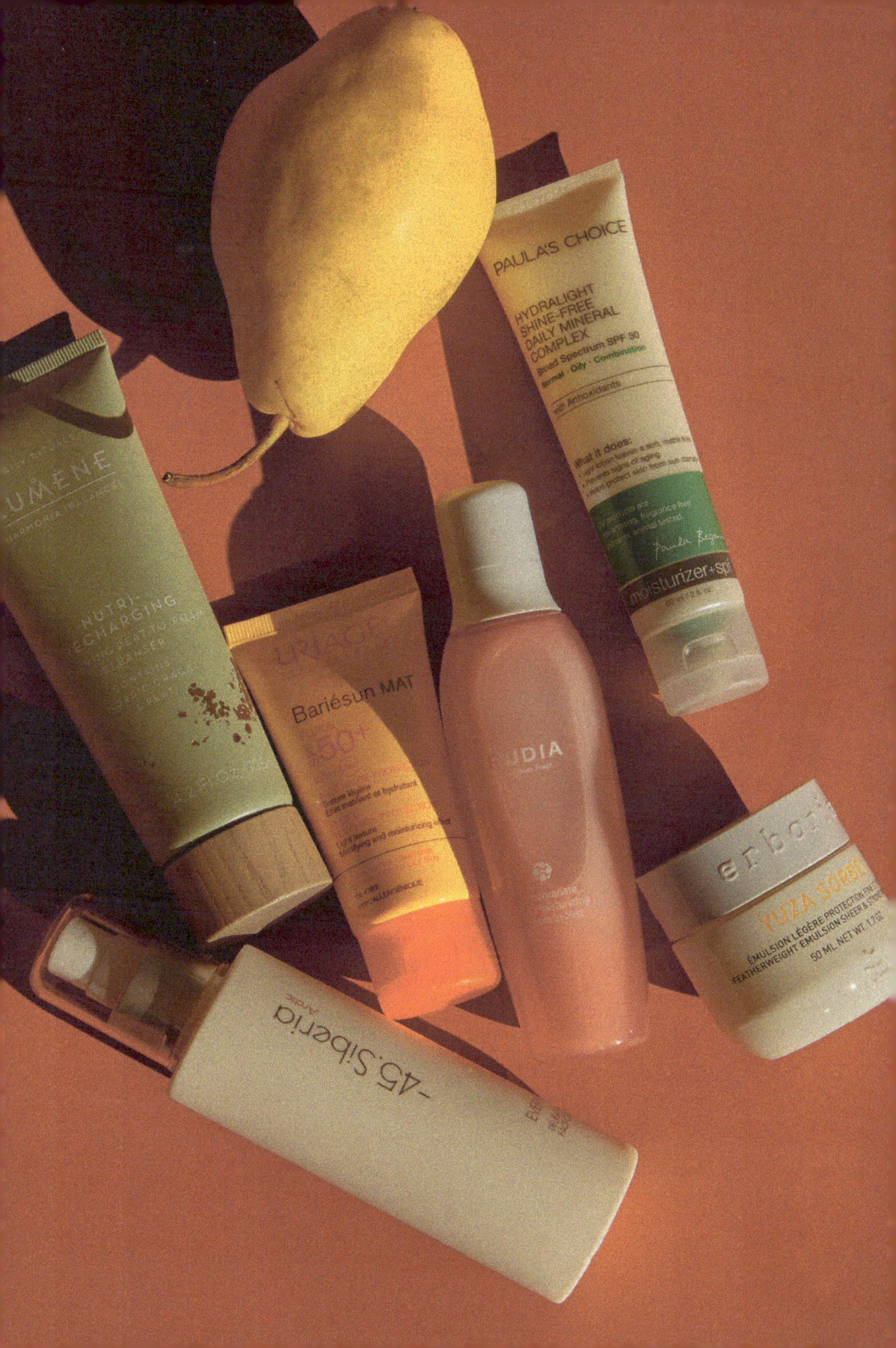

НОРМАЛЬНАЯ КОЖА

Нормальная кожа — большая редкость и большая удача. Она выделяет оптимальное количество кожного жира, на ней нет сильного блеска и заметных шелушений. Летом она может блестеть больше обычного, но в целом не доставляет никаких проблем. Иногда нормальная кожа становится более сухой, иногда — более жирной, и поэтому уход за ней может меняться, особенно в зависимости от сезона.

Ухаживать за такой кожей относительно легко. Нормальной коже обычно подходит большинство очищающих средств, и подбирать их можно в зависимости от формата: молочко, гель, бальзам и так далее. Главное, чтобы очищающее средство не сушило кожу и справлялось со своими задачами. Зимой можно выбрать более плотное и насыщенное средство — очищающий крем, молочко, эмульсию. А летом — гель или пенку, которые будут очищать немного сильнее.

Для увлажнения и защиты от солнца подойдут кремы средней консистенции — не очень плотные и не очень жирные. Сейчас производители довольно точно маркируют кремы для нормальной кожи, так что выбирать можно, ориентируясь на текстуру и желаемый эффект: кремы с маслами сделают кожу более мягкой и дадут приятный блеск, а водянистые дадут ощущение свежести и не будут чувствоваться на коже.

ПРИМЕРЫ

Очищение: Shu Uemura Skin Purifier, RejudiCare Purecleanse.

Увлажнение: Etat Pur Melting Moisturizing Cream, LV Face Cream 24 Hours.

Защита от солнца: Clinique City Block Sheer, Clarins UV Plus Anti-Pollution Ecran.

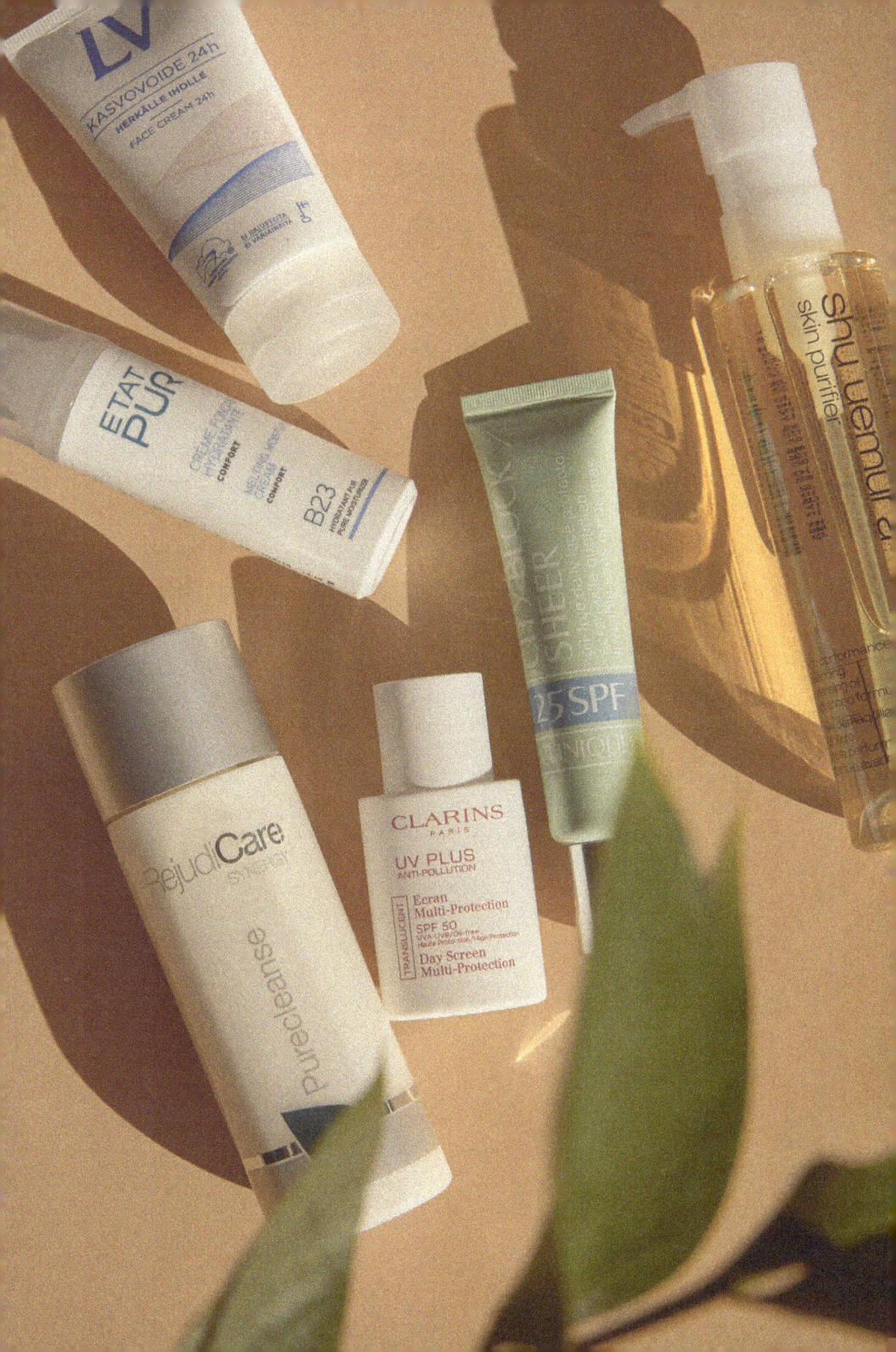

КОМБИНИРОВАННАЯ КОЖА

Комбинированная кожа — это та, на которой есть более жирные участки (обычно это нос, лоб и подбородок) и более сухие (обычно это щеки, кожа вокруг глаз и боковые поверхности лица). Летом она кажется более жирной, а зимой — более сухой. Комбинированная кожа — это, пожалуй, самый распространенный тип. Ухаживать за ней и подбирать косметику может быть сложно. В идеале нужно найти такие средства, которые не будут давать дополнительную жирность, но при этом будут хорошо увлажнять.

Для очищения лучше выбирать косметику, которая не будет пересушивать сухие участки. Лучше всего здесь подойдут непенящиеся жидкие средства — эмульсии, лосьоны или молочко. Но если вам нравятся пенящиеся, то лучше выбирать те, что предназначены для сухой кожи.

Для увлажнения полезно иметь два крема: один — более легкий, второй — более насыщенный. Последний можно использовать на сухих частях лица, которые требуют больше увлажнения. Уход за комбинированной кожей сильнее, чем в случае с другими типами, зависит от сезона. Зимой лучше выбирать насыщенные и плотные средства, а летом — легкие и водянистые. Из-за того, что в теплое время года комбинированная кожа кажется более жирной, для нее можно выбирать санскрины, предназначенные для жирной кожи. Часто они обладают матирующими свойствами и не доставляют неприятных ощущений.

Очищение: La Roche-Posay Effaclar H, Enature Moringa Cleansing Balm.

Увлажнение: RejudiCare Aquaprime, The Face Shop Chia Seed Moisture Recharge Cream.

Защита от солнца: SVR Sebiaclear Creme SPF 50, Missha All-Around Safe Block.

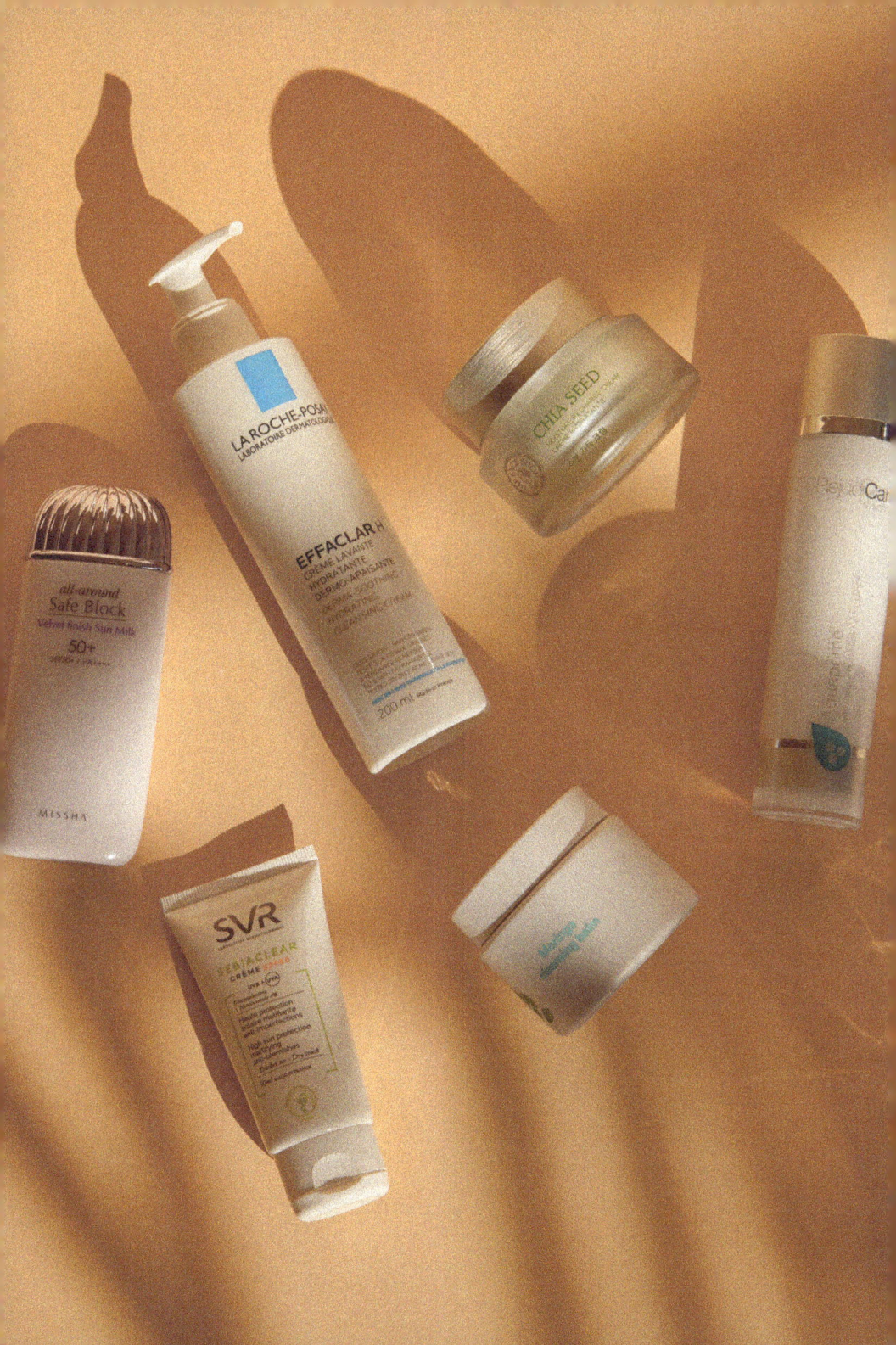

ГЛАВА 3
СОСТОЯНИЯ КОЖИ И АКТИВНЫЙ УХОД

АКНЕ

Спойлер:
пожалуй, одна из самых распространенных проблем с кожей — это акне. От него страдает около 80% людей всех возрастов. Главная причина склонности кожи к акне — избыток гормонов группы андрогенов, но бороться с этой проблемой с помощью косметики можно, и очень эффективно.

ЧТО ЭТО ТАКОЕ

Акне — это воспалительное заболевание кожи. Оно проявляется в разной форме — от черных точек до крупных воспалений[1].

Черные точки, или комедоны, появляются, когда пора заполнена кожным жиром и этот жир, перемешанный с ороговевшими частицами кожи, окисляется на воздухе. *Поверхностные прыщи* — это маленькие безболезненные белые образования, заполненные гноем. *Гнойники* — это одиночные красные болезненные подкожные воспаления. *Кисты* возникают, когда воспаление настолько серьезное, что пору буквально «разрывает». Это очень болезненные и большие воспаления.

В зависимости от того, насколько тяжело проходит заболевание, выделяют легкую, среднюю и тяжелую степени акне.

Легкая степень акне — это когда на коже есть черные точки и поверхностные прыщи. Еще может быть несколько гнойников.

Средняя степень акне — это когда на лице много поверхностных прыщей и часто появляются гнойники. Иногда бывают кисты.

Тяжелая степень акне — это когда на коже множество крупных гнойников и кист, причем не только на лице, но и на спине и груди. После заживления остаются шрамы и рубцы.

С легкой и средней степенями можно справиться домашними средствами, а с тяжелой сразу нужно идти к дерматологу. В этом случае попытки вылечить кожу домашними средствами могут привести к ухудшению состояния.

ЧЕРНЫЕ ТОЧКИ И SEBACEOUS FILAMENTS

Довольно часто за черные точки принимают образования, которые на них похожи, но к акне особенного отношения не имеют и в целом являются скорее свойством кожи. Русского термина пока не придумали, а по-английски это называется «sebaceous filaments»[2].

От черных точек эти образования отличаются тем, что они тонкие, полупрозрачные и часто выступают над поверхностью кожи. А если попробовать их выдавить (что будет сложно), то выйдет тонкая, однородного цвета палочка. Черные точки же очень темные, а при выдавливании видно, что один конец темнее другого. При этом сами они больше похожи на пробки, чем на палочки.

Sebaceous filaments — это свойство жирной кожи, с которым можно, но не нужно бороться. Они представляют собой трубочки внутри пор, окутывающие волосы (каждая пора — это канал, из которого растет волос). При этом в воспаление они переходят редко и признаком проблемности кожи не являются.

ОТ ЧЕГО ПОЯВЛЯЕТСЯ АКНЕ

Основными причинами предрасположенности к акне называют избыток гормонов группы андрогенов или повышенную чувствительность к ним сальных желез[3]. Существуют данные о том, что на возникновение акне может влиять питание[4], в частности молочными продуктами и продуктами с высоким гликемическим индексом, но официально эта причина пока не признается. Еще есть сведения, что появление прыщей может усугубляться от стресса[5]. А иногда акне возникает от неправильного ухода. Здесь может играть роль и раздраженность кожи, и комедогенность косметики.

Если предрасположенность к акне объясняется гормонами, то сами воспаления развиваются, когда сочетаются три фактора.

Первый фактор — это бактерии propionibacterium acnes. Они есть на коже и в порах практически всегда, но на воздухе не размножаются и воспалений не вызывают.

Второй фактор — это кожный жир и ороговевшие клетки. На жирной коже воспаления появляются чаще, чем на остальных типах, но на деле причина не столько в количестве жира, сколько в его качестве, то есть составе. Такой «неправильный» жир закупоривает поры, и бактерии в отсутствие кислорода начинают активно размножаться.

Третий фактор — это воспаление. На рост числа бактерий организм реагирует воспалением, и внутри поры начинает образовываться гной.

КАКАЯ КОСМЕТИКА ПОМОГАЕТ

Кроме косметики, для борьбы с акне используют системные медикаменты, коррекцию питания и психотерапию, но мы расскажем только об уходовых средствах, потому что все остальное требует консультации врача.

На каждую из причин возникновения акне в косметике есть свое решение, причем часто средства решают сразу несколько задач[6]. С излишками ороговевшей кожи помогает бороться отшелушивание. Для проблемной кожи лучше всего подходит салициловая кислота, потому что она еще и растворяет жир, который закупоривает поры. Остальные кислоты, особенно азелаиновая, тоже эффективны, и их вполне можно использовать, если салициловая не подошла.

С кожным жиром, который закупоривает поры, помимо салициловой и азелаиновой кислот, борются и ретиноиды.

Избавиться от бактерий помогает сразу несколько средств: кремы с бензоилпероксидом, поверхностные антибиотики (клиндамицин и эритромицин) и салициловая кислота. К антибиотикам у бактерий со временем может вырабатываться устойчивость, и они перестают работать. При использовании остальных средств такая проблема не возникает.

Воспаление снимает множество разных средств, но в контексте лечения акне салициловая кислота и бензоилпероксид подходят лучше всего, потому что решают и другие проблемы тоже.

КАК ИСПОЛЬЗОВАТЬ АНТИАКНЕ-СРЕДСТВА

Для разных степеней и форм акне подходит один и тот же набор средств, но использовать и комбинировать их нужно по-разному[7].

При *легкой степени акне*, особенно если нет воспаления, обычно не нужны серьезные средства и достаточно хорошо отшелушивать кожу. В этом помогут средства с азелаиновой и салициловой кислотами. Если они не справляются, то можно попробовать использовать ретиноиды.

При *средней степени акне*, когда есть воспаление, рекомендуют использовать вместе ретиноиды, противовоспалительные и противомикробные средства — бензоилпероксид или поверхностные антибиотики.

При *тяжелой степени акне*, как мы уже сказали ранее, домашнее лечение не рекомендуется — нужно обращаться к врачу.

Средства против акне лучше всего работают, если использовать их в комплексе. Но применять сразу несколько средств в один заход не рекомендуем. Сначала стоит попробовать наносить разные средства в разные дни. Например, в один день — ретиноиды, в другой — бензоилпероксид. Важно подобрать такую частоту использования, при которой средство боролось бы с проблемой, но при этом не вызывало сильных раздражений. В идеальном случае ретиноиды, антибиотики или кислоты нужно использовать один раз в день, бензоилпероксид — два. Но у разных людей частота может отличаться, а сейчас есть много средств, которые содержат сразу несколько активных компонентов.

К сожалению, подобрать с первого раза эффективный анти-акне-уход едва ли получится, и, если у вас есть возможность попасть к дерматологу, лучше воспользоваться ею. Но, если такой возможности нет, попробуйте несколько комбинаций средств, потому что для разных людей работают разные активные ингредиенты. При этом устойчивый результат стоит ждать не раньше, чем через месяц.

ТОЧЕЧНЫЕ ВОСПАЛЕНИЯ

Иногда на лице появляется одно-два воспаления, хотя остальная кожа выглядит абсолютно здоровой. В этих случаях можно использовать точечные средства, которые наносят только на сами прыщи.

Многие точечные средства содержат большое количество спирта и высушивают воспаления. Но от этого заживление только замедляется. От спирта в высокой концентрации кожа высыхает, отмирает, и омертвевшие клетки накапливаются, перекрывая доступ воздуха к порам. Из-за этого бактерии размножаются активнее, и воспаление проходит медленнее.

Точечные средства должны снимать воспаления и бороться с бактериями. Для этого годятся салициловая кислота, поверхностные антибиотики и бензоилпероксид. Часто для этой цели советуют еще и масло чайного дерева, потому что оно обладает хорошим антибактериальным эффектом.

Сейчас для заживления точечных прыщей делают специальные стикеры. Это маленькие наклейки, которые нужно налеплять на места воспаления перед сном. На них обычно нанесены все те же масло чайного дерева или салициловая кислота. Есть данные, что, если рану лечить закрытым способом, она заживет быстрее. Так что стикеры — штука полезная.

Средства для точечного применения не обязательно должны быть маркированы. Вполне подойдут и те, которые предназначены для использования на всем лице.

ЧТО НЕ НУЖНО ДЕЛАТЬ

Сушить кожу. Один из самых распространенных мифов об акне заключается в том, что воспаления появляются от грязи и поэтому кожу нужно очищать как можно сильнее. Это, конечно, не так, и очищение при лечении акне должно быть тщательным, но мягким, чтобы не смывать защитный барьер, который отвечает в том числе за защиту от бактерий и воспалений.

Пользоваться агрессивным отшелушиванием. Скрабы и щетки — это, пожалуй, первое, от чего стоит отказаться, если вы страдаете акне. Они механически повреждают кожу, провоцируют раздражение и воспаление, нарушают защитный барьер кожи. При этом бороться с акне не помогают совсем.

Пренебрегать увлажнением. К акне обычно склонна жирная кожа, и представление о том, что ей увлажнение не нужно, живо до сих пор. В реальности же жирная кожа часто бывает обезвоженной, и ее нужно увлажнять для того, чтобы она не раздражалась и не шелушилась.

Пренебрегать защитой от солнца. Другой миф об акне — что его можно вылечить солнцем. На деле ультрафиолетовое излучение провоцирует воспаление, а когда кожа страдает от акне, это только усугубляет ситуацию. К тому же многие антиакне-средства делают кожу более уязвимой к солнечному излучению, и поэтому ее нужно оберегать от ультрафиолета особенно тщательно. Солнцезащитные кремы для проблемной кожи часто можно встретить среди соответствующих аптечных линий, а еще — у корейских производителей.

ЧТО НУЖНО ДЕЛАТЬ ДОПОЛНИТЕЛЬНО

Средства для лечения акне в большинстве своем раздражают и сушат кожу. Поэтому главное, что должен делать неспециальный уход при лечении акне — успокаивать кожу и уменьшать раздражающий эффект от антиакне-препаратов. Очень полезно пользоваться увлажняющими и успокаивающими сыворотками и лосьонами. На таких написано «soothing» или «hydrating». Кремы, восстанавливающие защитный барьер кожи, тоже придутся кстати. Их можно узнать по словам «compensating», «barrier repair» и «replenishing».

ПРИМЕРЫ

«Базирон АС» — средство с бензоилпероксидом, выпускается в разных концентрациях. Сушит кожу, но при этом очень хорошо справляется с бактериями.

Очень жидкая сыворотка с салициловой кислотой и витамином С **RejudiCare 2CRM Sal** отшелушивает кожу, растворяет жир в порах и осветляет пятна постакне.

Гель с адапаленом «**Дифферин**» — одно из самых популярных средств от акне. Ускоряет обновление кожи и уменьшает ее жирность.

Знаменитый тоник с салициловой кислотой **Paula's Choice Skin Perfecting 2% BHA Liquid Exfoliant** хорошо справляется с черными точками, а при длительном применении уменьшает количество новых воспалений.

Средство, в котором содержатся адапален и бензоилпероксид, — «**Эффезел**» — работает и на обновление кожи, и как противомикробное средство.

Увлажняющий лосьон **CosRx Oil-Free Ultra-Moisturizing Lotion** не добавляет жирности, здорово увлажняет и успокаивает, идеально подходит для проблемной кожи.

Легкий солнцезащитный крем **The Face Shop Natural Sun Eco Sebum Control Moisture Sun** немного матирует, не ощущается на лице и в целом хорошо подходит склонной к жирности коже.

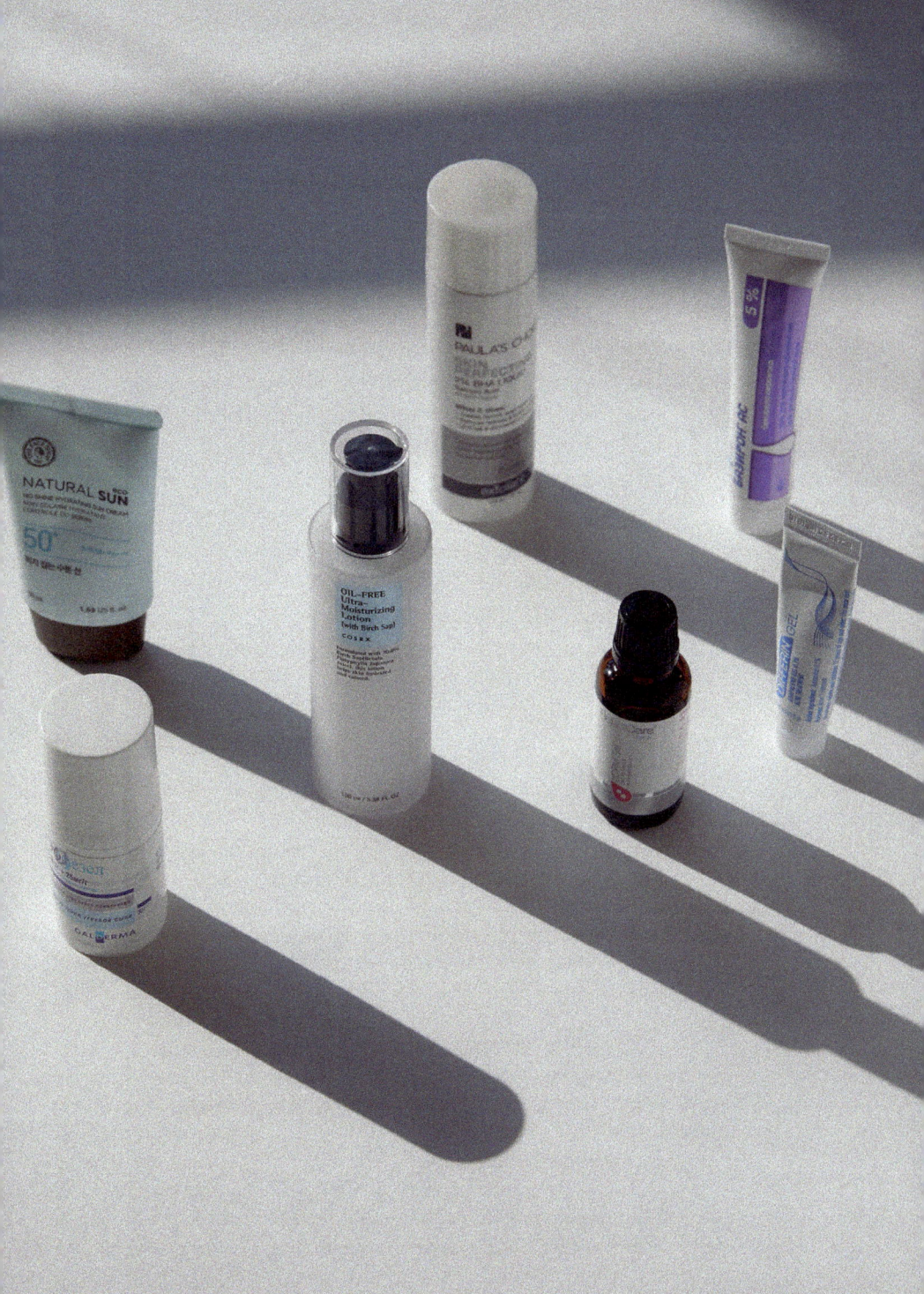

ГИПЕРПИГМЕНТАЦИЯ И ПОСТАКНЕ

Спойлер: гиперпигментация появляется, когда в определенных местах кожа производит слишком много меланина. Косметика действует на пигментацию по-разному: одни компоненты влияют на выработку меланина, другие — на его перенос к поверхности. Гиперпигментацию довольно сложно убрать, при правильном лечении она только осветляется. Поэтому очень важно найти причину проблемы и устранить ее.

ЧТО ЭТО ТАКОЕ

Некоторые особенности кожи не доставляют неудобств, но не устраивают людей эстетически. Гиперпигментация как раз из таких. Цвет кожи человека определяется разными факторами, но основной вклад в него вносит пигмент меланин. Иногда количество этого пигмента увеличивается. И тогда на коже возникают локальные темные пятна — от коричневых до синеватых.

ОТ ЧЕГО ПОЯВЛЯЕТСЯ ПИГМЕНТАЦИЯ

На образование меланина влияет много факторов, но основных — три[8]. Это ультрафиолетовое излучение, травмы и гормональные нарушения.

Ультрафиолетовое излучение, пожалуй, главное, что вызывает пигментацию. Оно в целом повышает выработку меланина, а при длительном воздействии способствует еще более активному образованию пигмента в определенных местах. Поэтому чаще всего пигментные пятна появляются на открытых частях тела — лице, груди и руках.

Иногда пигментация возникает после разных травм кожи — ее еще называют посттравматической и поствоспалительной. Чаще всего такая пигментация проявляется на месте заживших воспалений акне. Но также она может быть связана с ранами, царапинами, косметологическими процедурами. Кстати, потемнение кожи в подмышках бывает вызвано травмами кожи от бритья.

Гормональные нарушения и изменения, с одной стороны, сами влияют на образование пигмента, а с другой — повышают чувствительность кожи к внешним факторам. Чаще всего такая пигментация проявляется у женщин во время беременности над верхней губой и на лбу.

КАК ПРЕДОТВРАТИТЬ

Пигментацию всегда проще предотвратить, чем осветлить. Для этого важно понять, от чего именно она появилась, и сначала устранить причину. Если пятна возникают от солнечного излучения, то нужно носить закрытую одежду и пользоваться санскрином. Кстати, веснушки многие дерматологи вообще не относят к пигментации и считают, что бороться с ними не нужно — только предупреждать их появление.

Если же пигментация связана со следами акне[9], то сначала нужно взять под контроль эту проблему. Бороться с последствиями воспалений без контроля над самими воспалениями — это примерно как есть суп дырявой ложкой.

Когда пигментация связана с гормональными нарушениями или изменениями, предотвратить ее довольно сложно. Здесь важно проконсультироваться с эндокринологом.

КАКАЯ КОСМЕТИКА ПОМОГАЕТ

В образовании пигментных пятен участвуют два типа клеток. В одних пигмент образуется (такие клетки, находящиеся в глубоких слоях эпидермиса, называют меланоцитами), вторые же переносят пигмент на поверхность (их называют кератиноцитами). Разные виды косметики могут действовать на разных этапах образования и переноса пигмента[10]. Сегодня золотым стандартом для осветления пигментации считается гидрохинон, но из-за неприятных побочных эффектов его используют редко, а в некоторых странах он вообще запрещен в косметике.

Бывают ингредиенты, которые влияют на образование меланина. Главный механизм их действия — подавление фермента тирозиназы, который участвует в выработке пигмента[11]. Это азелаиновая и койевая кислоты, арбутин, витамин С. Некоторые из них не только подавляют тирозиназу, но и воздействуют на ядра меланоцитов и могут сами по себе разрушать меланин в клетках. Еще помогают средства с ниацинамидом, они выступают барьером на пути переноса пигмента из меланоцитов в кератиноциты.

Повлиять на перенос пигмента к поверхности кожи могут в первую очередь пилинги и средства с ретиноидами. Первые отшелушивают кожу и таким образом избавляют ее от клеток, в которых накопилось много меланина. А вторые ускоряют обновление кожи.

ЧЕМ И КАК ПОЛЬЗОВАТЬСЯ

В первую очередь нужно понять причину появления пигментации и постараться ее устранить. О том, какая косметика работает против акне, мы писали выше. А о том, как правильно пользоваться солнцезащитным кремом, читайте в главе 4. С гормональными причинами, разумеется, может разобраться только врач.

Пожалуй, самый эффективный способ осветлить пигментацию — ускорить обновление и отшелушивание кожи, вместе с тем воздействуя на образование меланина. Для этого отлично подходит комбинация ретиноидов, пилингов и осветляющих компонентов. Последние обычно продаются в виде сывороток.

Все эти ингредиенты могут раздражать кожу, поэтому важно найти баланс, при котором они будут действовать эффективно, но не наносить вреда. Например, два раза в неделю вечером использовать пилинги (о них — в главе 4), два раза (но не в один день с пилингами) — ретиноиды (о них — ниже), а каждое утро — осветляющие ингредиенты, например витамин С.

Не устанем повторять, что солнцезащитный крем — очень важный инструмент для предотвращения пигментации любого типа и избавления от нее, так что пользоваться им нужно каждый день, даже в несолнечную погоду[12].

Бывает, что осветляющие средства раздражают кожу настолько сильно, что от них проявляется посттравматическая пигментация. Поэтому вместе с осветляющими компонентами обязательно нужно использовать успокаивающие и восстанавливающие защитный барьер средства. Такие проще всего найти в линиях для чувствительной и раздраженной кожи. Выбирать лучше в формате увлажняющих кремов или лосьонов (на них должны быть пометки «replenishing», «barrier repair», «soothing»).

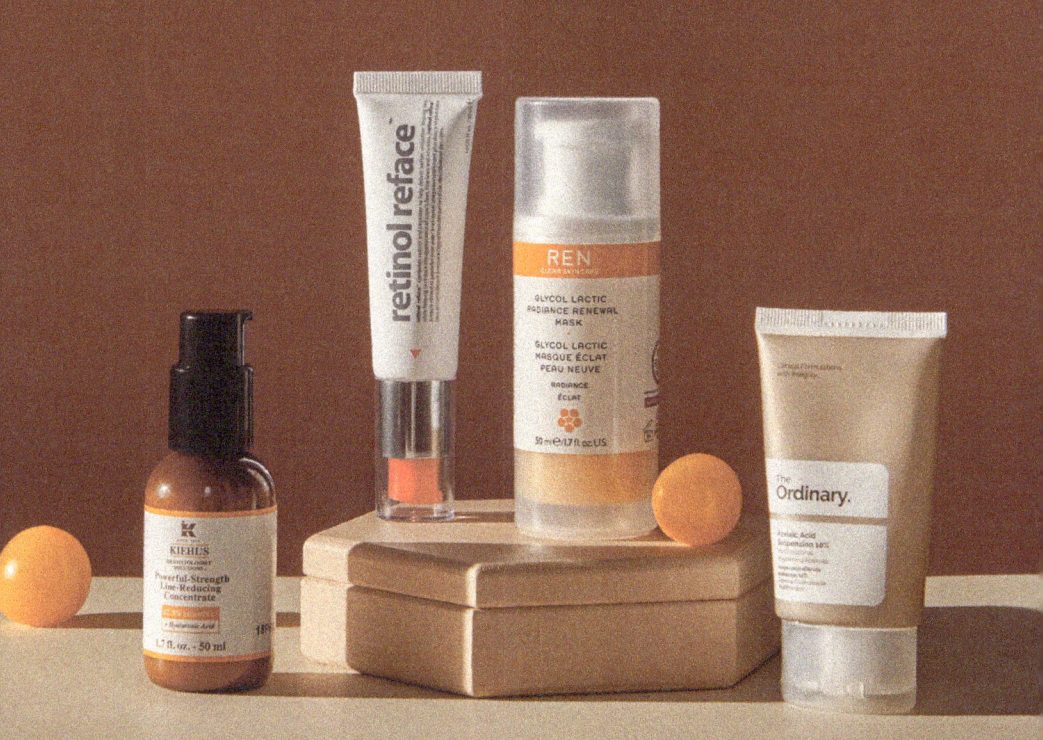

НЕМНОГО ОБ ОЖИДАНИЯХ

Пигментация, особенно солнечная, — проблема очень сложная, и избавиться от нее навсегда невозможно. В большинстве случаев косметика только осветляет кожу, не убирая пигментацию полностью. При этом пятна, которые уже появились, даже после осветления могут потемнеть, если выйти на солнце. Санскрин поможет сохранить их менее заметными, но всегда стоит быть готовым к тому, что они появятся снова.

ПРИМЕРЫ

Крем с азелаиновой кислотой **The Ordinary Azelaic Acid Suspension 10%** одновременно мягко отшелушивает и подавляет выработку пигмента, поэтому на него при пигментации стоит обратить внимание в первую очередь.

Маска **REN Glycolactic Radiance Renewal Mask** содержит гликолевую и молочную кислоты, очень мягко отшелушивает, поэтому ее вполне можно сочетать с другими активными средствами.

Indeed Retinol Reface — сыворотка с разными формами ретинола, которая действует эффективно, но при этом не дает сильного раздражения. Поможет осветлить пигментацию, выровнять тон и немного разгладить кожу.

Kiehl's Powerful-Strength Line-Reducing Concentrate с 12,5% витамина С — одна из лучших сывороток с этим витамином, потому что не содержит воды (то есть стабильная и хорошо хранится). Она приятно наносится и дает отличный эффект. Выпускается в нескольких объемах.

ОБЕЗВОЖЕННОСТЬ

> Спойлер:
> обезвоженность — одно из самых распространенных состояний кожи, ее часто путают с сухостью. Как правило, обезвоженность вызвана внешними причинами, и косметика с этой проблемой отлично справляется.

ЧТО ЭТО ТАКОЕ

Обезвоженность встречается практически у всех людей, живущих в относительно сухом климате. Если сухость кожи — недостаток естественных жиров, то обезвоженность — недостаток воды. Часто эти понятия путают и, как следствие, решают проблему не совсем правильными способами.

У кожи есть защитный барьер, который, с одной стороны, защищает кожу от проникновения в нее вредных веществ, а с другой — замедляет испарение воды. Когда защитный барьер работает не очень хорошо (а такое может случиться по разным причинам), вода испаряется быстрее[13].

Еще на испарение сильно влияет влажность воздуха: если он сухой, то испарение будет выше. Из-за этого зимой кожа на лице и теле ощущается очень стянутой и хочется намазать на нее больше крема.

КАК ПОНЯТЬ, ЧТО КОЖА ОБЕЗВОЖЕНА

Обезвоженной может быть кожа любого типа. Защитный барьер состоит из ороговевших частичек кожи и жиров, которые она выделяет. Последние бывают двух видов: те, которые вырабатывают сальные железы, и те, которые образуются прямо в эпидермисе — верхнем слое кожи. Второй вид жиров как раз и составляет основу защитного барьера. То есть, если кожа жирная из-за активной работы сальных желез, это еще не значит, что у нее хорошо работает защитный барьер. Конечно, эти жиры тоже вносят вклад, но он не настолько весомый в контексте обезвоживания.

Как правило, обезвоженная кожа ощущается стянутой, а тональные средства на ней к середине дня «скатываются». Такое происходит из-за того, что вся вода из тонального средства впитывается в кожу, а на поверхности остается только пигмент.

Склонная к жирности обезвоженная кожа обычно напоминает на ощупь промасленную бумагу, и может показаться, что она сухая и жирная одновременно. В обезвоженную кожу очень быстро впитываются легкие кремы, она выглядит довольно тусклой, и на ней могут появляться шелушения. Причем зимой состояние кожи обычно хуже, чем летом.

КАКИЕ СРЕДСТВА ПОМОГАЮТ

Обезвоженность — такое состояние, решения для которого симптоматические. То есть избавиться от проблемы раз и навсегда вряд ли получится, если вы не живете во влажном климате. Но правильно подобранный уход при регулярном использовании поможет свести дискомфорт от обезвоженности к нулю. Причем специальные средства здесь не нужны — достаточно будет базового очищения и увлажнения.

Два фактора, которые нужно учитывать, когда речь идет об обезвоженности, — это количество влаги в коже и ее защитный барьер. Чтобы справиться с обезвоженностью, нужно насытить кожу влагой и сделать так, чтобы она сохранялась в ней как можно дольше.

Повысить количество воды в коже можно с помощью водоудерживающих компонентов (о них читайте в главе 4). Чаще всего в косметике встречаются глицерин, гиалуроновая кислота, бутиленгликоль, мочевина. Но одних только водоудерживающих компонентов недостаточно, потому что эта влага из кожи очень быстро испарится.

Сохранить, или «запереть», воду в коже можно, помогая защитному барьеру. Чтобы его усилить, стоит выбирать косметику с церамидами, холестеролом и жирными кислотами (особенно линолевой). Именно эти компоненты и составляют основу эпидермальных жиров.

Кроме усиления защитного барьера можно создать дополнительную пленку, которая будет мешать испарению воды. С этой задачей отлично справляются масла и силиконы в составе кремов[14].

КАК И ЧЕМ ПОЛЬЗОВАТЬСЯ

В идеальном случае с грамотным увлажнением справляется крем, в котором содержатся все три вида ингредиентов. Если вам повезет найти такой, то дополнительных средств не нужно. Но так, к сожалению, бывает редко, и поэтому полезно попробовать усилить увлажнение.

На первом этапе нужно использовать средство с водоудерживающими компонентами. Средства с ними обычно очень жидкие — это могут быть сыворотки, лосьоны, тоники, эссенции и тонеры. В названии чаще всего есть слова «hydrating», «aqua», «moisture». Наносить их нужно на влажную кожу, ведь, чтобы удерживать в коже воду, ее нужно сначала откуда-то взять. Это правило не так важно для тех средств, в которых изначально много воды — то есть очень жидких. Но с более-менее густыми лучше поступать именно так.

Затем воду, которая попала в кожу, нужно «закрыть» слоем, который замедлит испарение. Для этого подойдет любой увлажняющий крем, в составе которого есть масла и силиконы (подбирайте его в зависимости от типа кожи). Лучше всего воду запирает минеральное масло, но обладателям жирной кожи оно обычно не нравится, потому что ощущается на лице. А вот для сухой кожи стоит искать именно его. Кремы, которые не только создают на коже пленку, но и работают как аналоги естественного защитного барьера, обычно содержат растительные масла и церамиды (на них можно найти надпись «barrier repair»). Они справляются с обеими задачами.

О важности мягкого очищения читайте подробнее в главе 4. Оно помогает коже самостоятельно справляться с удержанием воды. Важно не очищать кожу слишком сильно, потому что из-за этого с нее смываются важные жиры, что ведет к дополнительному испарению.

Отшелушивание для обезвоженной кожи тоже важно, потому что, если на ней накопилось много ороговевших клеток, весь уход будет впитываться в них и не будет работать так, как должен. Для пилинга лучше всего подойдут AHA-кислоты: гликолевая, молочная, миндальная. Они, кроме отшелушивания, дают еще и увлажнение. При этом важно не перестараться: от пилинга кожа не должна шелушиться и раздражаться, иначе пострадает защитный барьер. Более подробно об отшелушивании мы написали в главе 4.

НЕ ТОЛЬКО КОСМЕТИКА

Зимой и просто в сухом климате кожа теряет особенно много воды из-за сильного испарения. Чтобы этого не происходило, полезно иметь увлажнитель воздуха. Подойдет любой, главное — убедиться, что помещение проветривается, иначе есть риск, что в темных углах начнет расти плесень.

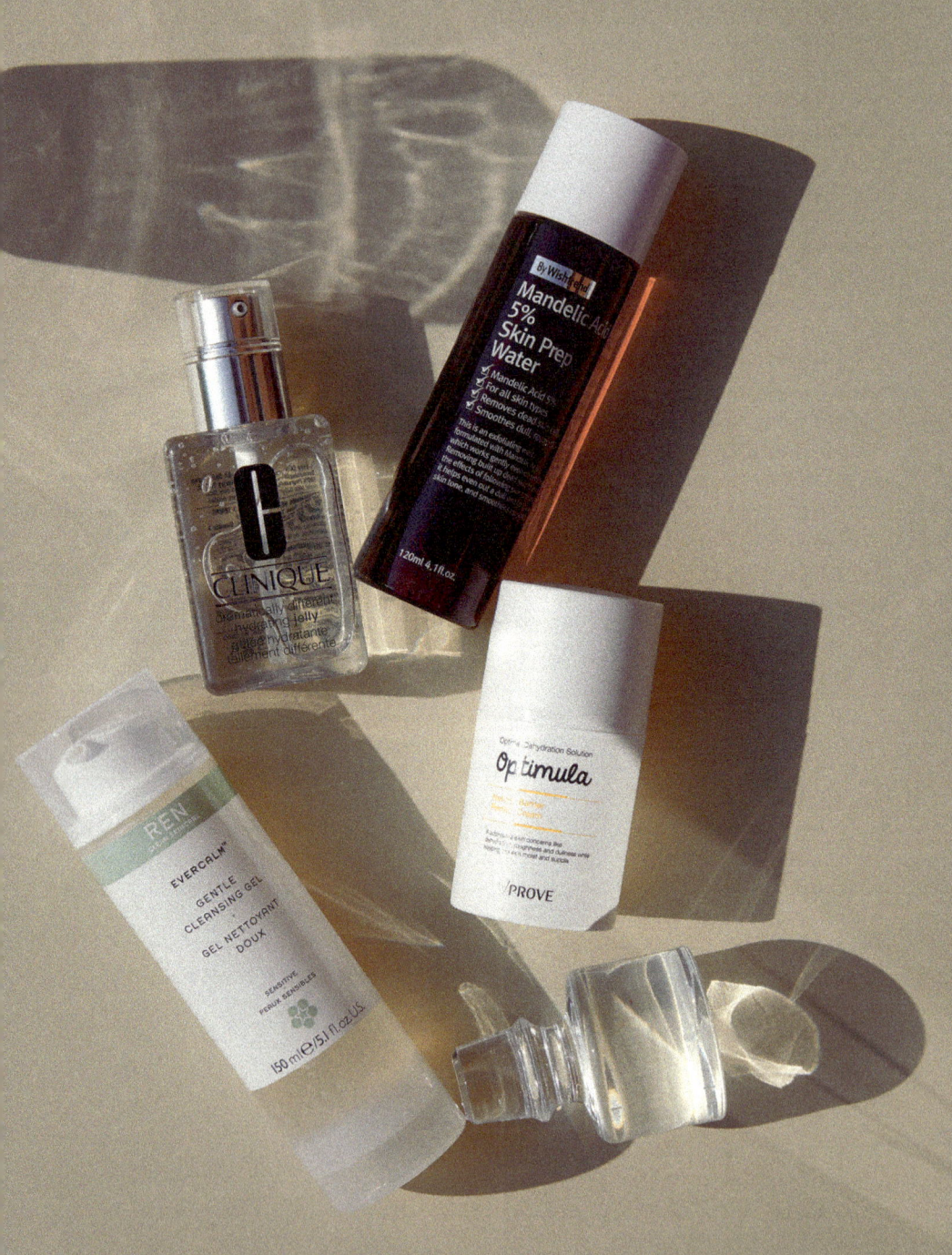

ПРИМЕРЫ

У геля для умывания **REN Evercalm Gentle Cleansing Gel** немного странная текстура, но он очень мягко очищает и совсем не повреждает защитный барьер. Косметику не смоет, но со всем остальным справится.

Mandelic Acid 5% Skin Prep Water by Wishtrend мягко отшелушивает и увлажняет, для обезвоженной кожи с небольшими шелушениями подойдет отлично. Пользоваться можно каждый день или через день.

Увлажняющий гель **Clinique Dramatically Different Hydrating Jelly** очень простой и здорово помогает от обезвоженности. Наносить лучше на влажную кожу под крем или санскрин.

Крем-гель **Vprove Optimula Natural Barrier** создан специально для обезвоженной кожи. У него легкая текстура, но он подходит для всех типов кожи и помогает защитному барьеру лучше удерживать воду.

АТОПИЧЕСКИЙ ДЕРМАТИТ

> Спойлер:
> атопический дерматит — неизлечимое состояние кожи, которое тем не менее можно контролировать. И косметика помогает.

ЧТО ЭТО ТАКОЕ

Обычно атопический дерматит проявляется как очень сильная сухость и раздраженность, вплоть до красноты и сильных шелушений. Атопичная кожа быстро реагирует на внешние факторы — от влажности воздуха до питания и текстуры одежды[15].

Атопический дерматит — одно из тех заболеваний кожи, которые, к сожалению, невозможно вылечить, потому что это результат мутации гена[16]. Но контролировать его можно. Считается, что на степень выраженности атопического дерматита влияет много факторов — от питания и стресса до косметики[17]. На медицинском уровне для облегчения острых состояний используют иммунотерапию, фототерапию, гормональные, антиаллергенные средства и иногда — психотерапию и медитации[18]. Но, кроме этого, за атопичной кожей важно еще и правильно ухаживать.

УХОД ЗА АТОПИЧНОЙ КОЖЕЙ

В уходе стоит придерживаться минималистического подхода. Из-за того, что барьерные функции кожи нарушены, она очень восприимчива к проникновению в нее разных, не всегда полезных веществ. Поэтому самих средств должно быть не много, а их составы должны быть предельно короткими и не включать ароматизаторов и красителей. Очевидно, что лучше выбирать косметику, которая специально предназначена для крайне сухой и атопичной кожи. Найти такую проще всего в аптеке. А еще медицинские организации часто рекомендуют для атопичной кожи определенные средства или даже бренды. Так, например, делает National Eczema Association[19] — организация, созданная для борьбы с экземой.

Важно **очищать** кожу как можно более мягкими средствами, а по возможности не применять их вообще — мыться только водой, причем теплой, а не горячей. Не использовать мочалки и спонжи. И вообще как можно меньше тереть кожу. Пенящиеся средства, скорее всего, будут слишком агрессивными, поэтому выбирать стоит те, у которых не пенящаяся, но жидкая текстура. Их не придется тщательно размазывать, и смываются они легко. Обычно такие продаются под видом очищающих эмульсий и лосьонов.

Атопичную кожу очень важно **увлажнять**, и выбирать для этого нужно средства с плотными, насыщенными текстурами. Кремы на основе минерального масла подходят для атопичной кожи лучше всего, потому что оно создает надежный барьер, будучи при этом нейтральным. Также стоит обратить внимание на кремы, которые содержат в себе те компоненты, из которых строится защитный барьер кожи. Это гиалуроновая кислота, глицерин, церамиды, холестерол, омега-кислоты, сквалан. Наносить такие кремы можно и нужно несколько раз в день, причем на все тело. После душа использовать их нужно сразу, не дожидаясь, пока кожа полностью высохнет. Это поможет «запереть» воду.

Увлажняющие сыворотки и лосьоны — тоже хорошее подспорье. Важно только убедиться, что они не содержат раздражающих компонентов и обещают только увлажнение, без бонусов.

Защита от солнца для атопичной кожи нужна. Ультрафиолетовое излучение провоцирует воспаление, и если обычная кожа может это перенести без последствий, то атопичная — нет. Но часто бывает так, что санскрины вызывают на ней раздражение из-за органических фильтров. В этом случае лучше выбирать кремы с минеральными фильтрами — оксидом цинка и диоксидом титана. Они раздражают кожу и глаза намного реже. На них обычно есть пометки «mineral» или «physical».

КАКОЙ КОСМЕТИКИ ИЗБЕГАТЬ

Косметика с активными ингредиентами очень редко подходит для атопичной кожи, потому что приносит больше вреда, чем пользы. Попробовать, конечно, можно, но сыворотки с витамином С, ретиноидами и прочими подобными веществами вам, скорее всего, не подойдут. Как и средства с высоким содержанием спирта.

Места натуральной косметике в уходе для атопиков тоже нет, потому что натуральные экстракты и эфирные масла — сильные аллергены и, скорее всего, вызовут не самые хорошие реакции на коже[20].

При подборе косметики придется тщательно изучать составы и пытаться понять, какие именно ингредиенты вызывают неприятные реакции — а они у разных людей разные. Это сложный путь, но другого нет. Список самых распространенных контактных аллергенов в косметике легко можно найти в интернете и ориентироваться на него. Обычно в первых рядах стоят уже упомянутые эфирные масла, ароматизаторы, экстракты, красители и формальдегид.

С атопичной кожей жить сложно, но если правильно ухаживать за ней, то можно свести дискомфорт к минимуму. Конечно, одним только уходом тут не ограничиться — придется тщательно выбирать еду, одежду, больше спать и меньше волноваться. Но, к сожалению, так получилось, что иного способа сделать жизнь комфортной пока просто не придумали.

Раздел I. ПРИМЕРЫ

Молочко **SVR Sensifine** содержит увлажняющие компоненты и ниацинамид, легко наносится и легко смывается, совсем не сушит кожу. Его вполне можно использовать и для снятия макияжа, и для всего тела, если не жалко.

Марка **CeraVe** специализируется на чувствительной коже, поэтому в эту косметику не добавляют ничего лишнего и ненужного. Крем **Moisturizing Cream** хорош своей простотой: увлажняет, помогает защитному барьеру, не раздражает. Для атопичной кожи — то, что надо.

La Roche-Posay Lipikar Baume AP+ — плотный крем, снимает зуд и раздражение, уменьшает сухость кожи. Бывает в разных форматах, в том числе и в очень больших банках. Хорошее базовое средство для атопичной кожи, подходит для лица и тела.

Производитель недорогой марки с говорящим названием **Atopic** делает косметику, которая подходит и для детей, и для взрослых. **Успокаивающий крем-стик** нужно использовать на особенно сухих участках кожи, которые требуют сильного увлажнения. Для губ, кстати, тоже подойдет.

Другая марка для атопичной кожи — «**Эмолиум**». У этой фирмы много простых очищающих и увлажняющих средств. **Увлажняющая эмульсия** жидкая и быстро впитывается, но при этом хорошо убирает сухость и зуд.

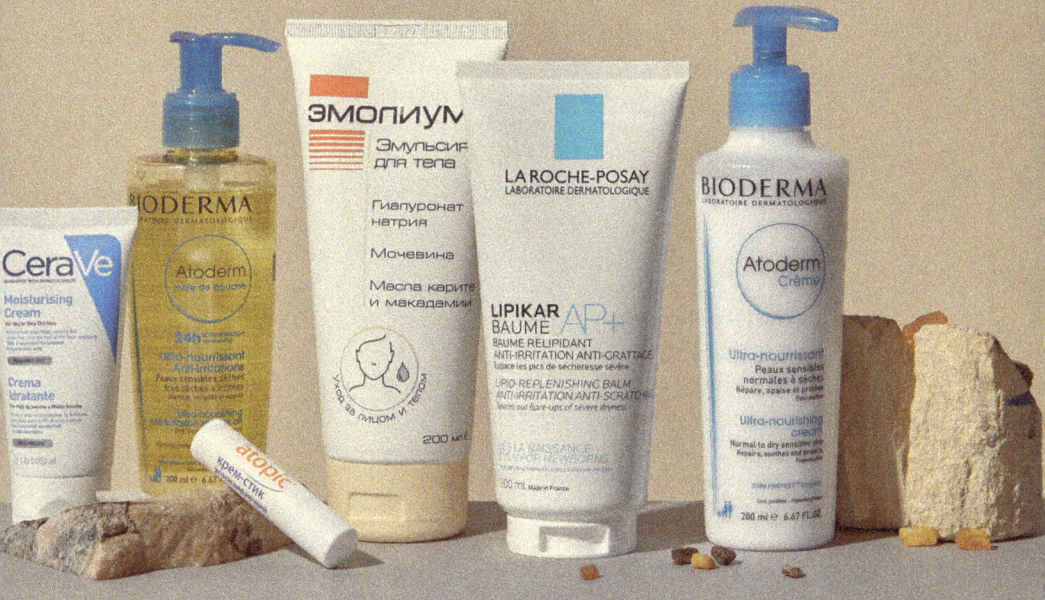

ЧУВСТВИТЕЛЬНОСТЬ

Спойлер:
чувствительность кожи бывает разной.
Иногда это свойство кожи, а иногда —
временное состояние. Но ухаживать
в обоих случаях нужно примерно
одинаково.

ЧТО ЭТО ТАКОЕ

Чувствительность — это состояние, при котором кожа быстро реагирует на разные факторы — как внутренние, так и внешние. Она становится красной, зудит, на ней могут появляться воспаления и шелушения, а при нанесении кремов ощущается жжение.

Чувствительность кожи, пожалуй, одна из самых сложных тем, с которой сталкиваются дерматологи. И разные специалисты по-разному это слово интерпретируют. Одни считают, что любое состояние кожи — это то или иное проявление чувствительности, другие — что к чувствительности относится только ограниченный набор симптомов[21].

Чувствительность и реактивность кожи — это чаще всего результат нарушенного или ослабленного защитного барьера. Последний состоит из двух компонентов — ороговевших частиц кожи (корнеоцитов) и липидов (жиров), заполняющих пространство между ними. Этот барьер, если с ним все в порядке, очень хорошо удерживает воду в коже и не дает ничему проникать в нее извне. Если же он нарушен, в кожу легче попадают вредные вещества, и она реагирует на это раздражением[22].

Толщина защитного барьера разная на разных участках лица и тела. Вокруг глаз и на губах он самый тонкий, и эти зоны раздражаются легче. Поэтому иногда бывает так, что крем, который отлично подходит для лица, не подходит для зоны вокруг глаз и вызывает жжение и красноту[23].

КАКОЙ БЫВАЕТ ЧУВСТВИТЕЛЬНОСТЬ

Иногда чувствительность[24] кожи — это её **постоянное** свойство. Бывает так, что рецепторы, ответственные за аллергены, слишком восприимчивы и реагируют на множество разных веществ.

Часто чувствительность сопровождает другие заболевания кожи — акне, розацеа, псориаз и так далее. Это также один из главных признаков атопического дерматита, о котором мы написали выше.

Но гораздо чаще чувствительность бывает **приобретённой**. И в этом случае её правильнее называть раздражённостью. Самая распространённая причина раздражённости кожи — неправильное использование косметики, злоупотребление ею или применение неподходящих средств. Барьер нарушается в первую очередь от чрезмерного очищения (оно смывает защитные жиры) и отшелушивания (оно удаляет ороговевшие клетки).

Иногда чувствительность проявляется от лекарств, перепадов температуры, еды, солнца и огромного количества других факторов — внешних и внутренних.

ЧТО И КАК ИСПОЛЬЗОВАТЬ

Выбирая косметику для чувствительной кожи, важно понимать, что надписи на баночке «гипоаллергенный» или «для чувствительной кожи» не гарантируют, что средство вам подойдёт и не вызовет реакций. Использование этих терминов никак не регулируется, их могут написать на любой косметике[25]. Но подобные обозначения все равно полезны, потому что в таких средствах, как правило, не используют самые распространённые аллергены, а составы делают максимально нейтральными.

Липидная часть защитного барьера содержит церамиды, холестерол и свободные жирные кислоты. Для того чтобы её восстановить, нужно искать кремы, в которых есть эти вещества. Они восполнят недостаток защитных липидов, и кожа станет менее реактивной[26].

Минеральное масло, сквалан и силиконы для раздражённой кожи тоже подходят. Они создают на ней искусственный барьер и не дают воде испаряться, а вредным веществам — проникать внутрь[27]. И при этом они редко вызывают аллергии и нейтральны по отношению к коже. Именно поэтому большинство медицинских мазей и кремов в основе содержат именно их, а не растительные масла.

При производстве косметики используют множество компонентов с успокаивающими свойствами — это и цинк, и экстракт ромашки, и центелла азиатская, и пантенол. Все они в большинстве случаев помогают, но изредка тоже могут вызывать реакции.

Ниацинамид, или никотиновая кислота, — один из самых изученных ингредиентов косметики. У него множество полезных свойств, и особенно хорошо он подходит именно для чувствительной и раздраженной кожи. Ниацинамид заставляет кожу, с одной стороны, самостоятельно производить больше церамидов, а с другой — быстрее обновляться, то есть быстрее производить ороговевшие клетки и утолщать защитный барьер[28]. Поэтому в кремах для чувствительной кожи его можно встретить особенно часто.

Важно, чтобы в косметике, которой вы пользуетесь, не содержалось эфирных масел, растительных экстрактов и ароматизаторов — все они только провоцируют раздражения. Средства с высоким содержанием этилового спирта тоже лучше не использовать: он делает защитный барьер более уязвимым к проникновению веществ извне. Существует список из 26 самых распространенных контактных аллергенов, и он включает следующие вещества:

Alpha-Isomethyl Ionone
Amyl Cinnamal
Amylcinnamyl Alcohol
Anise Alcohol
Benzyl Alcohol
Benzyl Benzoate
Benzyl Cinnamate
Benzyl Salicylate
Butylphenyl Methylpropional
Cinnamal
Cinnamyl Alcohol
Citral
Citronellol
Coumarin
Eugenol
Farnesol
Geraniol
Hexyl Cinnamal
Hydroxycitronnellal
Hydroxyisohexyl 3-Cyclohexene Carboxaldehyde
Isoeugenol
Limonene
Linalool
Methyl 2-Octynoate
Evernia prunastri (Oakmoss)
Evernia furfuracea (Treemoss)

Если кожа чувствительная или раздраженная, то нужно избегать их все.

КАК УХАЖИВАТЬ ЗА ЧУВСТВИТЕЛЬНОЙ КОЖЕЙ

В первую очередь важно понять, от чего именно ваша кожа чувствительна. Возможно, есть один или несколько ключевых факторов, от которых она краснеет и шелушится (понять это можно только опытным путем, если внимательно следить за реакциями).

Из-за того, что защитный барьер чувствительной кожи работает не очень хорошо, в нее легче проникают разные вещества. Поэтому нужно использовать как можно меньше косметики, и она должна содержать как можно меньше ингредиентов. Весь уход лучше свести к двум средствам — очищающему и увлажняющему. И чем короче будет их состав, тем лучше.

Очищающее средство должно быть мягким и не отмывать «до скрипа», потому что скрип говорит о том, что вы смыли слишком много жира. Хорошо, если умывалка будет содержать смягчающие и увлажняющие компоненты: глицерин, силиконы, масла, церамиды. Они не столько увлажняют, сколько делают очищение более мягким. Не стоит пользоваться щетками, спонжами, скрабами. И даже вытирать лицо полотенцем лучше аккуратнее (а еще лучше не вытирать вообще).

Увлажняющий крем нужно сразу искать среди линий для чувствительной кожи. В нем должны содержаться и водоудерживающие компоненты (глицерин и гиалуроновая кислота), и запирающие (масла и силиконы). А если в составе дополнительно будут церамиды, холестерол и жирные кислоты, такой крем будет не только увлажнять, но и уменьшать реактивность кожи. Средства с пометками «replenishing» и «barrier repair» — то, что вам нужно.

Если одного увлажняющего крема недостаточно, можно дополнительно пользоваться *сыворотками, лосьонами, тониками*. Главное, чтобы в них не было раздражающих кожу компонентов, а составы были как можно более простыми.

Солнцезащитное средство лучше выбирать такое, в котором содержатся минеральные фильтры — оксид цинка и диоксид титана. Некоторые органические фильтры склонны раздражать кожу, и поэтому их лучше либо избегать вообще, либо использовать осторожно.

Активными и отшелушивающими средствами при чувствительной коже пользоваться можно, но очень аккуратно, потому что они порой приносят больше вреда, чем пользы. Лучше покупать сыворотки с концентрациями пониже (например, не 20% витамина С, а 5–10%) и с как можно более коротким составом. А сами ингредиенты выбирать из тех, которые не склонны провоцировать реакций. Будет здорово, если кроме активных ингредиентов в составе будут успокаивающие и увлажняющие, такие как масла и силиконы. Вводить в уход сразу несколько активных средств не нужно — лучше добавлять по одному и внимательно следить за реакцией кожи.

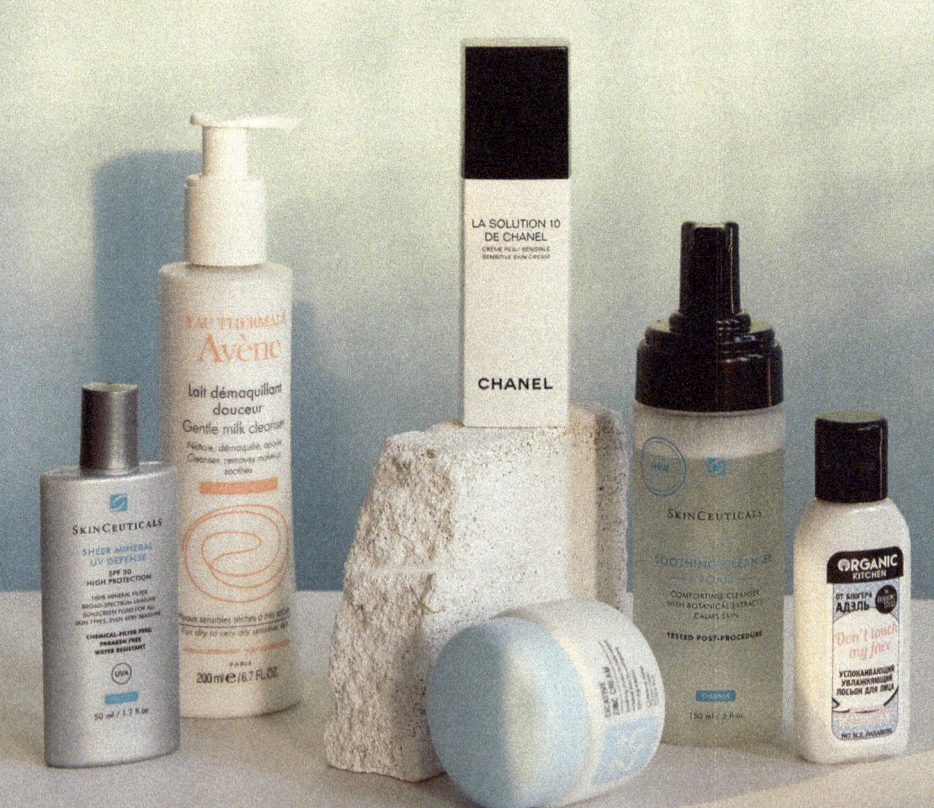

Уход за *раздраженной кожей* очень похож на уход за чувствительной, но с поправкой на то, что раздраженность при правильном уходе пройдет.

Когда защитный барьер восстановится, можно постепенно добавлять к уходу и тоники, и сыворотки, и лосьоны — все, чем вы пользуетесь. Не нужно вводить все сразу, лучше по очереди, по одному средству в неделю. Это позволит понять, появилось ли раздражение от какого-то конкретного средства, и выяснить, чего вам нужно избегать в косметике.

ПРИМЕРЫ

Очищающее молочко **Avene Gentle Milk Cleanser** не содержит отдушек и прочих раздражающих компонентов, подойдет и для чувствительной, и для раздраженной кожи. Довольно хорошо снимает макияж и легко смывается.

SkinCeuticals Soothing Cleanser Comfort Foam — для тех, кто любит умываться пенящимися средствами. В ней очень мягкие моющие компоненты, поэтому косметику она не смоет, но обычные загрязнения, которые накапливаются в течение дня, — да.

В креме **Chanel La Solution 10**, как следует из названия, всего 10 ингредиентов, которые с очень низкой вероятностью вызовут аллергию и раздражение. Подойдет для всех типов кожи.

A'Pieu Cicative Zinc Cream с заживляющим цинком здорово помогает при раздражениях. Текстура у него довольно жирная, и сам он немного выбеливает кожу, поэтому пользоваться им получится только на ночь.

Очень легкий лосьон **Organic Kitchen Don't Touch My Face** содержит церамиды, ниацинамид, масло жожоба и поэтому идеально подходит для раздраженной кожи, склонной к жирности. В холодное время года его, скорее всего, будет недостаточно, поэтому поверх можно использовать другой крем.

Минеральный санскрин **SkinCeuticals Sheer Mineral UV Defence SPF 50** немного выбеливает кожу, но в целом очень приятный, и на него хорошо ложится макияж.

РОЗАЦЕА

> Спойлер:
> розацеа — заболевание кожи, которое проявляется постоянной краснотой. Вылечить его раз и навсегда невозможно, но можно сделать так, что оно будет проявлять себя крайне редко и не будет доставлять неудобств.

ЧТО ЭТО ТАКОЕ

Розацеа — повреждение соединительной ткани в глубоких слоях кожи и воспаление в волосяных фолликулах и сальных железах. Ее довольно легко узнать: главный симптом — равномерная краснота, которая не сходит практически никогда. Второй распространенный признак — это гиперемия: кожа «горит» как после легкого ожога. Могут быть и отеки, сосудистые звездочки, зуд, шелушения, жжение, розовые прыщи и узелки — большие и маленькие. В некоторых случаях утолщается кожа (особенно на носу), краснеют и чешутся глаза[29].

ОТ ЧЕГО ВОЗНИКАЕТ

От чего появляется розацеа, до конца неизвестно. Считается, что играют роль сразу несколько факторов: генетика, особое расположение сосудов, бактерии[30].

Для того чтобы эффективно контролировать проблему, важно понять, что именно провоцирует ее ухудшение. Склонность к розацеа заложена на генетическом уровне, но внешние факторы тоже имеют значение. Основные провокаторы розацеа — это ультрафиолетовое излучение, перепады температуры, холодная и жаркая погода, высокая влажность. Часто причиной появления розацеа становится еда: острая, сладкая, горячая. Проблема может усугубляться от лекарств, косметики, от физических нагрузок и от стресса.

Факторов очевидно много[31], и для того, чтобы понять, какие именно действуют на вас, полезно вести дневник — отмечать в нем, что вы ели, что делали в течение дня, какая была погода и какое состояние кожи. Так через какое-то время станет понятно, чего вам нужно избегать.

КАК ПРОЯВЛЯЕТСЯ

Розацеа делят на несколько подтипов[32] в зависимости от того, как и насколько сильно она проявляется.

Первый подтип проявляется в виде красноты и редких точечных воспалений. Они могут проходить и проявляться снова, но более-менее постоянны. Для избавления достаточно поверхностных медикаментов и косметики.

Во всех остальных случаях лучше обратиться к врачу и не пытаться решить проблему самостоятельно. В тяжелых ситуациях обычно назначают внутренние медикаменты.

Второй подтип — это множество воспалений, которые сопровождаются отеками и сосудистыми звездочками. Такое проявление розацеа часто путают с акне, и, хотя лечение обеих проблем в какой-то степени похоже, их важно различать, иначе есть вероятность навредить.

Третий подтип — это утолщение кожи, отеки, зуд, множество сосудистых звездочек. Обычно кожа утолщается на носу, причем чаще всего у мужчин. Такое проявление розацеа лечат косметологическими и хирургическими методами.

Четвертый подтип затрагивает глаза. Они слезятся, краснеют, зудят и просто раздражены. Это проявление розацеа даже специалисты часто путают с аллергией и лечат неправильно.

Что важно знать: розацеа не обязательно прогрессирует из одной стадии в другую. Часто бывает так, что у людей сразу возникает третий подтип. Или на протяжении многих лет проявляется только один.

КАКАЯ КОСМЕТИКА ПОМОГАЕТ

Ультрафиолетовое излучение — один из главных провокаторов появления розацеа. Солнце провоцирует воспаление в коже, поэтому от него важно защищаться. Из-за того, что кожа с розацеа часто бывает чувствительной, лучше выбирать минеральные санскрины — с оксидом цинка и диоксидом титана.

Из-за того, что розацеа — это в первую очередь воспаление, для облегчения состояния нужно использовать противовоспалительные средства. Одно из самых эффективных — азелаиновая кислота в концентрации выше 10–20%[33].

Косметика с серой в концентрации 5–10% тоже показывает эффективность при розацеа. Она обычно не очень приятно пахнет, поэтому чаще всего с серой делают гели для умывания.

Для уменьшения проявлений розацеа применяют и поверхностные антибиотики, потому что проблема связана в том числе с развитием бактерий. Самые распространенные средства — это метронидазол и сульфацетамид натрия[34].

Иногда для лечения используют клиндамицин, эритромицин и бензоилпероксид. Они тоже показывают эффективность, но в них исследователи уверены не так, как в остальных средствах.

Важно помнить, что лечение розацеа симптоматическое[35], то есть такое, которое помогает устранить внешние признаки болезни, а не ее причину. Поэтому в первую очередь нужно понять, какие факторы ухудшают состояние, и по возможности устранить именно их.

КАК УХАЖИВАТЬ ЗА КОЖЕЙ С РОЗАЦЕА

Кожа с розацеа воспалена, а это значит, что ей нужен мягкий уход. Вполне подойдут средства для умывания и кремы для чувствительной кожи (но помните, что подобная отметка на косметике — еще не гарантия успеха). Их нужно использовать не только в периоды обострения, а вообще всегда.

Умываться лучше теплой, а не горячей или холодной водой. И не использовать спонжи, щетки и салфетки для умывания.

Увлажняющие кремы и сыворотки должны быть с простыми короткими составами: в них меньше потенциальных раздражителей и триггеров розацеа.

Иногда бренды делают специальную косметику для красной кожи. Кремы в ней бывают с зеленоватым оттенком, чтобы приглушить красноту.

Применять средства с активными ингредиентами нужно крайне осторожно, потому что они склонны раздражать кожу. Если пользоваться ими все-таки хочется, то лучше выбирать низкие концентрации и вводить их в уход постепенно.

Как и на чувствительной коже, на коже с розацеа не стоит использовать эфирные масла и косметику с отдушками и высоким содержанием спирта.

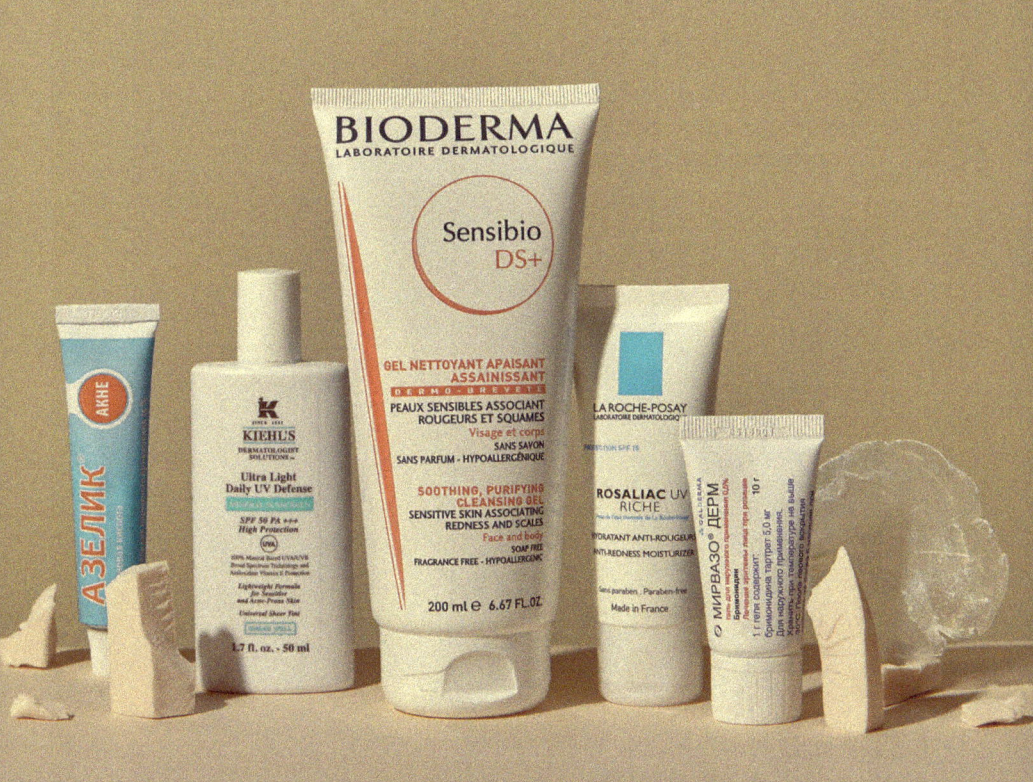

ПРИМЕРЫ

Крем «**Азелик**» — средство с азелаиновой кислотой, недорогое и доступное. Наносить его нужно на ночь на чистую кожу, а сверху использовать увлажняющий и успокаивающий крем.

Гель для умывания **Bioderma Sensibio DS+** содержит мягкие моющие компоненты и практически не раздражает кожу. Лучше сначала вспенить в руках и умываться готовой пеной.

La Roche-Posay Rosaliac UV — крем против покраснений с зеленым пигментом. Кроме успокаивающих компонентов содержит ингредиенты, которые защищают от солнца, что для кожи с розацеа всегда полезно.

Kiehl's Ultra Light Daily UV Defense SPF 50 — минеральный санскрин с легким оттенком, который подойдет большинству людей со светлой кожей. Не раздражает кожу и немного маскирует.

Гель «**Мирвазо Дерм**» убирает красноту на 5–6 часов, поэтому его здорово использовать, если нужен срочный эффект. Гель медицинский, поэтому если есть возможность, то лучше перед применением проконсультироваться с дерматологом.

АНТИВОЗРАСТНАЯ КОСМЕТИКА

Спойлер:
замедлить старение проще и эффективнее всего с помощью солнцезащитного крема. Антивозрастной косметики на рынке много, но действительно омолаживающих кожу ингредиентов не больше пяти, и главный из них — ретинол.

За гладкость, упругость и эластичность кожи отвечает белок под названием коллаген — он выполняет функцию каркаса. Количество и качество коллагена определяет, насколько кожа гладкая и плотная, то есть насколько молодо она выглядит. У коллагена есть определенное время жизни (организм вырабатывает специальные ферменты, разрушающие его). В результате распада образуется пептид, который сообщает клеткам (фибробластам), что пора производить новый коллаген. Со временем восприимчивость клеток к сигналу ослабевает, а качество коллагена ухудшается. Кожа начинает обвисать, на ней появляются морщины. Но есть и хорошая новость: на процесс старения и образования видимых его признаков можно влиять.

Все антивозрастные кремы можно условно поделить на три категории: те, которые создают видимость более молодой кожи, те, которые замедляют старение, и те, которые действительно омолаживают[36].

Создает видимость более молодой кожи вообще любой крем и базовый уход. И именно в эту категорию попадает большинство косметики с пометкой «антивозрастная». Но это не значит, что такая косметика бесполезна. Когда кожа очищена, отшелушена и хорошо увлажнена, она уже выглядит более гладкой, упругой и сама лучше справляется с внешними факторами.

Замедляет старение в первую очередь солнцезащитный крем. Мы посвятили защите от солнца отдельную главу, но повторимся и здесь: ультрафиолетовое излучение — главный фактор, ускоряющий старение, потому что оно разрушает коллаген. Солнце влияет сильнее, чем все остальные факторы, включая наследственность[37]. Поэтому, если хочется сохранить кожу молодой как можно дольше, откажитесь от загара и пользуйтесь санскрином всегда, даже в городе и даже зимой.

Другой замедляющий старение инструмент — **антиоксиданты**[38]. Это вещества, которые борются со свободными радикалами. А свободные радикалы — это нестабильные молекулы, которые повреждают клетки организма в целом и кожи в частности. Чем больше накапливается таких повреждений, тем заметнее возрастные изменения. Антиоксидантные свойства есть у многих веществ, но самыми эффективными считаются витамины А, С и Е. И так удачно сложилось, что у этих витаминов, кроме антиоксидантных, есть масса других полезных для кожи свойств.

К сожалению, никакая профилактика старения не может сохранять кожу молодой бесконечно. Поэтому, когда на ней начинают появляться возрастные признаки (морщины, пигментация, тусклость, уменьшение эластичности), на помощь придут активные ингредиенты.

ОМОЛАЖИВАЮЩИЕ ИНГРЕДИЕНТЫ

Омолаживающих ингредиентов, которые хорошо исследованы и чья эффективность подтверждена, очень мало — можно пересчитать по пальцам одной руки. Золотым стандартом считаются **ретиноиды**[39] — группа производных витамина А. Они, с одной стороны, подавляют ферменты, разрушающие коллаген, а с другой — работают как аналоги пептидов, заставляющих фибробласты его производить. Самая эффективная и самая изученная форма — третиноин, или транс-ретиноевая кислота. Кремы с ним обычно продаются только по рецепту, а в России они и вовсе запрещены (по крайней мере на момент выхода этой книги). Остальные формы ретиноидов должны преобразоваться до третиноина, чтобы начать работать. Чаще всего в косметике встречаются ретинилпальмитат, ретинол и ретинальдегид, но есть и множество других.

Цепочка преобразования ретиноидов в транс-ретиноевую кислоту выглядит примерно так:

ретинилпальмитат > ретинол > ретинальдегид >
> транс-ретиноевая кислота

При этом действительно работающими на сегодняшний день признаны только ретинол и ретинальдегид. У остальных форм тоже есть потенциал, но пока данных по ним мало и они не слишком впечатляют. Ретинилпальмитат встречается в косметике чаще всего, но он практически не проникает в кожу и работает только как антиоксидант.

Третиноин, ретинол и ретинальдегид относятся к ретиноидам первого поколения. Но кроме них есть и другие. Поколения ретиноидов определяются их химической структурой. Ретиноиды второго поколения — этретинат и ацитретин — в косметике не встречаются, потому что это внутренние препараты и используются они при псориазе и акне.

К ретиноидам третьего поколения относятся тазаротен и адапален. С тазаротеном история примерно такая же, как с третиноином: он самый мощный (есть в креме Tazorac, который в России не купить). Адапален же содержится в основе аптечного «Дифферина», и изначально его использовали только против акне, но он показывает эффективность и как антивозрастной ингредиент. Применять его советуют тем, у кого кожа не переносит ретиноиды первого поколения, потому что он довольно щадящий, хоть и менее эффективный.

Ретиноиды четвертого поколения — это seletinoid G, который разработали в концерне AmorePacific (в него входит большинство популярных корейских брендов косметики). Пока seletinoid G в косметических средствах встречается редко, а если и встречается, то в основном в корейских. Но он может быть так же эффективен, как третиноин[40], и при этом вообще не вызывать раздражения.

Большой недостаток популярных ретиноидов в том, что они раздражают кожу. При этом агрессивность напрямую коррелирует с эффективностью. Сегодня придумывают множество способов сделать ретиноиды более деликатными, и один из них — инкапсуляция. Это когда молекулы ретиноидов заключают в крошечные контейнеры, которые проникают в глубокие слои кожи, где контейнеры разрушаются и ретиноиды начинают действовать. Раздражение происходит в верхних слоях кожи, а такой способ помогает ретиноидам их миновать.

Использовать косметику с ретиноидами нужно на ночь и осторожно: на первых порах может появиться сухость, краснота и шелушение. Сначала лучше применять их раз в неделю и постепенно увеличивать частоту. Обычно кожа адаптируется к ретиноидам за один-два месяца, но, если этого не произошло, стоит попробовать крем с меньшей концентрацией или более слабой формой ретиноидов. Перед этим, конечно, нужно сделать перерыв и заняться восстановлением кожи. Последние исследования показывают, что эффективнее использовать более слабые формы ретинола, но часто. Поэтому сразу хвататься за баночки с высокой концентрацией третиноина не нужно — лучше начинать с малого и выбирать инкапсулированные формы. Правда, чтобы разобраться с последними, придется поизучать сайт производителя.

Еще ретиноиды вызывают фоточувствительность кожи. Это немного иронично, но они стирают признаки фотостарения, при этом делая кожу более восприимчивой к солнцу. Поэтому при применении ретиноидов важно постоянно пользоваться солнцезащитным кремом. Как, впрочем, и в любом другом случае.

Последний и, пожалуй, самый важный нюанс, касающийся ретиноидов: их нельзя использовать во время беременности и кормления. На самом деле точной информации о влиянии поверхностных ретиноидов пока нет — исследования говорят, что они безопасны. Но было несколько случаев, когда у женщин, использовавших кремы с ретиноидами во время беременности, возникали осложнения. Так что мы рекомендуем все-таки их избегать. Тем более что есть масса безопасных, хоть и менее эффективных, альтернатив.

Витамин С идет следом за ретиноидами по степени эффективности и изученности[41]. В косметике встречается множество его форм, но самая эффективная — это аскорбиновая кислота, которая в списке ингредиентов отмечается как L-Ascorbic Acid. Остальные формы (Ascorbyl Palmitate, Sodium Ascorbate, Sodium Ascorbyl Phosphate, Magnesium Ascorbyl Phosphate, Tetrahexyldecyl Ascorbate, Ascorbyl Glucoside, Ascorbyl Glucosamine) так же, как и в случае с ретиноидами, должны преобразоваться до нее в коже, прежде чем начать работать.

Витамин С омолаживает за счет того, что, с одной стороны, служит вспомогательным фактором для ферментов, которые контролируют качество коллагена, а с другой — участвует в образовании вещества, ответственного за его количество. Кроме этого, витамин С осветляет пигментацию и делает кожу более сияющей. Он эффективен даже в низких концентрациях, причем считается, что его действенность повышается с концентрацией, но только до 20%. Вместе с эффективностью возрастает и агрессивность, то есть косметика с высоким содержанием витамина С может раздражать кожу, вызывать покраснения и чувствительность. Поэтому лучше начинать использовать его в небольших количествах и следить за реакцией кожи. Идеальная концентрация для витамина С — 7–15%.

AHA-кислоты (гликолевая, молочная, яблочная, винная, миндальная) и **PHA-кислоты** (лактобионовая, глюконолактон) не только отшелушивают, но и увлажняют, улучшают барьерные функции кожи и — что самое главное — способны повышать выработку коллагена и влиять на его качество. Еще они могут увеличивать количество гиалуроновой кислоты в коже[42], а она отвечает за увлажненность и упругость. Наиболее эффективной на этом поле считается гликолевая кислота[43], потому что у нее самые маленькие молекулы и она проникает в кожу лучше остальных. Но и другие кислоты, молекулы которых намного больше, тоже показывают неплохие результаты[44].

Пептиды относительно новые в косметике ингредиенты. Пока исследований этих веществ довольно мало, но те, что есть, показывают многообещающие результаты.

В косметике используют четыре типа пептидов[45].

1. *Сигнальные пептиды* стимулируют клетки кожи вырабатывать коллаген, эластин и другие белки, благодаря чему кожа становится более упругой, подтянутой и плотной. Эти пептиды есть в коже по умолчанию, но их можно добавить извне с косметикой. К сигнальным пептидам относится первый из открытых и самый изученный пептид GHK-Cu[46], или трипептид меди-1, который содержится в организме человека.

2. *Нейротрансмиттеры* используются для уменьшения морщин через расслабление мышц. Ботулотоксин — один из таких пептидов. В последние годы разрабатывают способы использовать нейропептиды в кремах, без инъекций, и такие кремы показывают небольшую эффективность в уменьшении морщин (до 30% по сравнению с плацебо)[47]. Один из распространенных пептидов этого типа — Syn-Ake, который входит в состав одноименной линейки косметики Secret Key. Другой популярный — аргирелин.

3. *Транспортные пептиды* ответственны за доставку микроэлементов до клеток. В косметике эти пептиды используют для «транспортировки» меди и марганца, которые, в свою очередь, помогают заживлять кожу, обладают обеззараживающим действием и, по некоторым данным, стимулируют выработку коллагена. Уже упомянутый сигнально-транспортный пептид GHK-Cu, например, как раз переносит медь.

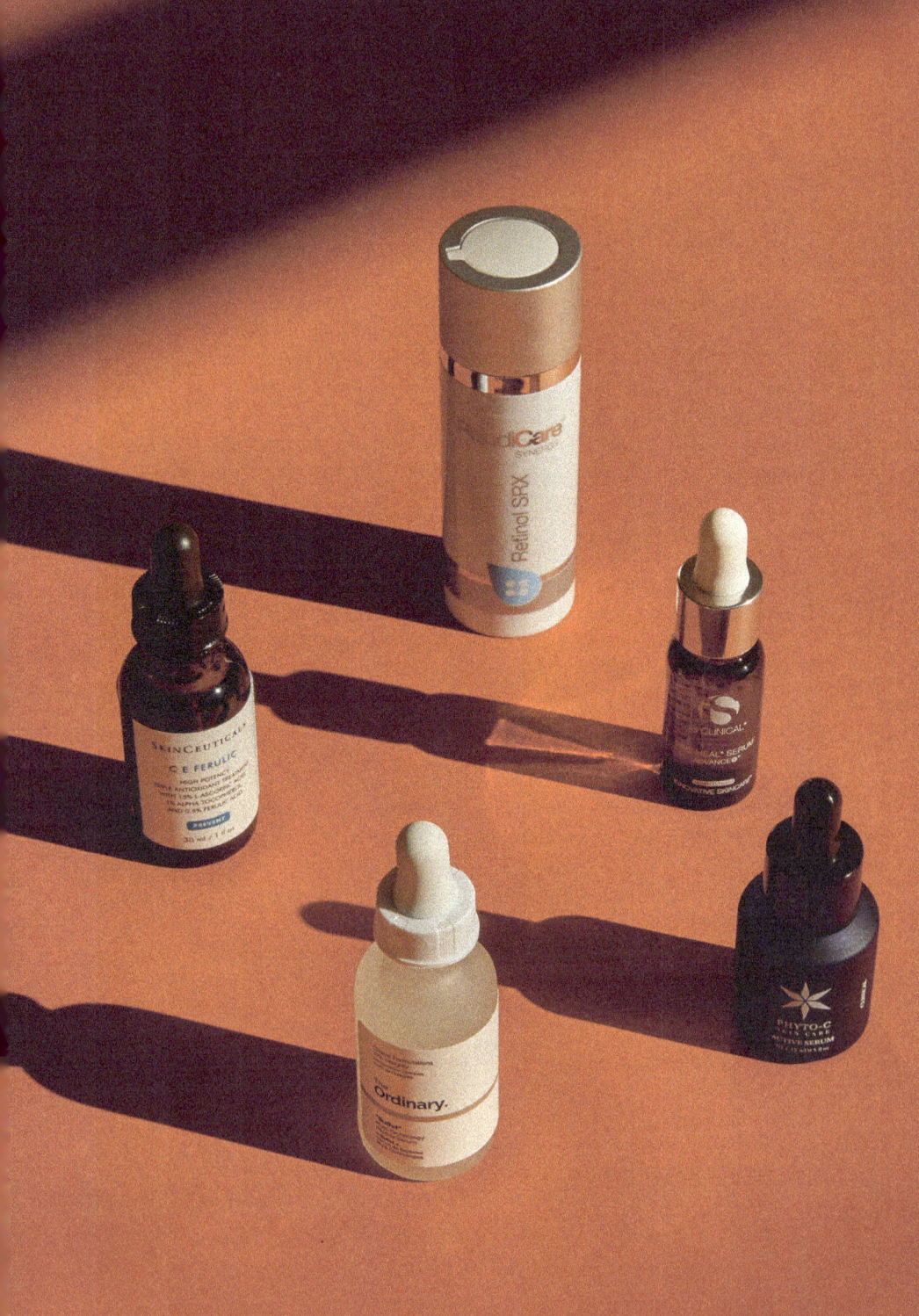

4. *Ингибиторы энзимов* подавляют разрушающие коллаген ферменты, то есть увеличивают время жизни белка. К ним относятся белок (или пептид) сои[48], рисовый пептид[49] и экстракт шелка[50], активно использующиеся в корейской косметике. На самом деле их эффективность как антивозрастных компонентов под большим вопросом, потому что каких-то выдающихся результатов исследований пока нет, да и самих исследований очень мало.

Основная проблема с пептидами заключается в том, что проникнуть в кожу для них — та еще задача. Кожа человека, да и любого живого существа, создана для того, чтобы не пропускать в организм что попало. Попадание внутрь того или иного ингредиента контролируется огромным количеством факторов: размер и полярность молекул, толщина рогового слоя, гидрофобность кожи и так далее. Молекулы пептидов, как правило, слишком большие для того, чтобы проникнуть глубоко, а еще пептиды гидрофильны (растворяются в воде), а поверхность кожи гидрофобна (плохо пропускает воду). Поэтому для того, чтобы они попали в глубокие слои кожи, нужны специальные механизмы, то есть не любой крем с пептидами будет работать[51].

Вторая проблема заключается в нестабильности пептидов. С одной стороны, некоторые из них распадаются в водных растворах. С другой, организм порой сам разрушает пептиды при помощи ферментов, таким образом контролируя их количество. Так что, даже если пептиды попали в кожу, не факт, что они задержатся надолго. Тут уже все зависит от конкретных типов пептидов и их механизмов работы.

Разные исследования показывают, что кроме перечисленных выше ингредиентов омолаживающие свойства есть и у других — у ниацинамида, разных растительных экстрактов, масел, витаминов. Но они хуже исследованы, и потенциала у них меньше. Поэтому, если перед вами стоит вопрос антивозрастного ухода, в первую очередь стоит обращаться к ретиноидам, витамину С, кислотам и пептидам.

ПРИМЕРЫ

Сыворотка с ретинолом **RejudiCare Retinol SRX** действует довольно сильно и поэтому может раздражать кожу. Но эффект того определенно стоит: кожа разгладится, поры станут менее заметными, и лицо приобретет более свежий вид.

Is Clinical Pro-Heal Serum Advance — сыворотка с витамином С и ретинолом. Очень жидкая, совсем не ощущается на коже и почти не раздражает. Вполне можно пользоваться каждый день. Бывает в разных объемах, но лучше выбирать тот, что поменьше, чтобы сыворотка не успела потерять свои свойства.

Одна из первых (и лучших) сывороток с витамином С и антиоксидантами **SkinCeuticals C E Ferulic** не ощущается на коже и дает заметный эффект практически сразу — делает кожу более сияющей и ровной.

Сыворотка со всеми кислотами сразу **Phyto-C Active Serum** поможет и при расширенных порах, и при пигментации, и при потере упругости. Довольно сильная, поэтому пользоваться лучше не чаще двух раз в неделю.

Сыворотка с пептидами **The Ordinary Buffet** стоит относительно недорого, содержит все виды этих веществ и увлажняет. Можно использовать утром под увлажняющий крем.

КАК ПОСТРОИТЬ УХОД ЗА КОЖЕЙ

БАЗОВЫЙ УХОД

Базовый уход включает очищение, увлажнение и защиту от солнца[52]. И подбирается в зависимости от типа кожи, о чем мы писали выше.

Для **очищения** можно использовать средство в виде геля, пенки, крема, молочка или масла — какое больше нравится. Главное, чтобы оно хорошо смывало макияж и загрязнения, но при этом не стягивало кожу и не очищало «до скрипа».

Под **увлажнением** в самом простом случае подразумевается использование увлажняющего крема. Но это может быть и увлажняющий лосьон, и молочко. Важно, чтобы в нем присутствовали и водоудерживающие компоненты, и запирающие, и смягчающие. Обычно склонной к жирности коже больше подходят легкие лосьоны и гели, а сухой — плотные насыщенные кремы. В идеальном случае от увлажняющего крема на протяжении всего дня коже комфортно, нет чувства стянутости, шелушений и излишнего блеска. Кстати, если вы живете во влажном климате или если ваша кожа сама хорошо справляется с увлажнением, то крем может быть и не нужен. Оцените свои ощущения: если без него вам вполне комфортно в течение дня, то после очищения сразу можно использовать защиту от солнца.

Защита от солнца подразумевает использование солнцезащитного крема. Санскрин может выполнять функции увлажнения, то есть заменять обычный крем. Сейчас таких средств появляется все больше, их хорошо использовать утром или в течение дня, потому что меньше вероятность появления раздражений.

Самый простой утренний базовый уход будет выглядеть так:
— Очищение мягким средством или просто водой.
— Увлажняющий крем с защитой от солнца не меньше SPF 30.

Если вам не повезло найти увлажняющий санскрин или увлажнения от него недостаточно, то можно использовать сначала обычный крем, а поверх него — защиту от солнца.

Самый простой вечерний базовый уход будет выглядеть так:
— Очищение мягким средством.
— Увлажнение кремом без солнцезащитных фильтров.

АКТИВНЫЙ УХОД

С активным уходом все намного сложнее, потому что он подбирается в зависимости от состояния кожи, о чем мы уже говорили. Если вы не узнали свою кожу ни в одном из описаний, то вам повезло: вы вполне можете обойтись только базовым уходом. А если узнали, то нужно смотреть в сторону косметики с ингредиентами, которые для этих состояний предназначены.

Активный уход обычно включает в себя средства в виде сывороток, но бывают еще лосьоны и кремы. Кстати, отшелушивание — это тоже активный уход, потому что оно решает конкретные проблемы вроде шелушений, забитых пор или пигментации.

Активный уход обычно используют после очищения, но перед нанесением увлажняющего крема. Не всегда его применяют каждый день. Иногда средство достаточно наносить всего раз в неделю, и обычно частоту использования указывают на упаковке.

Пожалуй, самое важное в применении активного ухода — это умеренность. Сыворотки могут здорово помочь коже, а могут и навредить. Поэтому обязательно нужно попытаться поймать баланс, при котором они будут приносить только пользу.

В активном уходе важна концентрация ингредиентов. Чем она выше, тем эффективнее будет сыворотка, но тем больше вероятность, что она будет вызывать раздражение. Пожалуй, самый грамотный подход здесь — «тише едешь — дальше будешь». Лучше использовать сыворотки с концентрациями пониже (это до 10% витамина С, до 10% кислот, до 1% ретинола), но часто, чем с высокими раз в неделю. Получается примерно как с едой: лучше есть несколько раз в день маленькими порциями, чем один раз сразу много.

КАК КОМБИНИРОВАТЬ АКТИВНЫЙ УХОД

Если вы обнаружили, что ваша кожа сочетает сразу несколько состояний, например обезвоженность и акне или обезвоженность и пигментацию, то можно использовать в уходе несколько активных средств. Здорово, что многие активные ингредиенты помогают сразу при нескольких состояниях. Так, ретиноиды борются с пигментацией и легкой степенью акне и при этом работают на омоложение.

Пожалуй, самые травмирующие активные ингредиенты — это кислоты, ретиноиды, бензоилпероксид и витамин С. Их можно использовать и вместе, но лучше все-таки в разные дни. Иначе велик риск получить раздражение. За пару недель вполне можно подобрать такую частоту использования средств, которая позволит эффективно решать проблемы, но при этом не травмировать кожу.

Дополнительно стоит использовать восстанавливающие и успокаивающие кремы.

Другие ингредиенты вполне можно наносить одновременно и в один день. При этом сначала лучше применять более жидкие сыворотки и лосьоны, а поверх них — более густые сыворотки или кремы. Использовать одновременно больше двух средств не стоит: слишком много слоев ухода могут вызвать раздражение, и вы будете ощущать дискомфорт в течение дня.

Сейчас часто делают комбинированные средства, например увлажняющие кремы с витамином С. Или солнцезащитные кремы с пептидами. Игнорировать их не стоит, потому что такая косметика упрощает уход. В ней производители заранее правильно и эффективно сочетают увлажняющие и, например, осветляющие компоненты. Это дает возможность решать сразу несколько задач при минимуме усилий, например когда увлажняющий крем дает не только базовый, но и активный уход, что позволяет использовать меньше косметики.

Примеры уходов		
Тип кожи	Утро	Вечер
Сухая возрастная кожа	Пенка или гель для очищения Сыворотка с витамином С / сыворотка с пептидами (через день) Увлажняющий крем Санскрин	Пенка или гель для очищения AHA-кислоты/ретиноиды (через день) Увлажняющий/восстанавливающий крем
Комбинированная кожа с легкой степенью акне	Пенка или гель для очищения Салициловая кислота для отшелушивания Увлажняющий санскрин	Пенка или гель для очищения Сыворотка с ретинолом (1–2 раза в неделю) Увлажняющий крем
Жирная обезвоженная кожа	Пенка или гель для очищения Увлажняющая сыворотка Увлажняющий санскрин	Пенка или гель для очищения Салициловая кислота для отшелушивания (2–3 раза в неделю) Увлажняющая сыворотка Увлажняющий крем
Чувствительная обезвоженная кожа	Пенка или гель для очищения Увлажняющая сыворотка Увлажняющий крем Минеральный санскрин	Пенка или гель для очищения Увлажняющая сыворотка Успокаивающий крем
Чувствительная кожа с акне	Пенка или гель для очищения Сыворотка с ниацинамидом Минеральный санскрин	Пенка или гель для очищения Миндальная или лактобионовая кислота для отшелушивания Успокаивающий крем

ГЛАВА 4
КОСМЕТИКА ДЛЯ ЛИЦА

ОЧИЩАЮЩИЕ СРЕДСТВА

> Спойлер:
> очищение должно быть тщательным, но при этом мягким и без ощущения «скрипа». Если на коже много косметики или санскрина, лучше умываться в два этапа, а в остальных случаях вполне можно обойтись одним. Форматов средств для умывания бывает множество, выбор зависит только от ваших предпочтений.

Очищать кожу нужно, чтобы смыть с нее косметику, излишки жира, пот и пыль, которая оседает за день. Все перечисленное провоцирует размножение бактерий, повышает чувствительность и снижает эффективность косметики. У кожи есть защитный барьер, из-за которого косметика и так с большим трудом в нее проникает, а грязь и жир только усложняют эту задачу. При этом с очищением важно не перестараться.

Тонкая пленка кожного жира — часть защитного барьера. Когда она нарушается, кожа становится обезвоженной, раздраженной, иногда на ней даже появляются высыпания и воспаления. Проще говоря, кожа не может эффективно себя защищать. Поэтому очищать ее нужно так, чтобы смыть лишнее, но при этом сохранить необходимое. Для этого выбирайте мягкие средства, которые не очищают «до скрипа»: «скрип» говорит о том, что вы смыли слишком много жиров. Это касается любой кожи, даже очень жирной: сальность контролируется главным образом гормонами, и усердное очищение ее не уменьшит. К тому же в ответ на раздражение от излишнего очищения кожа может начать вырабатывать еще больше себума.

Агрессивность очищающего средства зависит от размера молекул поверхностно-активных веществ (ПАВ) в нем и показателя pH. ПАВы — это вещества, которые растворяют жир и, собственно, отвечают за очищение. При этом они необязательно пенятся; некоторые хорошо смывают лишнее, вообще не создавая пены. Чем меньше молекула и чем выше pH, тем сильнее очищение. Оптимальное значение pH для очищающего средства должно быть близким к значению pH кожи, то есть в диапазоне от 4 до 6. Это, правда, не касается безводных средств на масляной основе: у них значения pH вообще нет. В домашних условиях проверять pH и размер молекул ПАВ долго и непросто, так что советуем изучать описание на упаковке или, если вам не занимать терпения, состав.

Мягкие средства обычно есть в линейках для сухой и чувствительной кожи, в их названиях часто употребляют «увлажняющий», «питательный», «нежный», «деликатный». А вот для жирной, за редкими исключениями, делают те самые средства, которые очищают «до скрипа».

Чтение состава — штука бесполезная, если вы не косметический химик: в большинстве случаев сделать грамотный вывод об эффективности косметики по составу сложно. Но при выборе очищающего средства изучение списка ингредиентов может помочь. Если в нем есть несколько разных ПАВов и добавлены увлажняющие и питательные компоненты (глицерин, масла, силиконы), средство, скорее всего, щадящее. Избегать стоит некоторых ПАВов, в первую очередь натурального мыла. В составе оно обычно обозначается как sodium […] ate (именно двумя словами), или «омыленные масла». Его pH слишком отличается от здорового pH кожи, и сформулировать мягкое средство с ним сложно. Самыми щадящими моющими ингредиентами считаются те, названия которых оканчиваются на -ide, -ine: coco-glucoside, alkyl betaine.

КАК ПОЛЬЗОВАТЬСЯ

Если вы используете стойкий солнцезащитный крем или макияж, очищать кожу лучше в два этапа (умывание мягкими средствами в два этапа гораздо меньше травмирует кожу, чем в один, но «до скрипа»).

В первую очередь нужно растворить косметику средством для снятия макияжа. Это может быть гидрофильное масло, бальзам, крем или молочко. Масляные средства с растворением справляются лучше всего. Их нужно нанести на сухую кожу, помассировать и смыть. Смывать можно просто водой, а можно — с помощью спонжа, салфетки или влажного полотенца. Они помогают лучше удалить с кожи средство и слегка отшелушивают. Если вы красите глаза, скорее всего, понадобится отдельное средство для снятия макияжа с век — другие могут раздражать слизистую.

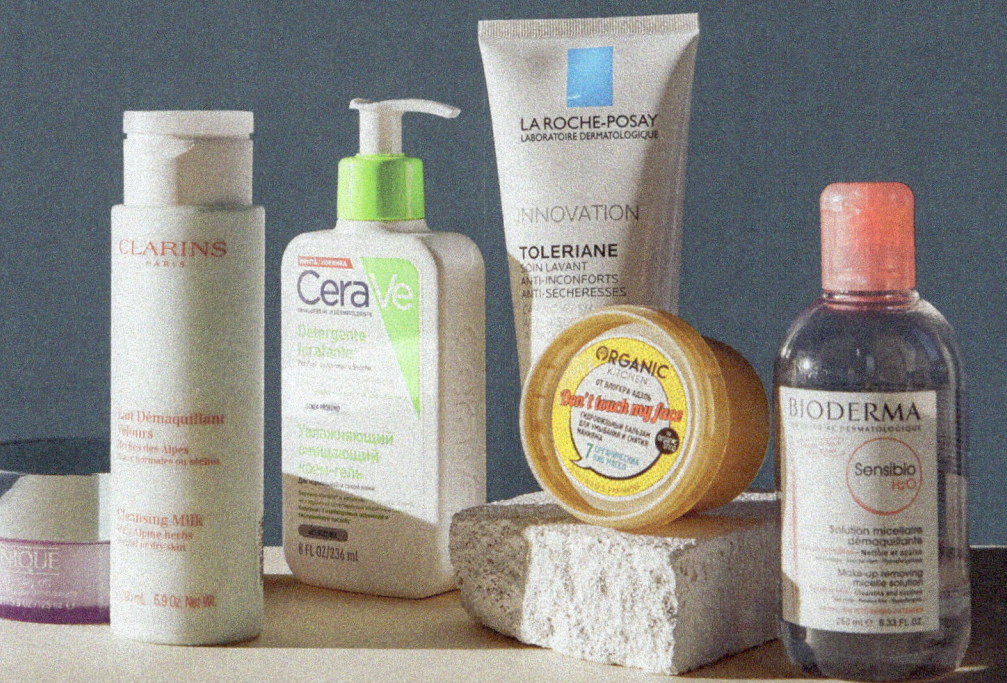

На втором этапе нужно до конца очистить кожу и смыть остатки первого средства. Здесь можно использовать пенки, гели, молочко. Кстати, ничто не мешает выбирать для второго этапа очищения то же средство, что и для первого. Только не стоит умываться горячей водой: она сама по себе хорошо смывает жиры с кожи и поэтому делает очищение более агрессивным.

Если вы не пользуетесь большим количеством косметики и вам повезло найти легкий нежирный санскрин, можно ограничиться только вторым этапом. Если ваша кожа сухая или чувствительная, утром достаточно просто умыться теплой водой. Двухэтапного очищения в это время суток тоже не нужно.

ПРИМЕРЫ

Бальзам для снятия макияжа на масляной основе **Clinique Take The Day Off** растворяет стойкую косметику и санскрин и поэтому отлично подходит для первого этапа очищения.

CeraVe Hydrating Cleanser — крем-гель для второго этапа очищения, подходит для всех типов кожи. Содержит керамиды, которые делают и без того мягкую формулу еще более щадящей. Совсем не пенится, но при этом легко смывается.

Молочко **Clarins Cleansing Milk**, хоть и позиционируется как средство для демакияжа, вполне подходит для обоих этапов очищения. Бывает для жирной и для сухой кожи. Само по себе оно не очень хорошо смывается с кожи, поэтому может понадобиться спонж или полотенце, чтобы удалить его полностью.

Гель **La Roche-Posay Toleriane Caring Wash** почти не пенится, очень мягкий и не отмывает кожу «до скрипа». Макияж не смоет, а вот для окончательного очищения кожи подойдет отлично.

Organic Kitchen Don't Touch My Face — бальзам на масляной основе с запахом лимонного пирожного. Подходит для любого этапа очищения, потому что хорошо удаляет с кожи загрязнения и легко смывается сам. А еще с ним приятно делать массаж лица.

Мицеллярной водой Bioderma Sensibio H2O можно смывать макияж и с лица, и с области вокруг глаз. Линия Sensibio предназначена для чувствительной кожи, но эта вода хорошо смывает стойкий макияж и уже не одно десятилетие лежит в кейсе едва ли не каждого визажиста.

ЭКСФОЛИАНТЫ

> Спойлер:
> правильное отшелушивание делает кожу гладкой и ровной и позволяет косметике лучше в нее проникать. Механизмы отшелушивания бывают разные: одни эксфолианты дают только поверхностный эффект, а другие — еще и терапевтический, то есть помогают бороться с разными состояниями кожи — от акне до розацеа.

Эксфолианты (отшелушивающие средства) нужны, чтобы убрать излишки ороговевших клеток с поверхности кожи. Когда последних накапливается слишком много, кожа становится тусклой, неровной, на ней появляются высыпания и черные точки, а ингредиенты косметики хуже в нее проникают. Как и с очищением, с отшелушиванием важно знать меру. Ороговевшие клетки являются частью защитного барьера, и, если удалять их слишком часто, кожа станет чувствительной и раздраженной.

Эксфолианты бывают механические и химические.

Механические эксфолианты — это скрабы, щетки, спонжи, пилинги-скатки. Они отшелушивают, полируя ороговевший слой, примерно как наждачная бумага, только мягче. Эффект обычно виден сразу, но хватает его ненадолго. Грубые механические пилинги травмируют кожу и заставляют ее роговеть, отчего текстура со временем становится все более неровной, а кожа в целом — все более раздраженной. Поэтому, если вы решили прибегнуть к скрабам, выбирайте мягкие и не травмирующие, без острых частичек в составе, а если к щеткам — то те, что без грубых щетинок.

Пожалуй, самая мягкая вариация механического эксфолианта — гелевый пилинг-скатка. Его нужно нанести на сухую кожу, немного подождать и начать тереть. Образуются катышки, которые многие принимают за чешуйки ороговевшей кожи, но это не они. Катышки получаются потому, что в составе средств есть акрилаты. Эти вещества обычно используют в качестве загустителей, но, если добавить слишком много, они начинают комковаться. То есть такие пилинги будут скатываться, на какую бы поверхность вы их ни намазали. Механизм отшелушивания у скаток такой же, как у скрабов, но роль абразивных частиц выполняют мягкие катышки, которые не травмируют кожу.

Химические эксфолианты — это кислотные и энзимные пилинги. Они, в отличие от механических, дают не только поверхностный эффект, но и по-своему оздоравливают кожу. Бывают в виде тоников, сывороток, масок и кремов. Средства для умывания с ними тоже делают, но они, как правило, не очень эффективны: чтобы кислоты и энзимы сработали, они должны находиться на коже достаточно долгое время. Механизм действия кислот и энзимов примерно одинаковый: они растворяют вещество, которое склеивает ороговевшие чешуйки кожи, и те легко снимаются с ее поверхности.

Кислоты бывают нескольких типов[1]:

1. *AHA, или альфа-гидроксикислоты.* Действуют на поверхности кожи, удаляют ороговевшие клетки и увлажняют. Иногда их можно встретить и в обычных, неотшелушивающих кремах, потому что в низких концентрациях (до 4%) они только увлажняют. Существует много разновидностей AHA-кислот, но самые распространенные — гликолевая, молочная, винная, яблочная, лимонная и миндальная. Отличаются они размером молекул — у гликолевой самые маленькие, поэтому лучше проникают в кожу. Это делает кислоту эффективнее и одновременно агрессивнее по отношению к коже. Кстати, гликолевая кислота способна не только отшелушивать, но и повышать выработку коллагена и осветлять пигментацию, так что это еще и неплохой антивозрастной ингредиент. На самом деле такой эффект дают все AHA-кислоты[2], но у гликолевой он самый выраженный. Наиболее же мягкой альфа-гидроксикислотой считается миндальная, как раз из-за относительно больших молекул.

Эффективность AHA-кислот зависит главным образом от концентрации и уровня pH (он должен быть в пределах 3–4). В домашних условиях дерматологи рекомендуют[3] использовать средства с AHA-кислотами в концентрации не больше 10%. Производители массовой косметики далеко не всегда указывают это, но беспокоиться не стоит: опасные средства им делать просто невыгодно, потому что любой потенциальный риск для покупателя может привести к судебному иску. Так что при следовании инструкции проблем возникнуть не должно.

2. *PHA, или полигидроксикислоты.* Их начали использовать в косметике не так давно. К ним относятся глюконолактон и лактобионовая кислота. Они действуют так же, как AHA-кислоты, но их молекулы особенно большие, и поэтому они подходят для тонкой и чувствительной кожи, которой вредят AHA-кислоты. Из-за этого концентрация PHA-кислот в средствах для домашнего ухода может быть выше — до 20%. Эти кислоты тоже уплотняют кожу и помогают бороться с признаками фотостарения.

3. *BHA, или бета-гидроксикислота.* Она бывает только одного вида — салициловая, реже в косметике встречаются ее производные. Несмотря на то что по химической структуре она не относится к бета-гидроксикислотам, традиционно среди косметологов и дерматологов используется именно такое определение. От AHA-кислот салициловая отличается тем, что не только отшелушивает ороговевшие клетки, но и растворяет жир и обеззараживает. То есть помогает очистить поры, уменьшить количество воспалений и черных точек. Именно ее в первую очередь рекомендуют для лечения мягких и средних степеней акне. Оптимальная концентрация для салициловой кислоты — 0,5–2%, а оптимальный уровень pH такой же, как и для AHA-кислот, — 3–4. В первое время от использования средств с салициловой кислотой кожа может стать жирнее, а воспалений появиться больше, но обычно это проходит в течение месяца.

4. *Карбоксикислоты.* Самая распространенная — азелаиновая. Средства с ней встречаются гораздо реже, чем с другими видами кислот, и, как правило, только в формате гелей или кремов. Азелаиновая кислота, так же, как и салициловая, рекомендуется для склонной к акне кожи, и еще это одно из главных средств для лечения розацеа. Эту кислоту используют и для уменьшения пигментации, потому что она — один из очень немногих ингредиентов, которые способны подавлять выработку меланина. Обычно рекомендуется использовать азелаиновую кислоту в концентрации 10–20%. А значение pH должно быть близким к 5.

Энзимные пилинги встречаются намного реже, чем кислотные, потому что воздействие энзимов на кожу плохо изучено. Самые распространенные из них — папаин (из папайи), бромелаин (из ананасов) и энзим тыквы. В отличие от кислот, они работают в широком диапазоне pH, то есть любое средство с достаточной концентрацией будет эффективно. Есть исследование американской лаборатории Dermac Inc., которое показало, что сыворотка с 15% энзимов хорошо выравнивает рельеф кожи и уплотняет ее[4]. В целом же считается, что энзимные пилинги — это мягкая альтернатива кислотным, так что, если последние вам не подошли, стоит обратить внимание на энзимы.

КОГДА ИСПОЛЬЗОВАТЬ

И механические, и химические эксфолианты лучше всего применять на чистой коже после умывания. Наносить их можно и на сухую, и на влажную кожу, если в инструкции не уточняется. Частота использования зависит от типа средства и чувствительности вашей кожи. Начать лучше с одного раза в неделю и постепенно, раз в пару недель, увеличивать частоту, пока не найдете оптимальную для себя.

После пилинга кожа ни в коем случае не должна шелушиться. Если она немного и ненадолго краснеет, а средство чуть щиплет — это нормально, но, если краснота не проходит, а кожа становится чувствительной и тонкой, отложите пилинги на время, займитесь восстановлением и в следующий раз используйте средство реже или смените его на более мягкое. В идеале вы должны не замечать ничего, кроме того, что ваша кожа становится ровнее и красивее. Использовать несколько разных средств с разным типом отшелушивания тоже можно, но, опять же, важно следить, чтобы вам было комфортно и кожа не раздражалась.

КАК ПОЛЬЗОВАТЬСЯ

В случае с механическими эксфолиантами все довольно просто и понятно: скрабом, щеткой или спонжем нужно аккуратно тереть кожу. Важно только не перестараться и не повредить поверхность.

С химическими пилингами могут возникнуть сложности, потому что разные их виды подходят для разных типов и состояний кожи и при пользовании ими необходимо учитывать некоторые нюансы.

Если ваша кожа склонна к сухости и хочется решить проблемы, которые связаны с ее поверхностью (то есть убрать шелушения, выровнять тон и рельеф), подойдут AHA- и PHA-кислоты, а также энзимные пилинги. Если же ваша кожа склонна к жирности и акне, стоит выбрать салициловую или азелаиновую кислоту.

Это, конечно, не значит, что салициловую кислоту нельзя использовать на сухой коже, а гликолевую — на жирной. Некоторые исследования показывают[5], что AHA- и PHA-кислоты тоже эффективны для лечения легких и средних степеней акне, а последняя еще и помогает при розацеа не меньше, чем азелаиновая кислота. У многих бывает непереносимость каких-то определенных кислот или даже отдельных их видов, а некоторым людям с сухой кожей салициловая кислота подходит лучше, чем гликолевая. Универсального совета здесь, к сожалению, нет — придется пробовать и экспериментировать.

Многие бренды делают пилинги со смесью нескольких видов кислот сразу, так что, если вам нужно многофункциональное средство, такие тоже есть.

Один из самых животрепещущих вопросов о химических пилингах — можно ли использовать их летом. Кислоты действительно повышают чувствительность кожи к солнцу и могут спровоцировать пигментацию, но исследования показывают, что, во-первых, это касается относительно высоких концентраций (больше 10% для AHA-кислот), а во-вторых, этого легко избежать, если не забывать правильно пользоваться солнцезащитным кремом[6].

ПРИМЕРЫ

Мягкий механический пилинг **Clarins Doux Peeling**, если не усердствовать при его применении, не нарушит защитный барьер кожи, так как в его основе — мелкие гранулы. Хорошо подходит в качестве экстренного средства на выход: убирает шелушения и полирует кожу.

Энзимный пилинг в формате маски **Grown Alchemist** на основе папаина мягко отшелушивает омертвевшие клетки и увлажняет. Подойдет тем, у кого кожа плохо реагирует на кислотный уход, и тем, кто любит натуральные составы.

Гель-скатка **A'Pieu PHA Naked** содержит поликислоты, мягко отшелушивает и механически, и химически. Его стоит подержать на коже подольше, чтобы кислоты успели подействовать.

Крем-гель **SVR Sebiaclear Active** с 14% глюконолактона очень мягко отшелушивает и совсем не раздражает кожу. А благодаря щедрым 4% ниацинамида можно осветлить пигментацию,

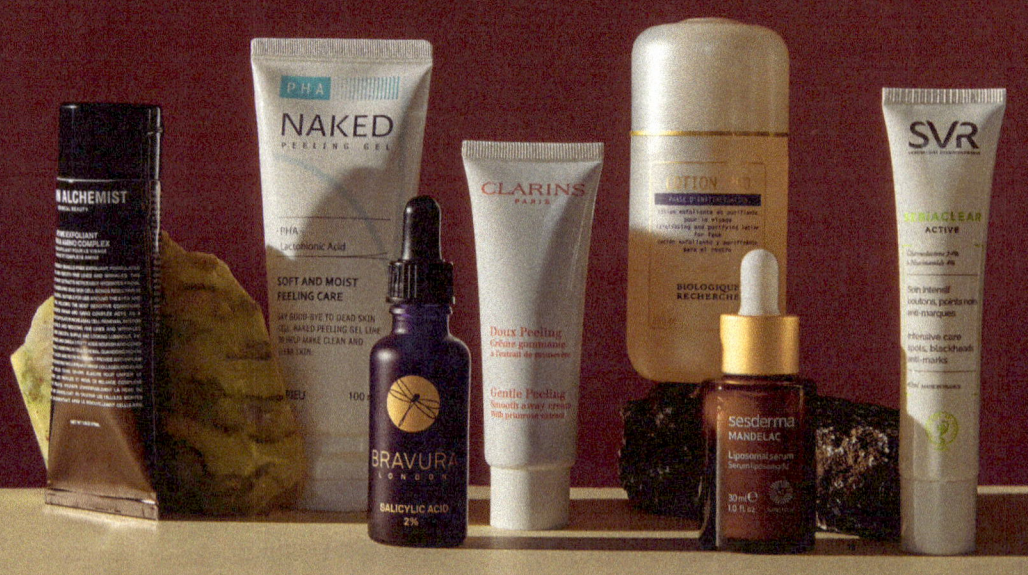

успокоить кожу и взять под контроль ее жирность.

Сыворотку с салициловой кислотой **Bravura London Lactic Acid** нужно держать на коже от двух до десяти минут и смывать водой. Поначалу она может немного щипать, но со временем это проходит. Осветляет черные точки, почти не сушит.

Sesderma Mandelac Liposomal Serum — сыворотка, в которой молекулы миндальной кислоты заключены в крошечные жировые капсулы, растворяющиеся при попадании в кожу. Благодаря этому отшелушивание получается особенно деликатным.

В одном из первых в мире кислотных лосьонов **Biologique Recherche P50** намешано сразу несколько кислот: молочная, салициловая, винная. Из-за этого разнообразия он подходит для всех типов кожи, кроме разве что чувствительной.

УВЛАЖНЯЮЩИЕ КРЕМЫ

> Спойлер:
> увлажняющий крем — одна из основ ухода, он делает кожу приятной на ощупь и помогает ей лучше себя защищать. Увлажнение бывает разное, поэтому подбирать крем нужно в зависимости от типа кожи: для жирной нужны текстуры полегче, а для сухой — поплотнее.

Кожа естественным образом увлажняет себя сама, но этого увлажнения часто не хватает. Из-за недостатка влаги она становится тусклой, шелушится, хуже себя защищает и хуже восстанавливается, покрывается поверхностными морщинами и выглядит уставшей. Более того, если кожа недостаточно увлажнена, в ней перестают вырабатываться ферменты, ответственные за обновление. Исправить это можно с помощью косметики, что доказывают научные исследования, в частности обзор «Клиническая польза увлажняющих кремов»[7], опубликованный в журнале Европейской академии дерматологии и венерологии, где говорится, что увлажняющие кремы помогают коже лучше выглядеть, лучше защищать себя от внешних раздражителей и в целом повышают качество жизни человека. Существует три вида компонентов, которые по-разному увлажняют кожу: водоудерживающие (humectant), запирающие (occlusive) и питательные (emollient)[8].

ОСНОВНЫЕ КОМПОНЕНТЫ УВЛАЖНЯЮЩИХ КРЕМОВ

Вода из кожи испаряется по разным причинам: из-за сухого воздуха, жары, нарушенного липидного барьера. Но этот процесс можно замедлить с помощью косметики. Кожа сама по себе не пропускает воду, и поэтому нужны специальные механизмы для того, чтобы доставить ее. **Водоудерживающие (humectant) компоненты** именно это и делают. Они притягивают воду и удерживают ее в эпидермисе. Среди таких компонентов чаще всего встречаются глицерин, бутиленгликоль и гиалуроновая кислота. Но есть много других:

sodium hyaluronate/hyaluronic acid/sodium PCA/sodium lactate/lactic acid/glycerin/propylene glycol/butylene glycol/pentylene glycol/propanediol/hexanediol/urea/sorbitol/ betaine/amino acids/glucosamines/hydrolyzed proteins (wheat protein)/hydrolyzed collagen/hydrolyzed elastin/algae/beta glucan/colloidal oatmeal/honey.

Запирающие (occlusive) компоненты, или окклюзивы, создают на коже барьер в виде тонкой пленки, которая помогает сохранить в ней влагу и не дает ей быстро испариться. Сами окклюзивы воду не содержат. Есть разные по эффективности запирающие компоненты. Лучший — это минеральное масло, и эффективность всех остальных, как правило, оценивают в сравнении с ним. Часто это те же ингредиенты, которые делают кожу мягкой и гладкой, то есть масла и силиконы. Запирающие компоненты, ко всему прочему, защищают кожу от ветра, холода и других внешних повреждений. Чаще всего используются:

[...] oil/shea butter/cocoa butter/emu oil/mink oil/lanolin, triglycerides, benzoates, myristates, palmitates/stearates/cetyl alcohol/cetearyl alcohol/stearyl alcohol/dimethicone.

Питательные (emollient) компоненты, или эмоленты, смягчают и разглаживают кожу, делают ее более упругой, восстанавливают защитный барьер и работают как аналог липидного слоя. К ним относятся многие масла, силиконы и жирные спирты. Лучше всего на коже работают те питательные компоненты, которые близки по составу к естественным липидам, содержащимся в коже. В первую очередь это церамиды, холестерол и сквален. Часто питательные компоненты выполняют также функцию запирающих. Самые распространенные эмоленты:

cyclomethicone/dimethicone/isopropyl palmitate/isopropyl isostearate/castor oil/glyceryl stearate/jojoba oil/propylene glycol /tocopherol/cholesterol/squalene/ceramides/phospholipids

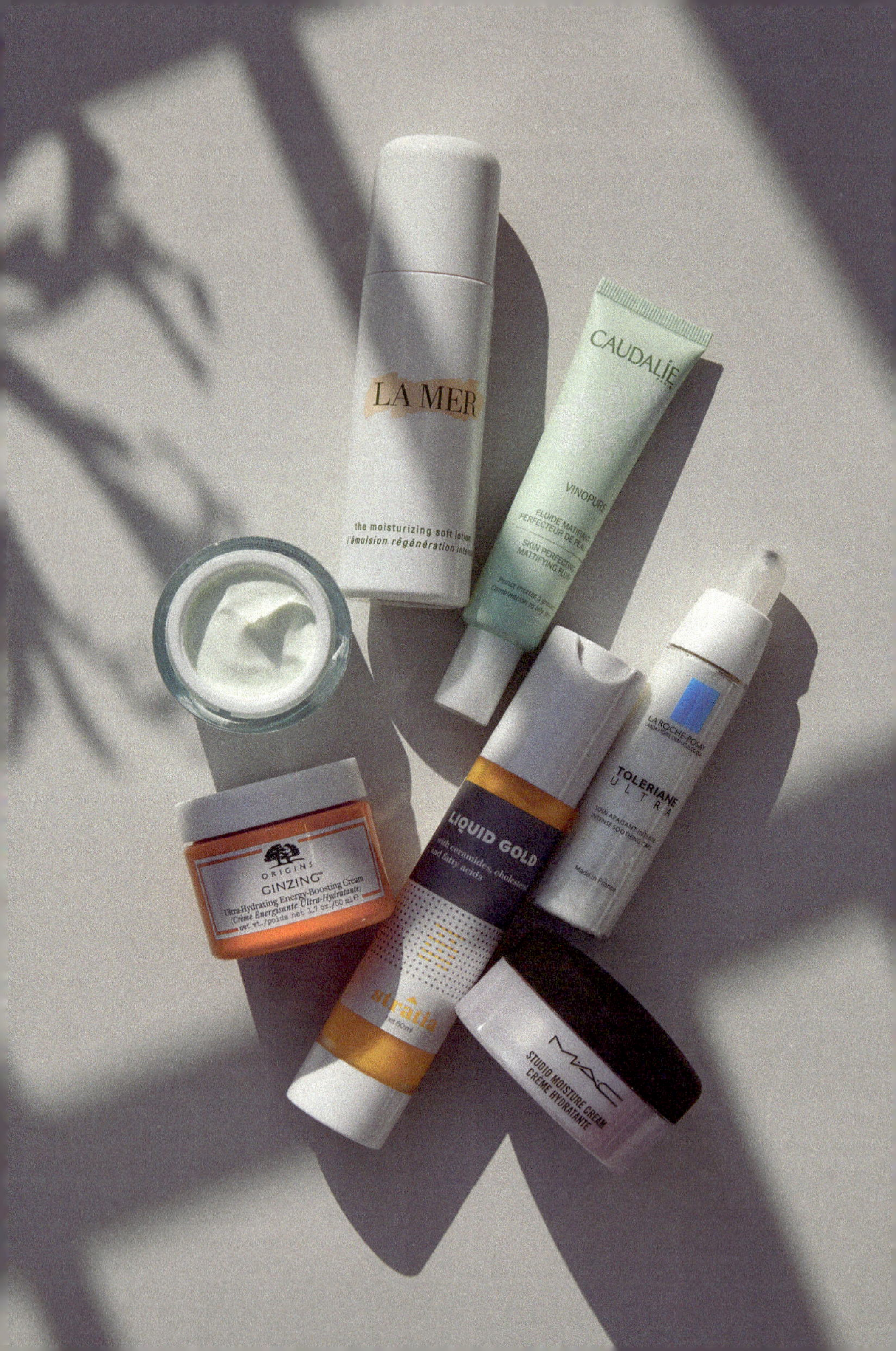

Глава 4. Косметика для лица

КАК ВЫБРАТЬ

Увлажняющий крем нужно подбирать в зависимости от типа кожи (о том, как его определить, можно узнать в главе 2). Для сухой кожи требуются текстуры поплотнее, в которых будет больше питательных и запирающих компонентов, потому что именно их ей не хватает. Жирная кожа, хоть и производит много себума, иногда страдает от недостатка влаги, поэтому ей подойдут легкие кремы, в которых больше водоудерживающих компонентов. Проще всего, конечно, ориентироваться на надписи на упаковке: обычно производители указывают, для какого типа кожи предназначен крем. В течение года жирность кожи может немного меняться: летом она по ощущениям становится жирнее, а зимой — суше, поэтому в теплое время года лучше выбирать текстуры полегче.

КАК ПОЛЬЗОВАТЬСЯ

Увлажняющий крем — это, как правило, финальный этап ухода. Его нужно наносить поверх лосьона и сыворотки, если вы ими пользуетесь. Исключение — солнцезащитный крем: он всегда должен быть последним слоем перед макияжем. Если среди ваших баночек есть масла для лица, то их можно использовать и поверх крема, и под него, и даже вместо — как больше нравится.

Крем — это базовый уход, а это значит, что он нужен и утром, и вечером. Наносить много не стоит, но и жалеть тоже: набирайте такое количество, чтобы крем легко распределился по коже и быстро впитался. Никаких особенных похлопывающих движений и ритуалов не требуется: человеческая кожа очень эластична и руками ее растянуть практически невозможно. Поэтому просто наносите крем так, как вам удобно.

ПРИМЕРЫ

Базовый крем **Estee Lauder DayWear** выпускается в двух вариантах — для комбинированной и сухой кожи. Он хорошо увлажняет ее весь день, приятно пахнет огурцом и разглаживает мелкие сухие морщинки. Содержит SPF 15, но для надежной защиты этого недостаточно, так что сверху все равно придется наносить солнцезащитный крем.

Увлажняющий крем **Origins GinZing**, хоть и имеет легкую текстуру, подойдет даже для сухой кожи — настолько эффективно он работает. Летом вполне можно обойтись только им, а вот зимой его нужно либо сочетать с сывороткой, либо заменить на что-то более питательное. Сильно пахнет цитрусами, поэтому любителям нейтральных запахов, скорее всего, не понравится.

Ночной успокаивающий крем **La Roche-Posay Toleriane Ultra** содержит ниацинамид и подходит для всех типов кожи. Здорово уменьшает красноту и выравнивает тон. Использовать его вполне можно не только на ночь, но и как основу под макияж.

La Mer The Moisturizing Soft Lotion — это жидкий крем на основе фирменного ламеровского «бульона» (концентрата полезных веществ, который используют в кремах марки). Увлажняет и питает отлично, имеет запах средней интенсивности, SPF не содержит (производители справедливо считают, что санскрин нужно наносить отдельно). Естественно, не предмет первой необходимости, но, если есть деньги и не хочется забивать голову поисками, этот крем — отличное решение.

Бренд **M.A.C.** известен в первую очередь декоративной косметикой, но и уходовые средства они делают отличные. **Studio Moisture Cream** идеален в качестве базы под макияж, подойдет для нормальной и склонной к сухости кожи.

Матирующий флюид **Caudalie Vinopure** дает приятное ощущение свежести и подходит для жирной кожи. Содержит характерные для марки антиоксиданты в виде виноградного экстракта.

Stratia Liquid Gold — без преувеличения одно из лучших увлажняющих средств в мире. Здесь в составе собрали холестерол, церамиды, ниацинамид, масла и другие увлажняющие компоненты. Подходит абсолютно всем, особенно людям с раздраженной кожей.

МАСЛА

> Спойлер:
> масла выступают аналогом защитных липидов кожи и могут создавать на ней пленку, которая задерживает испарение воды. При этом некоторые растительные масла ухудшают защитные функции кожи. А эфирные масла иногда несут больше вреда, чем пользы, особенно для чувствительной кожи.

Масла используются в косметике и в чистом виде, и в сочетании с другими ингредиентами. Поверхностный защитный слой кожи состоит из двух основных компонентов — ороговевших чешуек и липидов (жиров), заполняющих пространство между ними. Часто защитный барьер работает не очень хорошо из-за недостатка одного из компонентов. Масла могут компенсировать недостаток липидов, то есть помогать защитному барьеру работать лучше. А еще они создают на коже пленку, замедляющую испарение воды. Условно можно поделить все масла на три группы: базовые растительные, минеральное и эфирные.

БАЗОВЫЕ РАСТИТЕЛЬНЫЕ МАСЛА

Базовые растительные масла можно использовать на коже в чистом виде. Обычно они практически не пахнут. Это как раз те масла, которые работают как аналог естественных липидов кожи и могут делать ее мягче. Часто они по умолчанию содержат витамины и другие полезные для кожи соединения. Выбор масел сейчас невероятный, и свойства у них отличаются. Большинство впитывается только в самый верхний слой ороговевшего слоя кожи, но некоторые могут проникать глубже.

Одни масла лучше защищают кожу от потери воды, другие имеют антибактериальный или противовоспалительный эффект. Зависит это, конечно, от их состава: в основе масел — триглицериды и жирные кислоты, соотношение которых и определяет их свойства[9]. Триглицериды, например, в кожу не впитываются, а жирные кислоты впитываются и могут влиять на защитный барьер. Плюс многие масла по умолчанию содержат антиоксиданты, противовоспалительные и восстанавливающие вещества[10].

Также важную роль играет способ получения и степень очистки масел. Ну и не будем забывать, что кожа разных людей отличается, поэтому подобрать идеальное для себя можно, только попробовав несколько разных. Написать обо всех растительных маслах невозможно — этому можно посвятить отдельную книгу, но мы расскажем про те, которые встречаются чаще всего.

Масла шиповника, сафлоры, примулы вечерней, виноградной косточки и подсолнечное лучше подходят **для жирной и проблемной кожи**, потому что содержат очень много линолевой кислоты, которая, кроме того, что несет защитные функции, помогает бороться с легкой степенью акне[11]. А еще они довольно легкие, и поэтому даже на жирной коже ощущаются приятно.

Для **сухой и нормальной кожи** подходят вообще все масла, но особенно — кокосовое, масло ши и авокадо. Причина — в относительно плотной текстуре, которая придает комфортные ощущения.

Масло жожоба, пожалуй, самое универсальное и подходит **при любом типе и состоянии кожи**, так что, если вы успели запутаться в многообразии масел, то можно начать с него.

При этом масла могут ухудшать функции защитного барьера, если использовать их постоянно в чистом виде[12]. В этом случае кожа становится более сухой и обезвоженной. Это, как считают дерматологи, связано с тем, что при частом применении масла нарушают состав естественных защитных липидов кожи, из-за чего барьер работает хуже. Поэтому лучше делать перерывы в использовании и совмещать масла с кремами.

Некоторые масла работают еще и как проводники полезных веществ. Кожа водонепроницаема, и поэтому активные ингредиенты в водных растворах далеко не всегда могут в нее попасть. Масла же проникают гораздо легче и «захватывают» с собой полезные вещества. Ярче всего это свойство проявляется у масла жожоба.

МИНЕРАЛЬНОЕ МАСЛО

В чистом виде минеральное масло для ухода практически не используется. Это довольно дешевый и распространенный компонент косметики, но многие незаслуженно обходят его стороной. Считается, что минеральное масло слишком тяжелое, что оно не впитывается в кожу и делает только хуже. В реальности это не совсем так.

Молекулы минерального масла довольно большие, поэтому, в отличие от некоторых натуральных масел, оно создает на поверхности кожи относительно равномерную пленку. Именно в этом заключается польза. Пленка помогает сохранять воду, то есть поддерживает уровень увлажненности. И среди всех масел в косметике минеральное делает это эффективнее остальных. Больше никаких полезных для кожи свойств у него нет.

Другое достоинство минерального масла в том, что оно нейтральное, простое и не вступает в реакции с другими компонентами косметики. Поэтому обычно аптечные дерматологические средства делают именно на основе минерального масла. С маслами натуральными из-за их более сложного состава всегда есть риск, что они начнут реагировать с активными ингредиентами и окисляться, а минеральное остается стабильным. К тому же именно из-за нейтральности минеральное масло лучше остальных подходит для чувствительной кожи.

ЭФИРНЫЕ МАСЛА

Эфирные масла отличаются от растительных и минерального гораздо более высокой концентрацией ароматических компонентов. Их часто используют в качестве отдушки в косметике. Чаще всего встречаются масла герани, лимона, апельсина, лаванды, ромашки и бергамота. Их добавляют в очень небольших количествах. Использовать эфирные масла на коже в чистом виде нельзя, разве что точечно. Например, масло чайного дерева наносят на воспаления, чтобы быстрее их заживить. Вообще, антибактериальные и противогрибковые свойства есть у большинства эфирных масел[13].

Эфирные масла концентрированы, поэтому на чувствительной коже даже в разведенном состоянии могут вызывать неприятные реакции в виде покраснений, сыпи и даже отеков. Для большинства людей они никакого вреда не несут, но и особенной пользы тоже. Антибактериальные и противогрибковые свойства есть у многих компонентов, которые кожу не раздражают, а работают при этом эффективнее[14]. Это и салициловая кислота, и пробиотики, и некоторые пептиды, и аптечные средства. Пола Бегун, известный эксперт по уходу за кожей, и вовсе выступает против использования эфирных масел в косметике[15].

Впрочем, многим важна не только эффективность косметики, но также ее вид и запах, и здесь эфирные масла определенно могут быть уместными. Всерьез полагаться на их пользу не стоит, но, если эфирные масла привлекают вас натуральностью и запахом, можете смело ими пользоваться. Только убедитесь сначала, что они не нанесут вреда, то есть не будут раздражать кожу и вызывать аллергии.

КОМЕДОГЕННОСТЬ МАСЕЛ

Комедогенность — это способность косметики закупоривать поры и вызывать воспаления. Существуют шкалы комедогенности, в которых маслам присваивают рейтинг. На деле эта история более сложная. Шкала комедогенности масел составлялась на основе экспериментальных данных. Эксперименты ставили на кроличьих ушах: намазывали их маслом, закрывали пленкой и смотрели, что будет[16]. Но кроличьи уши куда более нежные, чем человеческая кожа, поэтому часто получалось так, что результат был ложноположительным.

Комедогенность определяется не только самим фактом наличия того или иного масла. Она зависит от его количества в креме, от общей формулы средства и от того, насколько долго оно находится на коже[17]. Поэтому точно сказать, будет ли то или иное средство или масло забивать поры, нельзя — придется пробовать.

При этом шкалы комедогенности не бесполезны. Если ваша кожа склонна к закупориванию пор, можно попробовать избегать той косметики, в которой много очень комедогенных масел. Гарантии это не даст, но уменьшит круг поиска.

КАК ПОЛЬЗОВАТЬСЯ

Масла обычно наносят после умывания, лосьона и/или сыворотки. Либо вместо увлажняющего крема, либо до, либо поверх него. Принципиальной разницы нет, можно попробовать разные варианты и выбрать тот, который понравится больше.

Обладателям жирной кожи масла лучше применять в качестве ночного ухода, а тем, у кого кожа сухая, их можно использовать и днем. Еще масла можно добавлять в свой обычный крем (не солнцезащитный), если вам кажется, что он увлажняет недостаточно хорошо.

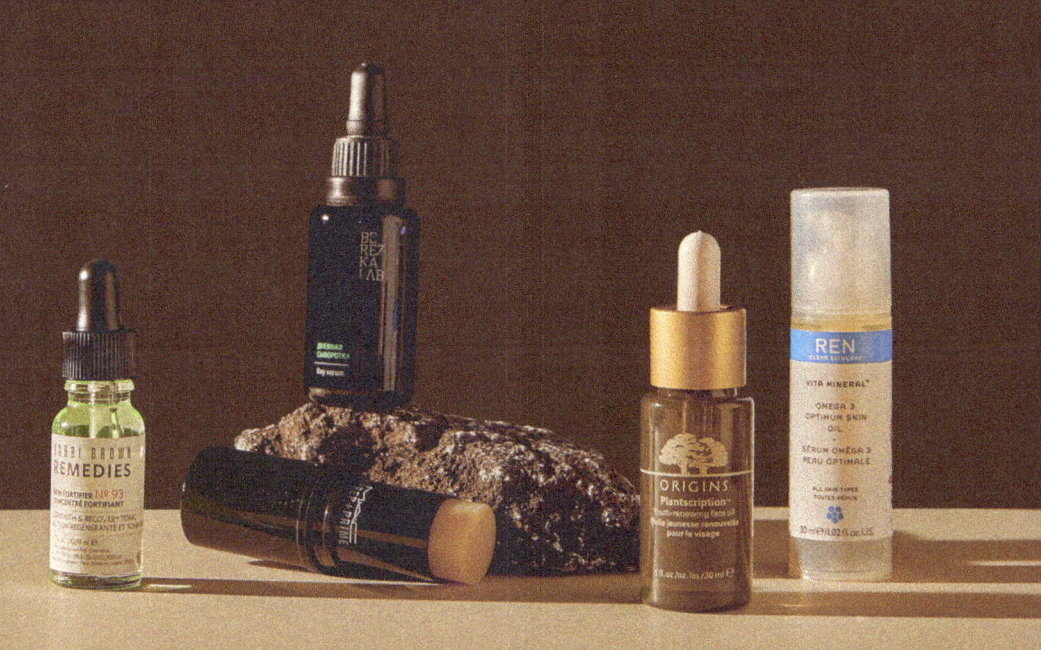

ПРИМЕРЫ

Дневная сыворотка **Berezka Lab**, хоть и называется сывороткой, на самом деле — приятная смесь масел. Пользоваться ею можно и ночью, и днем, можно добавлять в крем, можно делать с ней массаж лица.

Крайне удобный формат масла в стике **Prep + Prime Essential Oils Stick** придумали в **M.A.C.** Его просто наносить, оно приятное и хорошо питает.

Нейтральное масло **REN Omega-3 Optimum Skin Oil** подходит для всех типов кожи, но особенно для сухой и раздраженной, потому что не содержит никаких эфирных масел и хорошо восстанавливает.

Другое нейтральное масло — **Bobbi Brown Remedies Skin Fortifier №93** — содержит много разных масел: оливковое, ши, авокадо и так далее. Подойдет склонной к сухости раздраженной коже.

Марка **Origins** очень любит масла, поэтому в **Plantscription Youth-Renewing Face Oil** их особенно много — и базовых, и эфирных. На чувствительной коже его использовать не стоит, а любую другую оно сделает более гладкой и сияющей.

СОЛНЦЕЗАЩИТНЫЕ СРЕДСТВА

Спойлер:
солнечное излучение очень вредно для кожи, потому что вызывает преждевременное старение и все виды рака кожи. Защищаться от солнца нужно даже в пасмурные дни, и при этом необходимо использовать санскрин правильно: наносить много и регулярно обновлять.

Ультрафиолетовое излучение — первая и главная причина пигментации, старения и всех видов рака кожи, включая меланому[18]. До сих пор считается, что загар — признак здоровья, но на самом деле это защитная реакция организма на повреждения ДНК-клеток от ультрафиолета[19]. Иными словами, любой загар — это результат повреждения кожи.

Ультрафиолет не только ускоряет старение кожи и вызывает все виды рака, он усугубляет и другие заболевания кожи — от акне до розацеа. Поэтому санскрин будет полезен практически при любом состоянии кожи.

Солнечное (UV) излучение делится на UVA и UVB. Оба типа по-разному повреждают кожу и по-разному активны в зависимости от сезона и времени суток. Очень важно помнить, что повреждения от ультрафиолета накапливаются, то есть последствия загара проявляются не сразу, а через годы, а то и десятки лет[20].

UVB-лучи проникают только в поверхностные слои и провоцируют воспаление, которое часто переходит в **ожоги**. Именно они являются основной причиной развития всех видов рака кожи. Максимально интенсивны UVB-лучи днем в летние месяцы, при этом они не проходят сквозь стекло и облака. Да, благодаря им организм синтезирует витамин D, но множество экспериментов[21] показало, что использование солнцезащитного крема не влияет на его выработку. Причины здесь две: во-первых, чтобы получать необходимое количество витамина, достаточно бывать на открытом солнце 10–15 минут в день, а во-вторых, ни один крем не блокирует излучение полностью. К тому же медицинские организации советуют получать витамин D из еды и добавок[22].

UVA-лучи проникают глубоко в кожу, вызывают **загар**. Даже если ваша кожа не обгорает на солнце, это не значит, что она не повреждается. Прежде всего из-за UVA-лучей происходит **старение** кожи, потому что они разрушают коллаген и эластин в глубоких ее слоях. Конечно, с возрастом кожа любого человека становится менее эластичной, но ультрафиолет значительно ускоряет этот процесс. Интенсивность UVA-лучей не меняется в зависимости от сезона, они проникают сквозь облака и стекло. То есть защищать кожу от ультрафиолета нужно даже в городе и даже тогда, когда солнце не светит ярко.

КАК ВЫБРАТЬ

Число после аббревиатуры SPF на упаковке солнцезащитного крема обозначает степень защиты от UVB-лучей. Принято считать, что значение SPF указывает на время, в течение которого можно находиться на солнце с кремом. Но это не совсем так. SPF обозначает количество излучения, которое кожа может выдержать, прежде чем обгорит, а уровень излучения меняется в течение года и дня. К тому же разным фототипам нужно разное количество излучения. Чем выше SPF санскрина, тем, скорее всего, неприятнее будет его текстура, но и тем лучше он будет защищать[23]. Поэтому для будних дней в городе логичнее выбирать санскрин с SPF 30, потому что с ним будет комфортнее, а для отдыха и пляжа — SPF 50.

Сейчас нет единой маркировки, описывающей защиту от UVA-излучения. На азиатских средствах это значок PA++ (разное количество плюсов в зависимости от степени защиты, максимум — четыре). На американских — надпись «broad spectrum» (означает, что санскрин защищает от UVA так же, как от UVB). На европейских — значок UVA в кружочке (означает, что степень защиты от UVA — минимум 1/3 от указанного на упаковке SPF).

Большинство медицинских организаций советуют выбирать крем с SPF не меньше 30, на котором есть отметка о защите от UVA-лучей.

Самые приятные и надежные санскрины можно найти у азиатских и австралийских компаний. Надежные, но не всегда комфортные — у европейских аптечных брендов. А самые неудачные — как в плане формулы, так и в плане ощущений — делают американские компании. Конечно, во всех случаях бывают исключения, но пока картина примерно такая.

ПРО ФИЛЬТРЫ

Солнцезащитные фильтры бывают двух видов: физические (минеральные) и химические (органические). Первых всего два — оксид цинка и диоксид титана. А вот вторых много. И различий между ними намного меньше, чем принято думать. Вопреки распространенному мнению, оба типа фильтров в основном поглощают излучение, и в целом их принцип работы не отличается[24].

Минеральные фильтры выбеливают кожу. Сейчас некоторые производители специально их тонируют, чтобы избежать этого эффекта, но в общей массе минеральные фильтры все равно оставляют на коже белые разводы.

Органические фильтры обычно прозрачные и выглядят лучше. Но при этом некоторые из них могут вызывать отеки глаз, раздражения и фотоконтактный дерматит[25] (раздражение кожи под воздействием солнечного излучения). Чаще всего такую реакцию провоцирует фильтр оксибензон. Минеральные фильтры лишены этого недостатка и поэтому подойдут для чувствительной кожи.

ОБ ОПАСНОСТИ СОЛНЦЕЗАЩИТНЫХ ФИЛЬТРОВ

Солнцезащитным кремам часто приписывают опасности разного рода.

Самая распространенная версия состоит в том, что под воздействием солнца органические фильтры распадаются и производят свободные радикалы, которые вызывают рак кожи. Свободные радикалы действительно образуются, но это не опасно. Они появляются в верхнем, ороговевшем слое кожи и с живыми клетками практически не взаимодействуют. К тому же во многие санскрины сразу добавляют антиоксиданты, чтобы этого явления избежать[26].

Другое заблуждение — что органические фильтры влияют на эндокринную систему. Исследований на людях не проводили, так что точный ответ дать сложно. В экспериментах на мышах выяснили, что самые яркие гормоноподобные свойства проявляет фильтр оксибензон. Однако ученые подсчитали, что для того, чтобы он хоть как-то повлиял на человека, крем с оксибензоном нужно наносить ежедневно на все тело на протяжении 277 лет[27]. Для других фильтров число еще больше. Поэтому бояться гормоноподобных свойств санскринов не нужно.

Что точно известно: польза от солнцезащитных кремов значительно перевешивает потенциальные, не подтвержденные надежными исследованиями риски[28].

КАК ПОЛЬЗОВАТЬСЯ

Для того чтобы эффективно защититься от солнца, важно не только правильно выбрать санскрин, но и правильно его использовать. Нюансов здесь, пожалуй, больше, чем для любого другого вида косметики.

Санскрин — это всегда последний этап ухода, макияж делают поверх него. Наносить солнцезащитный крем нужно на все открытые участки тела за 10 минут до выхода из дома. Это время необходимо для того, чтобы солнцезащитный крем высох и буквально создал на коже защитную пленку. Если вы пользуетесь тональными средствами поверх санскрина, то перед их нанесением тоже подождите некоторое время.

Защиту от солнца нужно наносить толстым слоем — из расчета 2 миллиграмма на 1 квадратный сантиметр кожи. Для лица это в среднем около 1,25 миллилитра (примерно 4–6 нажатий на помпу). Количество, конечно, зависит от размера лица (для себя можно рассчитать точнее) и густоты средства, но количество всё равно будет непривычно большим. По этой причине тональные средства и пудры с SPF не подходят для защиты от солнца: в таком количестве на кожу их никто не наносит.

Несколько экспериментальных исследований показали, что при уменьшении количества крема степень защиты тоже уменьшается[29]. Например, если нанести вдвое меньше крема с SPF 50, на коже значение SPF, скорее всего, будет в пределах 10–30. Точнее сказать нельзя, все зависит от формулы каждого отдельного средства. Кстати, наверняка вы слышали, что между SPF 30 и SPF 50 нет разницы, и защищают они одинаково. Это так, если наносить их по правилам. Если наносить не так много, то более высокий SPF будет защищать лучше, потому что скомпенсирует недостатки нанесения[30].

Японские исследователи советуют наносить два тонких слоя солнцезащитного крема и обязательно ждать высыхания между ними[31]. Смешивать солнцезащитные кремы с тональными и обычными тоже не стоит — соблазн велик, но от этого защита значительно ухудшается, потому что нарушается однородность консистенции.

Санскрин не нужно втирать в кожу, ведь весь его смысл в том, чтобы находиться на поверхности. Поэтому солнцезащитный крем, который оставляет на коже пленку, — это правильный крем. Если поверх вы используете тон, лучше наносить его вбивающими движениями пальцев или спонжем, чтобы не повредить образовавшуюся пленку.

КАК ОБНОВЛЯТЬ САНСКРИН

Санскрин нужно обновлять каждые полтора-два часа, если вы находитесь на улице. То есть наносить новый слой либо поверх старого, либо заново на чистую кожу. Это нужно делать, потому что значительная часть крема стирается с кожи и его эффективность снижается. И отчасти из-за того, что некоторые органические фильтры не очень стабильны и со временем ослабевают. Последнее особенно актуально для санскринов американских компаний, потому что в США пока законодательно запрещено использовать органические фильтры нового поколения, которые абсолютно стабильны.

Конечно, частота обновления зависит от многих факторов: от того, насколько вы активны в течение дня, от типа крема и от вашей кожи. Ориентируйтесь на свой режим дня и образ жизни. Если вы не готовы обновлять его постоянно, то делайте это хотя бы один раз в течение дня, например вечером перед выходом с работы или учебы.

Обновлять санскрин поверх макияжа сложно, но возможно. Самые прозорливые производители выпускают солнцезащитные средства в кушоне. Они выглядят так же, как тональные, но не дают цвета, и удобны как раз для обновления защиты в течение дня. В этом случае макияж смажется, но не очень сильно. Чтобы вообще не затронуть макияж, можно обновлять слой санскрина с помощью спреев или пудр. В качестве основной защиты они не годятся, а для обновления — вполне. Правда, они дадут защиту менее надежную, чем классические кремы.

КАК СМЫВАТЬ САНСКРИН

Водостойкие и жирные солнцезащитные кремы лучше смывать в два этапа, потому что они сформулированы так, чтобы держаться на коже как можно дольше. Если вы пользуетесь легким нежирным санскрином, то его можно смывать в один этап.

ПРИМЕРЫ

Легкое молочко **Biore UV Perfect Milk** для жирной кожи матирует лицо едва ли не на весь день. Макияж на него ложится хорошо, но сам он немного выбеливает кожу, потому что содержит минеральные фильтры. Молочко сильно пахнет спиртом и может сушить кожу, если она и так склонна к сухости, поэтому под него нужно использовать хорошее увлажнение.

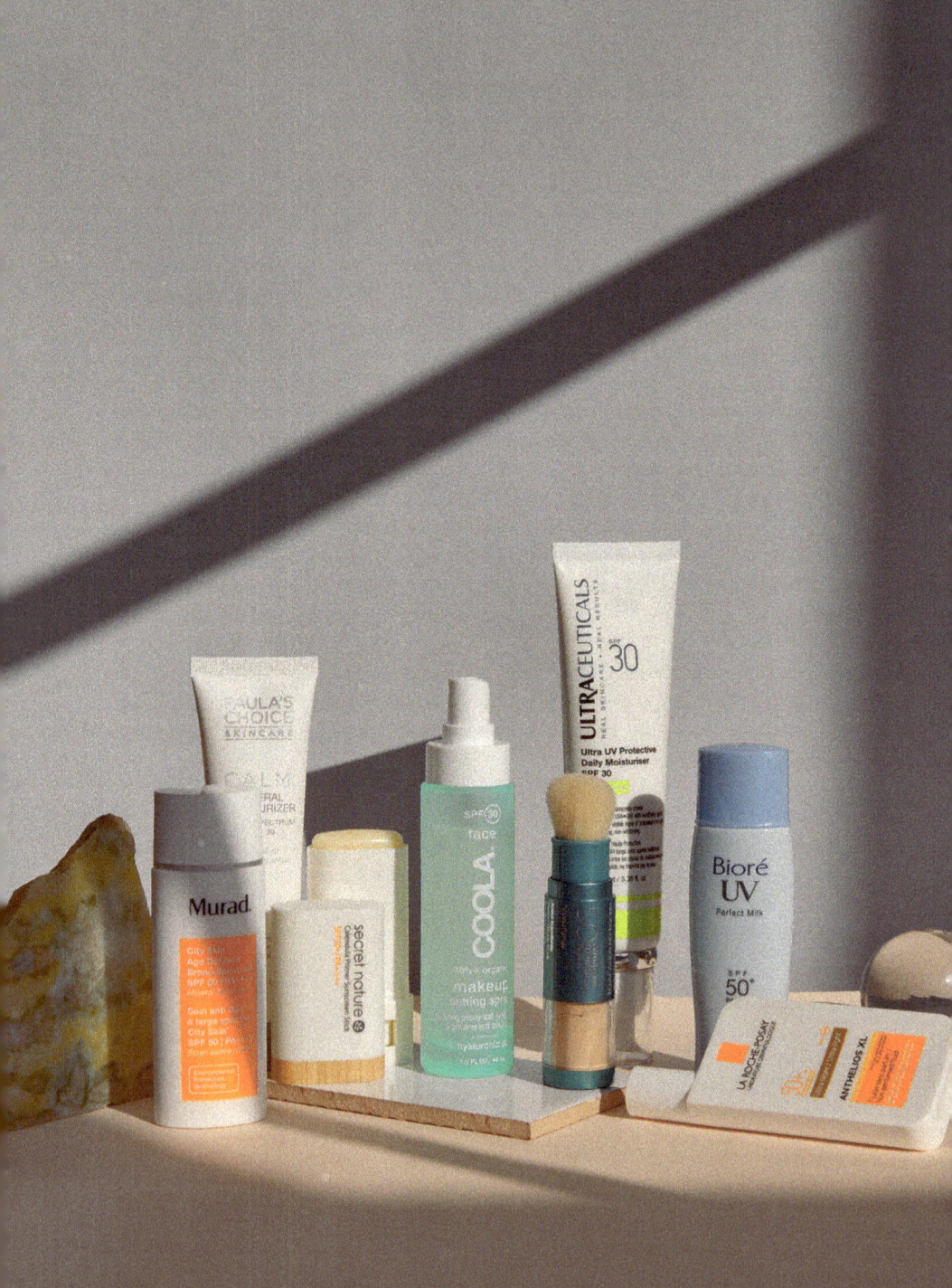

Флюид **La Roche-Posay Anthelios XL** увлажняет настолько сильно, что вполне может заменить собой обычный крем даже для сухой кожи. Если пользуетесь тоном, имейте в виду, что макияж на такой флюид ложится не очень хорошо.

Paula's Choice CALM Mineral Moisturizer создан специально для раздраженной кожи и содержит только минеральные фильтры. При этом практически не выбеливает кожу, хорошо увлажняет и служит основной для тональных средств. Есть в версиях для жирной и для сухой кожи.

Минеральный санскрин **Murad City Skin Age Defense** очень дорогой, но единственный, который не выбеливает вообще и подходит для кожи любого оттенка. Подойдет нормальной и склонной к сухости коже, а если вы не против легкого блеска, то и жирной.

Легкий и прозрачный санскрин **UltraCeuticals Ultra UV Protective Daily Moisturiser SPF 30** выпускается в двух версиях — для жирной и для сухой кожи. Кроме стабильных органических фильтров содержит гиалуроновую кислоту, ниацинамид и другие ухаживающие компоненты. Заменит увлажняющий крем.

Спрей **Coola Makeup Setting Spray** одновременно закрепляет макияж и защищает от солнца. Его удобно использовать для того, чтобы обновлять защиту в течение дня, если не хочется испортить макияж.

Пудра **Colorscience Sunforgettable Total Protection Brush-On Shield** выпускается в удобном формате, сразу с кисточкой. Удобна тем, что и обновляет защиту, и матирует, а летом это особенно полезно.

Солнцезащитный стик **Secret Nature Calendula Primer Sunscreen Stick** подойдет для кожи вокруг глаз, для губ и для всех тех мест, которым требуется особенно сильная защита.

Уход

ЛОСЬОНЫ И ТОНИКИ

Спойлер:
тоники и лосьоны — это не самая важная часть ухода, использовать их необязательно. Но иногда они могут выполнять полезные функции — от увлажнения до отшелушивания.

ЧЕМ ЛОСЬОН ОТЛИЧАЕТСЯ ОТ ТОНИКА (А ТАКЖЕ ЭССЕНЦИИ, ТОНЕРА, СТАРТЕРА)

В мире косметики не так много устоявшихся терминов, и любое средство производитель может назвать так, как ему захочется. Поэтому ответ на этот вопрос — ничем. И лосьоны, и тоники могут быть густыми и жидкими, увлажняющими и матирующими, со спиртом и без.

ВИДЫ ЛОСЬОНОВ

Очищающие/тонизирующие

Это, пожалуй, самый первый формат тоников и потому немного устаревший. Очищающие лосьоны и тоники, как правило, содержат воду, растительные экстракты и иногда спирт. Гидролаты и цветочные воды тоже попадают в эту категорию. Изначально их использовали для того, чтобы смыть с кожи остатки щелочного очищающего средства и восстановить уровень ее кислотности. Но сейчас очищение делают очень мягким, не нарушающим pH-баланс кожи, так что необходимости в таких средствах нет. К тому же косметологи сходятся во мнении[32], что использование тоника после умывания не производит сколько-нибудь заметного воздействия на кислотность кожи.

Отдельно в этой категории стоят спиртовые тоники. Спирт в не очень больших количествах и в хорошо сформулированном средстве не вреден для кожи, а наоборот — помогает компонентам косметики лучше в нее проникать. Это, кстати, одна из функций, которую приписывают тоникам, — повышать эффективность косметики, которая используется после. Но сегодня это, опять же, не очень нужно, потому что в кремах и сыворотках уже содержатся вещества, выполняющие эту роль, и дополнительно им помогать не требуется[33].

Увлажняющие и питательные

Это средства, которые содержат воду и увлажняющие компоненты — глицерин, бутиленгликоль или гиалуроновую кислоту. Еще в них добавляют масла, маслоподобные вещества и силиконы для дополнительного питания. Такие тоники выступают хорошим дополнением к основному уходу и в первую очередь дают увлажнение. В них часто встречаются и другие ингредиенты — успокаивающие, осветляющие, антибактериальные, восстанавливающие, и они помогают при разных состояниях кожи — от чувствительности до акне. Скажем сразу: витамин С и прочие нестабильные ингредиенты в формате тоников практически никогда не бывают эффективными из-за того, что быстро распадаются в воде. Их лучше выбирать в виде сывороток и кремов.

Увлажняющие тоники очень полезны для обезвоженной кожи: они убирают чувство стянутости и наполняют кожу водой, не добавляя жирности. В жаркую влажную погоду их вполне можно использовать вместо крема.

Увлажняющие тоники лучше подбирать в зависимости от типа кожи. Для склонной к сухости нужны более густые, для склонной к жирности — более жидкие. Вода легко испаряется из кожи в сухом климате и особенно в отопительный сезон. Поэтому поверх лосьонов и тоников обязательно нужно использовать крем, который создает пленку и не дает воде быстро испаряться. Пользоваться ими можно каждый день и даже несколько раз в день, если хочется дополнительного увлажнения и свежести.

Отшелушивающие

Такие средства содержат кислоты: AHA (гликолевую, молочную), BHA (салициловую) и PHA (лактобионовую) — и в уходе выполняют роль эксфолиантов. Они удаляют излишки ороговевшей кожи, очищают поры, выравнивают тон и рельеф. Они же помогают последующим этапам ухода действовать эффективнее. А лосьоны с AHA-кислотами еще и увлажняют.

Подробно о кислотах и форматах средств с ними мы писали выше.

При выборе отшелушивающих тоников стоит учитывать и тип, и состояние кожи. Для жирной и склонной к акне лучше выбирать средства с салициловой кислотой, для склонной к сухости — с гликолевой или молочной, а для чувствительной — с PHA-кислотами.

КОГДА ИСПОЛЬЗОВАТЬ

Обычно тоники и лосьоны используют сразу после умывания. Мы уже писали, что водоудерживающие компоненты лучше наносить на влажную кожу, потому что для того, чтобы они работали, вода должна откуда-то взяться. Но для тоников это правило не обязательно, потому что в их составе и так много воды.

Можно применять несколько разных тоников одновременно, но важен порядок. Если вы пользуетесь разными типами, то сначала нужно наносить отшелушивающий, а затем — увлажняющий. После можно использовать сыворотки и кремы, но важно помнить, что если остальные этапы ухода содержат активные ингредиенты, то увлажняющий лосьон может немного ослабить их действие, а отшелушивающий — усилить. Долго ждать между нанесениями не нужно — достаточно, чтобы средства немного впитались (обычно не больше минуты).

КАК ПОЛЬЗОВАТЬСЯ

Наносить тоники и лосьоны можно и ватным диском, и руками, и распыляя прямо на кожу. Ватный диск дает легкое дополнительное очищение и отшелушивание, но кроме этого разницы нет. Густые средства удобнее вбивать руками просто из соображений экономии. В случае с тониками не нужны никакие специальные техники — ни похлопывания, ни поглаживания. Наносите их так, как вам удобно.

Очищающие и увлажняющие тоники можно использовать каждый день, а к отшелушивающим нужно приучать кожу постепенно. Начинайте с одного-двух раз в неделю и постепенно увеличивайте частоту, пока не найдете оптимальную — это может быть и раз в день, и раз в неделю. Если использовать отшелушивающие тоники слишком часто, кожа станет чувствительной и раздраженной — будет шелушиться и краснеть. Если такое произошло, то на время отложите лосьон или тоник и займитесь восстановлением кожи.

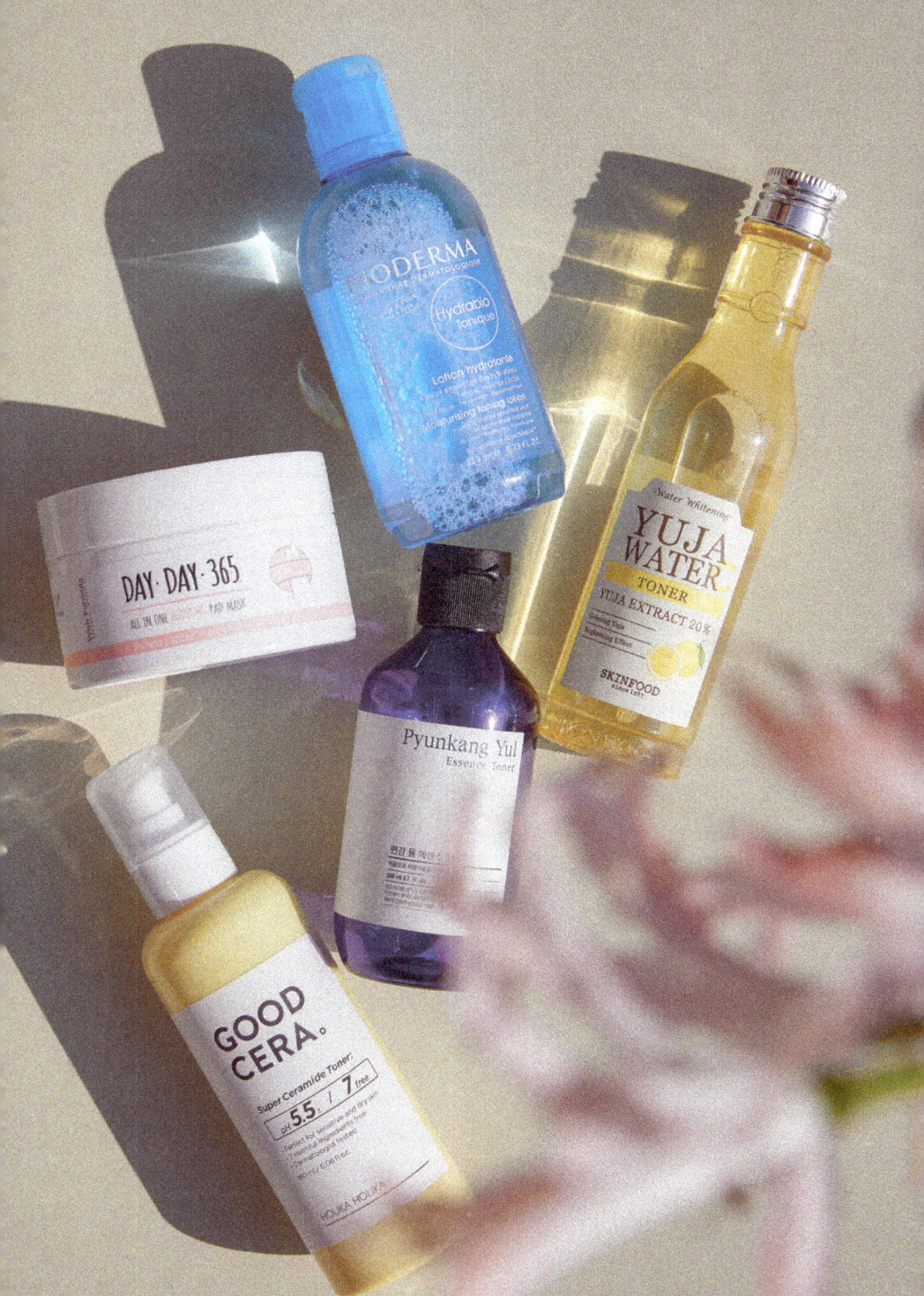

ПРИМЕРЫ

Нейтральный и простой лосьон **Puynkang Yul** подойдет для любого типа и состояния кожи, потому что просто увлажняет без липкости. Не содержит никаких активных ингредиентов, и этим хорош.

Жидкий, как вода, лосьон **Bioderma Hydrabio** с ниацинамидом быстро убирает чувство стянутости после умывания и успокаивает кожу. Его можно найти в любой аптеке.

В корейские диски **Wish Formula Day Day 365** не постеснялись положить все лучшее сразу: гликолевую кислоту, ниацинамид и витамин С. Последний едва ли будет эффективен, но, несмотря на это, штука классная: мягко отшелушивает, увлажняет и успокаивает кожу.

Holika Holika Good Cera Super Ceramide Toner подходит для сухой и раздраженной кожи, содержит много увлажняющих и питательных компонентов. В теплую погоду заменит увлажняющий крем.

Легкий увлажняющий **Skin Food Yuja Water Toner** приятно пахнет цитрусами, не делает ничего сверхъестественного — просто увлажняет. Подойдет для любого типа кожи, особенно если она обезвожена.

НОЧНЫЕ КРЕМЫ

Спойлер:
ночные кремы не сильно отличаются от дневных, но это не значит, что в них нет смысла. Ночные кремы обычно сильнее увлажняют, питают и восстанавливают кожу.

Часто бывает, что в одной и той же линии косметики есть дневной и ночной кремы. Производители аргументируют это тем, что ночью коже нужен другой уход. Отчасти это правда. Кожа действительно по-разному функционирует в разное время суток[34]. На это влияет солнце, влажность воздуха, температура, внутренние процессы в организме. Ночью коже не нужно защищаться от ультрафиолета, поэтому она лучше сама себя восстанавливает и заживляет, быстрее обновляется. Но при этом хуже работает защитный барьер.

Другое дело, что в косметике это учитывают не всегда. Часто различие между дневными и ночными кремами сводится к текстуре: у ночных кремов и масок она более плотная и жирная, они могут быть липкими, с заметным цветом. Просто потому, что ночные средства не обязаны хорошо выглядеть на коже. Масла, например, чаще всего используют именно ночью. При этом они, конечно, будут лучше увлажнять, но вполне вероятно, что вам это не нужно.

В ночной крем можно добавить много компонентов, которые будут помогать с восстановлением и активно действовать на кожу: витамины, масла, пептиды. Это не значит, что в дневных кремах их нет или что они в светлое время суток бесполезны. Но в ночных они теоретически могут работать более эффективно.

Два разных крема для разного времени суток — не то чтобы необходимость, вполне можно пользоваться утром и вечером одним и тем же. Пожалуй, единственный компонент, который стоит использовать только на ночь, — это ретиноиды. Они очень нестабильны и быстро разрушаются на солнце, поэтому ночью будут действовать дольше и эффективнее. Отчасти это относится и к витамину C — он тоже очень нестабильный на солнце. Но при этом он считается

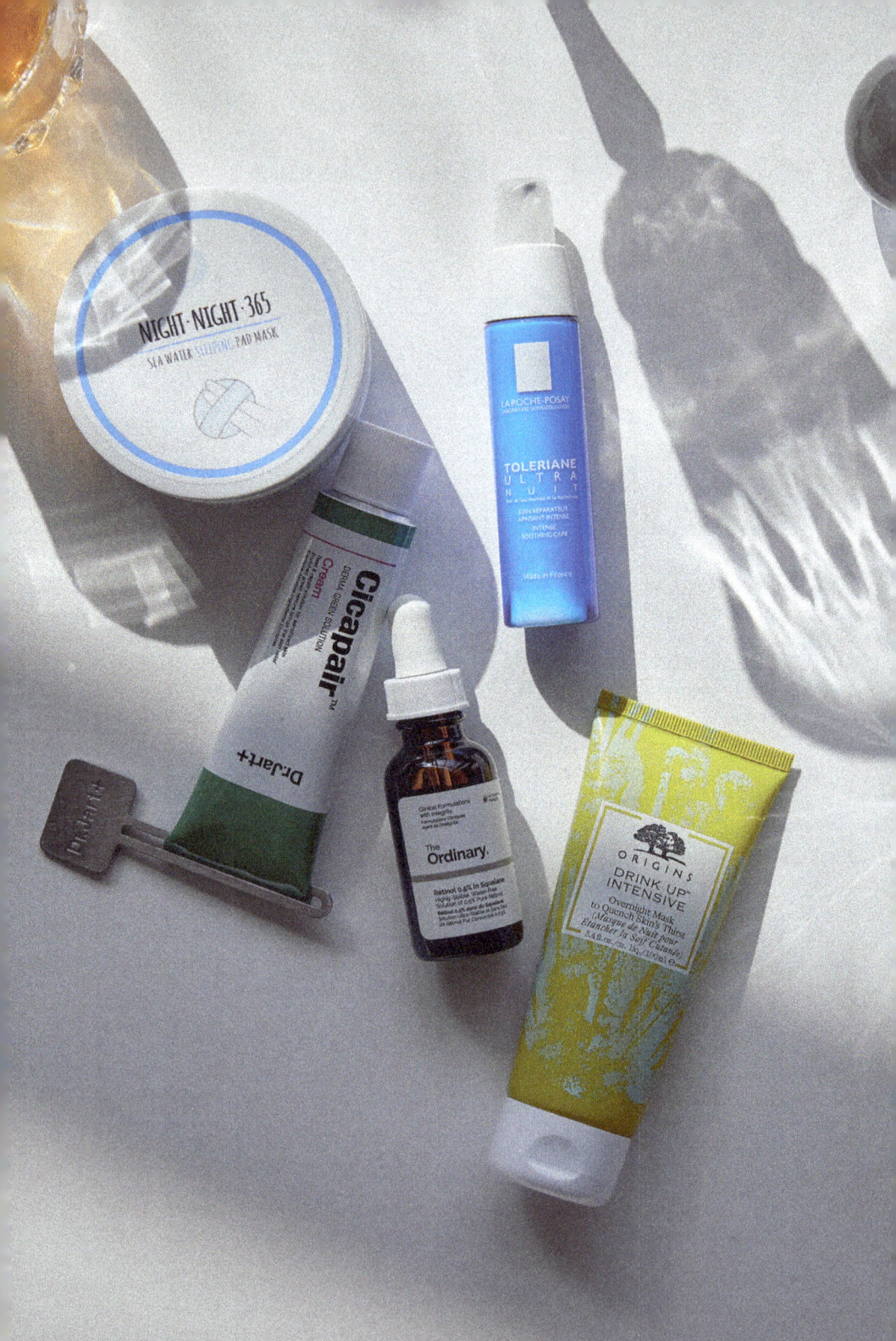

дневным ингредиентом, потому что это сильный антиоксидант, который защищает кожу в течение дня.

Единственный вид косметики, который не нужно использовать на ночь, — это солнцезащитные кремы. Все остальное можно наносить в любое время суток. Главное, чтобы вам и вашей коже было комфортно.

ПРИМЕРЫ

Dr. Jart + Cicapair Cream — плотный и насыщенный успокаивающий крем, который кому-то вполне подойдет и для дневного использования.

Суперувлажняющая ночная маска **Origins Drink Up Intensive** пахнет абрикосом, здорово разглаживает и питает. Утром кожа выглядит намного красивее, чем вечером.

Ночным кремом **La Roche-Posay Toleriane Ultra Nuit** тоже вполне можно пользоваться днем, потому что у него хоть и насыщенная, но приятная текстура. Здорово успокаивает и увлажняет.

Жирная сыворотка с ретинолом **The Ordinary Retinol 0.5% in Squalane** — исключительно ночное средство, потому что сильно блестит и долго впитывается. Но результат от него отличный.

Пропитанные жирным раствором диски **Wish Formula Night Night 365** понравятся людям с сухой и обезвоженной кожей. Плюс ко всему хорошо снимают раздражения. Их вполне можно использовать без крема, просто так.

СЫВОРОТКИ

*Спойлер:
сыворотка — это средство,
которое подбирают в зависимости
от состояния, а не типа кожи.*

КАК ВЫБРАТЬ

В отличие от базового ухода, который зависит от типа кожи, сыворотки подбирают, исходя из ее состояний: акне, обезвоженность, пигментация, возрастные изменения и так далее. Об основных состояниях кожи мы подробно писали в главе 3. Если вы не нашли у себя ни одно из них, то сыворотки вам, скорее всего, не нужны.

При *обезвоженности* подойдут увлажняющие сыворотки. Такие содержат в основе глицерин, бутиленгликоль, гиалуроновую кислоту и другие водоудерживающие компоненты. Любая сыворотка с высоким содержанием этих компонентов будет увлажнять, даже если на упаковке этого не написано. Высокое содержание — это когда ингредиенты находятся в первой половине состава. Исключение — гиалуроновая кислота, которая вполне может оказаться в конце.

В остальных случаях полезнее обращать внимание на ингредиенты, которые производитель называет ключевыми. Иногда это пишут на самом видном месте, но чаще придется смотреть на состав. Скажем сразу: если хотите серьезного результата, лучше обратиться к аптечным и космецевтическим брендам (последние обычно продаются только в салонах и содержат в названии слово «ceuticals»). В массовой косметике эффективные сыворотки встречаются реже, потому что с ними связано больше рисков при использовании, и крупным компаниям выгоднее сделать не очень эффективное, но безопасное средство.

Против *пигментации и постакне* работают витамин С, арбутин, ретиноиды, кислоты. Основные ингредиенты, которые помогают при разных степенях *акне*, — это ретиноиды, салициловая и азелаиновая кислоты, бензоилпероксид и поверхностные антибиотики.

Для уменьшения *возрастных признаков* и продления молодости кожи стоит пользоваться сыворотками с ретиноидами, витамином C, пептидами, антиоксидантами и гликолевой кислотой.

Для *раздраженной и чувствительной* кожи действует правило «чем меньше косметики, тем лучше», но сыворотки с успокаивающими компонентами вроде аллантоина, ниацинамида и экстракта водорослей могут быть полезными.

Очевидно, что один ингредиент может решать сразу много задач. Поэтому, если проблем с кожей у вас сразу несколько, стоит выбирать сыворотки с такими универсальными компонентами. Ретиноиды, например, работают и против пигментации, и против акне, и против морщин. А ниацинамид осветляет кожу и успокаивает.

В сыворотках используют очень много разных активных ингредиентов: витамины, экстракты, пробиотики. Эти вещества нельзя назвать бесполезными, но они, как правило, не направлены на то, чтобы решать серьезные проблемы. Сыворотки с ними стоит применять, если вам просто хочется немного улучшить кожу — сделать ее более сияющей, ровной по тону или гладкой.

Некоторые ингредиенты в сыворотках нестабильны, и поэтому для них важна упаковка. В первую очередь это ретиноиды и витамин C. Они быстро распадаются в воде и на солнце, поэтому должны быть в темных, желательно непрозрачных упаковках с минимальным доступом воздуха. Идеально, если в сыворотке не будет воды, но такие найти сложно и пользоваться ими обычно не очень приятно. Сыворотки с антиоксидантами тоже лучше выбирать в темных упаковках, потому что они нестабильны по своей природе.

КАК ПОЛЬЗОВАТЬСЯ

В идеале сыворотками нужно пользоваться после умывания и перед кремом. Если вы наносите только одну сыворотку за один «ритуал» ухода, то проблемы нет. Сложнее, когда сывороток больше.

Их можно использовать одновременно, но не стоит сочетать сыворотки, компоненты в которых могут раздражать кожу — это витамин C, ретиноиды, кислоты и бензоилпероксид. Их лучше наносить в разное время суток или в разные дни. Другие сыворотки вполне можно наслаивать друг на друга, но больше трех за раз не нужно — лучше ограничиться двумя. Только помните, что те, которые попадут на чистую кожу, будут работать эффективнее. Поэтому сначала лучше наносить сыворотки, эффект от которых для вас важнее. Если же так получилось, что активная сыворотка слишком раздражает кожу, то использовать ее поверх другого ухода — хорошая идея.

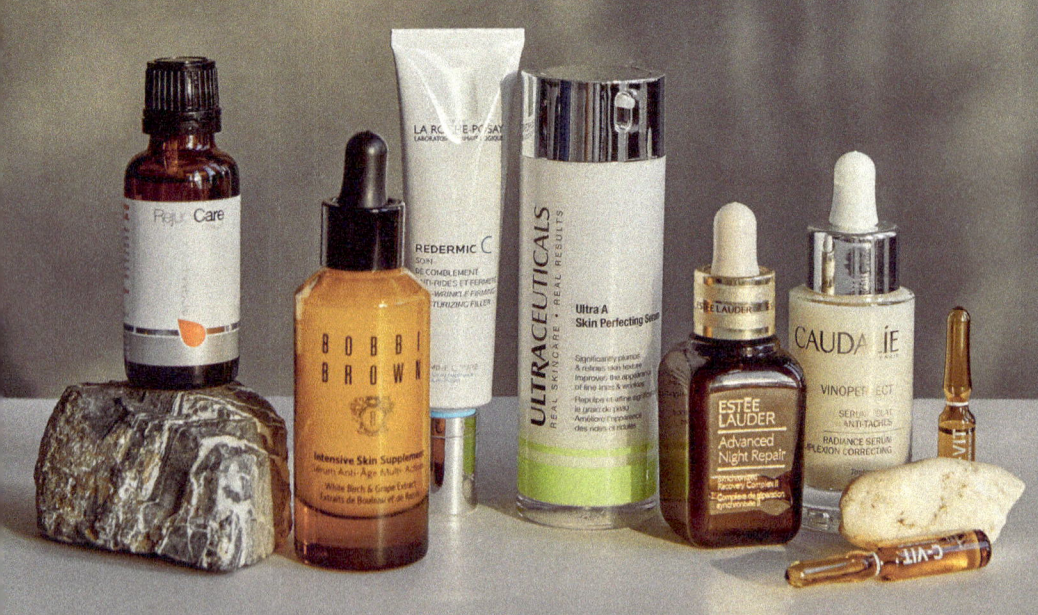

ПРИМЕРЫ

Марка **Estee Lauder** много лет назад сделала первую сыворотку для массового использования — **Advanced Night Repair**. Ее формула не раз менялась, и сейчас она содержит гиалуроновую кислоту для увлажнения и лизаты бактерий (пробиотик) для восстановления и успокоения.

Сыворотка с ретинолом **UltraCeuticals Ultra A Skin Perfecting Serum** почти не раздражает кожу и выпускается в трех вариантах, в зависимости от концентрации ретинола. Отлично работает против легкой формы акне и возрастных изменений.

В сыворотке **La Roche-Posay Redermic C10** содержится 10% витамина С, а это значит, что она вряд ли будет раздражать кожу, но при этом будет отлично работать. Подойдет для возрастной и тусклой кожи.

В антивозрастной сыворотке **RejudiCare 2CRM+** смешали сразу несколько активных ингредиентов: витамины С, Е и пептиды. Получилось средство, которое, с одной стороны, защищает от свободных радикалов, а с другой — омолаживает.

Пептиды стали популярными не так давно, и компания **The Ordinary** в свою сыворотку **Buffet** добавила сразу несколько. Для сухой и раздраженной возрастной кожи эта сыворотка подойдет идеально, но в целом она универсальна и понравится людям с разными типами и состояниями кожи.

Увлажняющая сыворотка **Bobbi Brown Intensive Skin Supplement** кроме собственно увлажняющих компонентов содержит много витаминов и экстрактов. От нее кожа становится более сияющей, и пользоваться такой сывороткой можно всем — настолько она универсальна.

Сыворотка с витамином С в ампулах **Sesderma C-VIT** хороша тем, что точно не успеет окислиться раньше, чем вы ее используете. Одной ампулы хватит на неделю.

Сыворотка **Caudalie Vinoperfect** ничего радикального с кожей не сделает, просто добавит сияния и немного выровняет тон. Она для тех, у кого нет проблем с кожей и кому хочется только немного ее оживить.

Уход

МАСКИ

Спойлер:
маски, как и некоторые другие виды косметики, — необязательный элемент ухода. Иногда базовых средств может быть недостаточно и нужна более серьезная, чем обычно, доза очищения, отшелушивания и увлажнения. Маски как раз и решают эту задачу. Существует множество видов и форматов масок, но мы выбрали самые распространенные.

Очищающие
Очищающие маски содержат глину и реже — уголь. Эти ингредиенты хорошо впитывают жир и грязь, благодаря чему поры становятся чище. Пользоваться такими масками часто не стоит, потому что они сушат кожу. Обычно очищающие маски засыхают через какое-то время после нанесения, и после этого держать их на коже не имеет большого смысла. Глина впитывает в себя вещества, только когда она влажная.

В целом все глиняные маски, независимо от цены, работают одинаково. Поэтому вполне можно использовать обычную аптечную глину. В маски подороже добавляют ухаживающие вещества, благодаря которым они гораздо меньше сушат.

Отшелушивающие
Отшелушивающие маски могут содержать кислоты и энзимы. Они предназначены для того, чтобы удалять излишки омертвевшей кожи, растворять жир и комедоны в порах.

Отшелушивающими масками тоже лучше не пользоваться чаще одного-двух раз в неделю, потому что в них обычно довольно высокая концентрация кислот. Подробнее о действии кислот мы уже писали выше.

Увлажняющие кремовые

Это, пожалуй, самая распространенная категория. Такие маски содержат те же ингредиенты, что увлажняющие кремы, но в большей концентрации. Если крем — это одна порция увлажнения, то маска позволяет получить несколько таких порций за раз. Увлажняющими масками полезно пользоваться, когда кожа особенно устала и обезвожена. То есть после перелетов, пребывания на солнце, морозе и сильном ветре. Но ничто не мешает также сделать их частью своего постоянного ухода и использовать каждый день. Подробнее о том, как работает увлажнение, мы писали в главе 3.

Увлажняющие листовые

Листовые маски придумали в Корее, но сейчас они есть практически у каждого бренда в любой ценовой категории. Бывают тканевые и гидрогелевые. Листовые маски пропитаны насыщенной сывороткой. Их можно использовать каждый день, потому что они выполняют ту же функцию, что увлажняющая сыворотка или лосьон. Важно помнить, что смывать их не нужно; после использования подождите, пока остатки жидкости впитаются, и наносите крем, если нужно.

Питательные

Это маски, которые содержат всевозможные масла, силиконы, жирные спирты и церамиды. Они особенно хороши для сухой кожи, потому что восполняют недостаток естественных жиров. Но и для остальных типов кожи тоже полезны. Их стоит использовать в случаях, когда кожа пересушена активным уходом, страдает от сухого воздуха и когда нарушен ее липидный барьер.

Ночные

Ночная маска — это, по сути, насыщенный ночной крем. Ее можно использовать и поверх крема, и под крем, и вместо него. Обычно такие маски липкие, жирные и в целом не очень приятные, но эффект от них очевиднее, чем от обычного крема. Они дают сильное увлажнение, питание, заживляют и восстанавливают кожу. Ими вполне можно пользоваться ежедневно, особенно если кожа сухая и зрелая.

Активные

Маски с активными ингредиентами (витаминами, пептидами, экстрактами) — это интересная, но не очень полезная штука. Активные ингредиенты должны находиться на коже как можно дольше для того, чтобы быть эффективными, а маски обычно нужно смывать через 20 минут. От таких масок можно заметить приятный эффект, но он вряд ли будет долговременным. Поэтому возлагать на них большие надежды не стоит. Исключение здесь — ночные маски, которые смывать не нужно.

Альгинатные

Альгинатные маски появились не так давно, сначала их использовали только косметологи. Эти маски смешивают с водой, намазывают толстым слоем, ждут, пока они застынут, и снимают одним пластом. Им приписывают все свойства сразу — от увлажняющих до антивозрастных. Но, к сожалению, польза от них сомнительна.

Активные ингредиенты и сам альгинат натрия, из которого делают маски, не могут быть эффективными, потому что находятся на коже недолго. К тому же альгинатные маски застывают пленкой, и активные ингредиенты остаются заключенными в ней. Такие маски полезны, если нужен очень быстрый и не очень долговременный эффект. Под них можно наносить сыворотку или лосьон толстым слоем (под пленкой они лучше впитаются и дадут более очевидный эффект).

КАК ПОЛЬЗОВАТЬСЯ МАСКАМИ

Обычно маски используют один-два раза в неделю и наносят на 20 минут. Но соблюдать это правило нужно только с очищающими и отшелушивающими. Остальными можно пользоваться хоть каждый день и держать долго. В этом случае их лучше применять после очищения перед основным уходом. За один раз можно использовать несколько масок. Так эффект от них будет даже очевиднее. Например, сначала нанести отшелушивающую, потом — очищающую, а в конце — увлажняющую. Такой уход полезен перед важным мероприятием или когда хочется, чтобы кожа выглядела особенно хорошо. Чаще раза в неделю так делать не стоит, потому что на слишком интенсивный уход кожа может плохо отреагировать.

ПРИМЕРЫ

Яркая оранжевая маска **Kiehl's Turmeric & Cranberry Seed Energizing Radiance Masque** содержит глину и экстракт куркумы. При нанесении немного печет кожу, зато на выходе осветляет черные точки и уменьшает покраснения от воспалений.

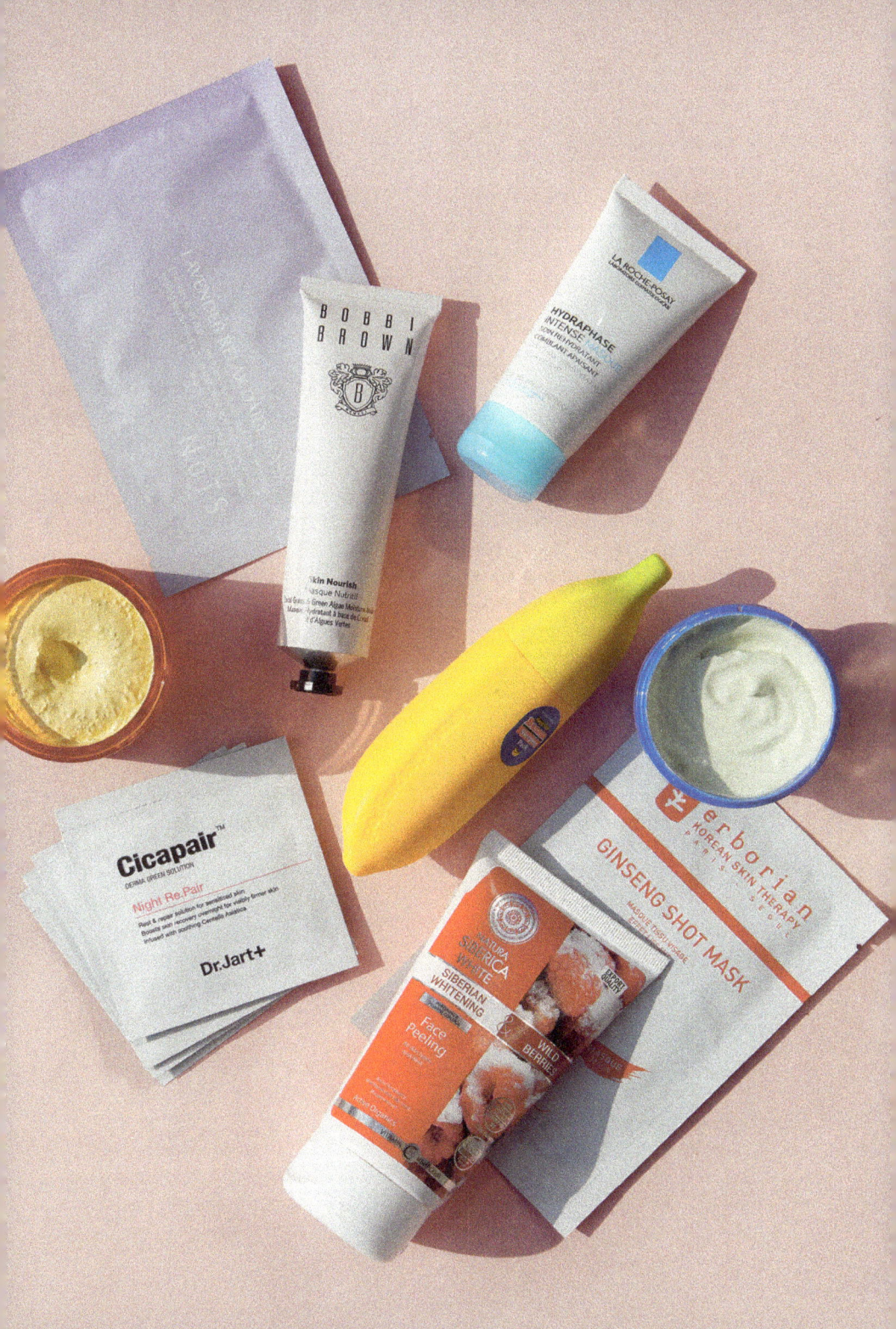

Марка **Bobbi Brown**, хоть и известна декоративной косметикой, делает также очень хорошие базовые средства для ухода. Питательная маска **Skin Nourish** не наполнит кожу водой, зато уберет шелушения и ощущение сухости. Держать ее на лице лучше дольше, чем рекомендуется на упаковке, — так эффект будет очевиднее.

Увлажняющая **La Roche-Posay Hydraphase Intense Masque** выпускается и в обычном тюбике, и в саше-пакетах. Понравится людям с обезвоженной кожей любого типа, потому что наполняет водой и убирает чувство стянутости. Хорошо подготавливает кожу к нанесению тона (он легче распределяется и ровнее ложится).

Щедро пропитанная сывороткой маска **NoTS Lavender Relax Daily Mask** успокаивает кожу и восстанавливает защитный барьер. Ею стоит пользоваться, если кожа раздражена. Для жирной и проблемной кожи может показаться слишком тяжелой, а вот для склонной к сухости подойдет отлично.

Листовая увлажняющая маска **Erborian Ginseng Shot** чуда с кожей не сделает, но хорошо увлажнит и освежит, особенно зимой, когда воздух сухой. Еще у нее удобная форма, которая позволяет маске хорошо держаться на лице.

Жирная и насыщенная ночная маска **Dr. Jart+ Cicapair Night Re.Pair** выпускается в удобных пакетиках и предназначена для очень сухой и раздраженной кожи. Еще ею стоит запастись перед долгим перелетом: она покрывает лицо непроницаемым барьером, который не позволит воде испариться из эпидермиса.

Ночная банановая маска **Tony Moly Magic Food Banana Sleeping Pack** выглядит несерьезно, стоит недорого, но ухаживает при этом отлично. На коже становится жирной и довольно сильно блестит, зато утром кожа выглядит как после выходных на море.

Маска с кислотами **Natura Siberica White Face Peeling** стоит совсем недорого, а работает отлично. Осветляет черные точки, выравнивает тон и текстуру. Пользоваться лучше не чаще раза в неделю.

Другая маска с кислотами и глиной — **Organic Kitchen Ultramask** — подойдет для жирной и проблемной, но нечувствительной кожи. Вполне можно использовать как средство для умывания.

КРЕМЫ ВОКРУГ ГЛАЗ

> Спойлер:
> крем вокруг глаз не входит в обязательный уход, но тем, у кого кожа особенно чувствительная, стоит попробовать его использовать.

Споры о том, нужен крем вокруг глаз или нет, не прекратятся еще очень долго. Одни врачи говорят, что использовать его необходимо, другие — что нет, и у всех есть свои аргументы. На сегодня нет исследования, которое говорило бы о том, что зоне вокруг глаз нужен особенный уход, но иногда отдельный крем может быть полезен. Условно можно поделить кремы вокруг глаз на несколько категорий.

Увлажняющие/питательные
Специальный увлажняющий или питательный крем нужен, когда кожа вокруг глаз более чувствительная и сухая, чем на лице. Или когда крем для лица слишком плотный и тяжелый. Еще отдельный крем полезен, если вы используете на зоне вокруг глаз консилер, потому что обычно он немного сушит кожу. Если же ваш обычный крем для лица подходит и для зоны вокруг глаз, то отдельное средство вам не нужно. Ориентироваться здесь стоит на собственный комфорт и на вид кожи: после крема она должна быть гладкой, ровной и не красной.

От синяков под глазами
К сожалению, сегодня в массовой косметике практически нет кремов, которые действительно могут избавить от синяков под глазами. Причин, по которым могут появляться синяки, множество[35], и для каждой нужен свой подход. В большинстве случаев крем не поможет — нужно идти к косметологу или решать проблему изнутри.
Если кожа под глазами потемнела из-за *пигментации*, то нужно использовать косметику с осветляющими компонентами — альфа-арбутином, витамином С и так далее. Подробнее о таких компонентах

и механизмах их действия мы писали в главе 3. И это необязательно должны быть средства для зоны вокруг глаз: если кожа нечувствительная, то обычный крем или сыворотка для лица с активными ингредиентами вполне подойдут.

Если синяки появились из-за *болезни*, то нужно в первую очередь лечить саму болезнь. Если от *недосыпа*, то лучше всего, как это ни очевидно, поможет сон.

Часто причина синяков под глазами — *тонкая кожа*, через которую просвечивают сосуды и мышцы. Бывают кремы, которые уплотняют кожу, но эффект от них не настолько сильный, чтобы увидеть заметную разницу. Если все-таки хочется попробовать, то стоит обратить внимание на кремы с пептидами и ретиноидами. Считается, что витамин К помогает от таких синяков, потому что сужает сосуды и делает их менее заметными, но доказательства этому не очень убедительные (исследование было всего одно[36]), а в Европейском союзе витамин К в косметике и вовсе запрещен. Такие синяки можно попробовать исправить у косметолога — с помощью инъекций филлеров, которые заполняют пространство между кожей и мышцами. Еще помогают лазерные методики — они провоцируют выработку коллагена и утолщают кожу.

Другая причина синяков — *строение лица*. Когда глаза глубоко посажены, под ними создается тень. С этим, к сожалению, сделать ничего нельзя — только искать удачное освещение и высветлять кожу с помощью тональных средств.

От синяков под глазами практически невозможно избавиться домашними средствами, но их можно замаскировать. Бывает, что кремы содержат светоотражающие частицы, которые маскируют синяки и визуально делают их менее заметными. Но лучше всего воспользоваться консилером или корректором (о них читайте подробнее в главе 8).

От мешков под глазами

Мешки под глазами иногда появляются из-за того, что под кожей скопилась вода. Это обычно случается по утрам, так как, когда мы лежим, вода не очень эффективно выводится из тканей[37].

С этим может помочь справиться косметика. В первую очередь — холодные компрессы. Очень удобно использовать патчи под глаза, только хранить их нужно в холодильнике. Но если припухлости появляются у вас постоянно и не проходят в течение дня, стоит обратиться к врачу — это может быть симптомом серьезных заболеваний.

Считается, что от мешков под глазами помогает кофеин. К сожалению, серьезных доказательств этого на сегодня нет. В 2011 году в Таиланде проводили исследование на геле с кофеином[38]. Он действительно уменьшал припухлости, но исследователи пришли к выводу, что дело было не столько в кофеине, сколько в охлаждающем действии самого геля. К тому же косметический химик Колин Сандерс в своем блоге Colin's Beauty Pages пишет, что молекулы кофеина очень маленькие и подвижные и поэтому не задерживаются в одном месте надолго[39]. Так что косметика с ним может быть эффективна разве что в виде масок и патчей.

Часто мешки под глазами появляются из-за подкожного жира. Он может быть в структуре лица изначально, а может появиться с возрастом. С этим поможет справиться только пластическая хирургия, а именно блефаропластика.

С активными ингредиентами

Активный уход в виде ретиноидов, витамина С и кислот нужен и зоне вокруг глаз. Для этого можно использовать обычные сыворотки, предназначенные для лица. Но, если кожа вокруг глаз особенно тонкая и чувствительная, есть риск получить раздражение. Если такое произошло, а специальный уход все-таки хочется использовать, можно обратиться к кремам для глаз с теми же активными ингредиентами, которые есть в вашем средстве для лица. Кремы с витамином С, пептидами, кислотами и ретиноидами разглаживают морщинки вокруг глаз, осветляют пигментацию и в целом делают кожу более упругой. К сожалению, среди недорогой косметики такие найти вряд ли удастся, а вот профессиональные, аптечные и космецевтические бренды делают их часто.

Солнцезащитные

Защищать кожу вокруг глаз от солнца нужно так же тщательно, как и кожу лица. Но обычные солнцезащитные кремы часто вызывают отеки и красноту. Тогда можно использовать минеральный санскрин для лица либо солнцезащитные стики (они довольно плотные, не растекаются и не попадают в глаза). Подойдет и специальный солнцезащитный крем для кожи вокруг глаз. Таких сегодня на рынке немного, но иногда попадаются. А еще проще носить большие солнцезащитные очки.

КАК ПОЛЬЗОВАТЬСЯ КРЕМОМ ВОКРУГ ГЛАЗ

Наносить крем вокруг глаз нужно перед кремом для лица, потому что идеальную границу зоны провести сложно и в противном случае какое-то количество крема для лица попадет и под глаза.

Совершенно не обязательно вбивать средство легкими похлопывающими движениями, как, бывает, рекомендуют. Сильно растягивать кожу, конечно, не нужно, но и особенно осторожничать тоже. Наносите крем так, как вам удобно. Но чтобы не было отеков, лучше не использовать крем близко к ресничному краю и не наносить его на подвижное веко.

ПРИМЕРЫ

Роскошный крем для кожи вокруг глаз **Verso Super Eye Serum** содержит не самый распространенный ретинил ретиноат. Разглаживает мелкие морщины и уплотняет кожу. Ретиноид не самый агрессивный, поэтому кожу раздражать не будет.

Kiehl's Creamy Eye Treatment With Avocado — один из самых популярных кремов для кожи вокруг глаз. В баночке выглядит очень плотным, но при нанесении становится совсем жидким. Подойдет тем, у кого кожа вокруг глаз особенно сухая.

Легкий гель **REN Vita Mineral Active 7** увлажняет, не вызывает отеки и практически не ощущается на коже. Если хранить в холодильнике, поможет снять небольшие припухлости.

Сыворотка для кожи вокруг глаз **Is Clinical C Eye Serum Advance** содержит 7,5% витамина С, разглаживает морщинки и осветляет. Встретить похожий продукт очень сложно, потому что производители редко добавляют в кремы вокруг глаз такие высокие концентрации ингредиентов.

Крем-концентрат **Estee Lauder Advanced Night Repair Eye Concentrate Matrix** очень приятный по текстуре, в нем масса увлажняющих компонентов и антиоксидантов, подойдет вообще всем. Справится с сухостью, замедлит старение.

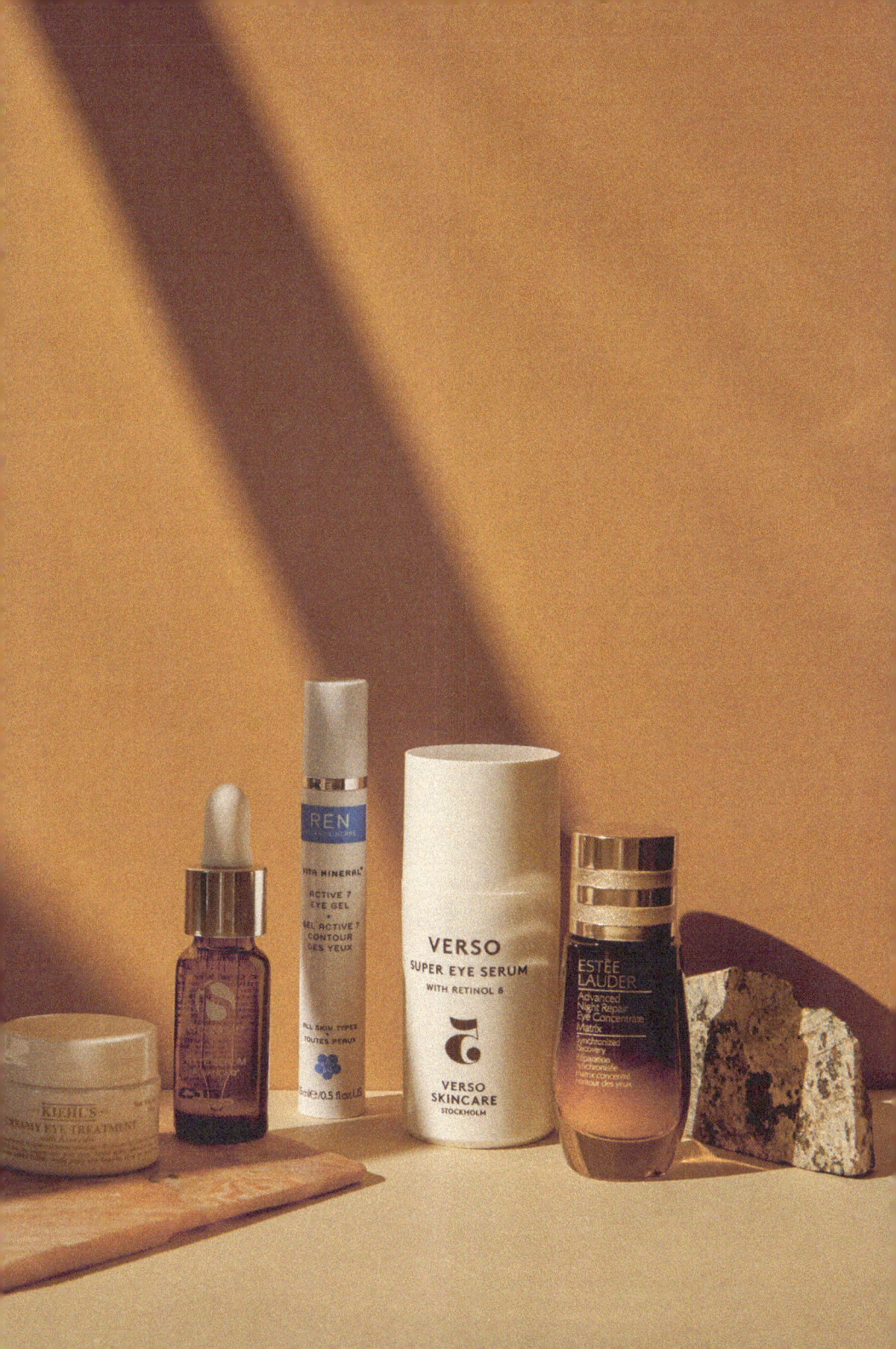

БАЛЬЗАМЫ ДЛЯ ГУБ

Спойлер:
кожа губ довольно чувствительная,
и ухаживать за ней нужно соответственно —
выбирать нейтральные бальзамы,
которые не пахнут и не холодят.

Уход за кожей губ в большинстве случаев сводится к использованию бальзама. И его важно выбрать правильно. Сухость губ может появляться по нескольким причинам, и неправильно подобранные бальзамы — одна из них. Часто в бальзамы добавляют масла эвкалипта, перечной мяты, перец, камфору и другие ароматизаторы. Если эти компоненты не вызывают у вас реакций и губам в целом комфортно, то все в порядке. А вот если кожа губ сухая и шелушится и вокруг появляются краснота и сыпь, нужно от таких бальзамов отказаться. То есть выбирать такие, которые не пахнут и не дают эффект холодка. Вполне можно использовать и обычный крем для лица или для глаз.

Еще одна неочевидная причина сухости губ и дерматитов вокруг рта — зубная паста[40]. Практически во всех из них содержится ментол или эвкалипт, и, даже находясь на коже недолго, они могут вызывать проблемы. Иногда дерматиты проявляются от фтора в зубной пасте или от очищающих компонентов. Поэтому если такая проблема есть, то стоит попробовать зубные пасты, в которых нет эвкалипта. Такие можно найти у «натуральных» брендов. Но и среди их ассортимента лучше выбирать максимально нейтральные, без запаха.

Защищать кожу губ от солнца нужно так же, как и кожу лица, если не тщательнее. Бывают солнцезащитные стики, но они обычно очень неприятные на вкус. Найти бальзамы для губ с высоким фактором защиты от солнца сложно, но можно. В последнее время они появляются все чаще, даже в массовой косметике.

Часто бренды выпускают скрабы для губ, обычно на основе сахара. Это вещь не самая необходимая, а если губы чувствительные, то и вовсе вредная. Чтобы отшелушить губы, достаточно потереть их ватным диском или салфеткой.

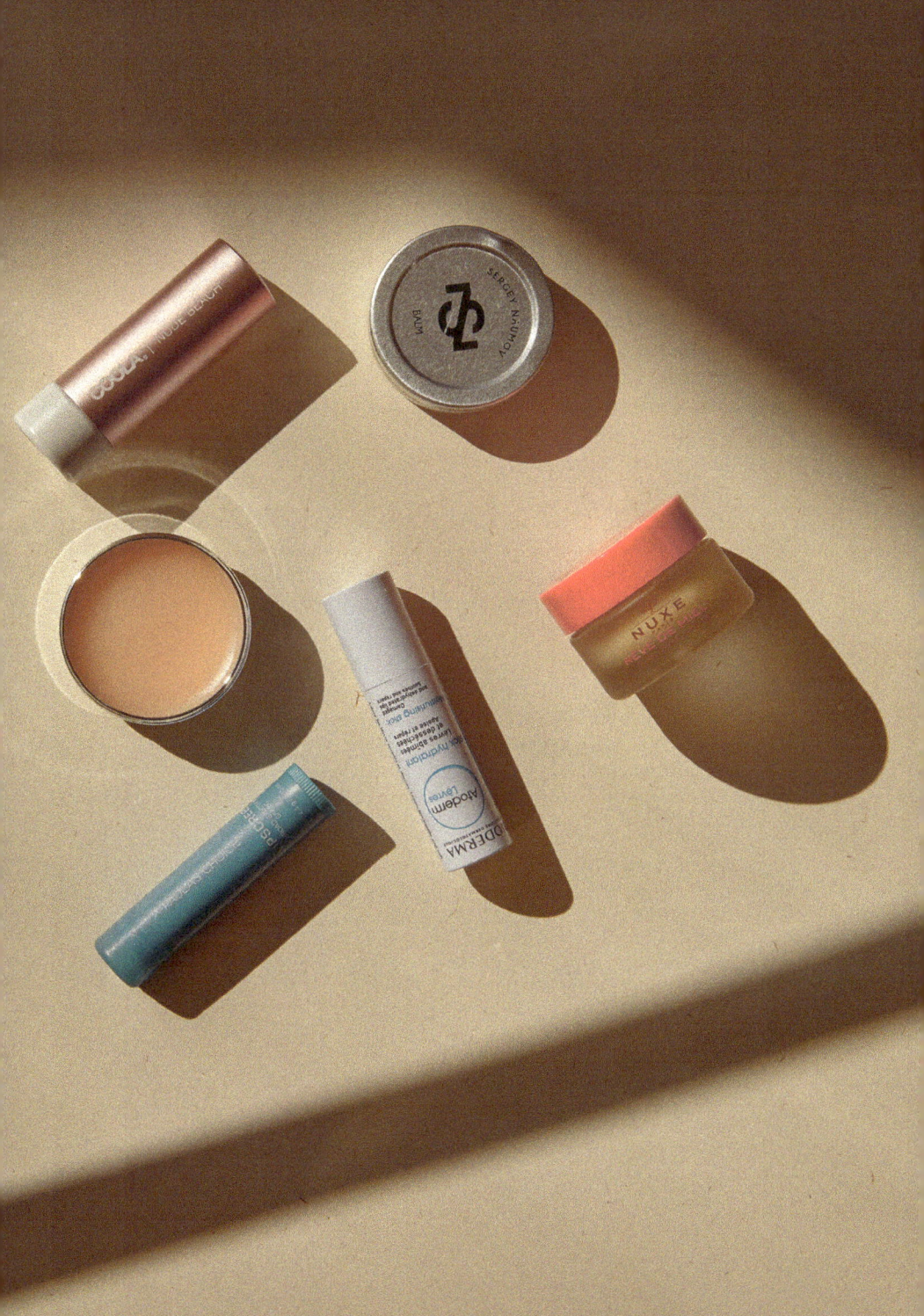

ПРИМЕРЫ

Бальзам **Bioderma Atoderm Lip Stick** с нейтральным составом подойдет даже для очень чувствительных и раздраженных губ. Он не только заживляет, но и увлажняет.

Nuxe Reve De Miel — плотный бальзам, который содержит много масел. Он не подойдет людям с чувствительными губами, но поможет, если губы просто сухие. Не блестит, поэтому понравится и большинству мужчин.

Sergey Naumov Balm выпускают в разных цветах, но на губах все бальзамы прозрачные, так что выбрать можно любой. Содержит камфору, поэтому для чувствительной кожи губ не подойдет. В остальном — хорошее базовое средство на каждый день.

Бальзам **Bobbi Brown Lip Balm** смягчает губы, помогает сгладить шелушения, почти не пахнет. Содержит SPF 15, что всегда полезно.

Paula's Choice Lipscreen SPF 50 — санскрин для губ и один из самых приятных бальзамов. Купить его сложно, но потраченных усилий он определенно стоит: здорово защищает от солнца и увлажняет.

Coola Liplux SPF 30 — не самый увлажняющий бальзам, зато хорошо защищает от солнца. Бывает разных цветов и с разными запахами, но мы советуем самый простой.

ГАДЖЕТЫ И АКСЕССУАРЫ

> Спойлер:
> существуют гаджеты для очищения, омоложения и даже для лечения акне. Применение некоторых из них может заменить походы к косметологу, некоторые просто бесполезны, а некоторые нужно использовать очень осторожно.

Гаджеты для ухода — штука скорее факультативная, но иногда они помогают коже выглядеть лучше. В последнее время чаще выпускают гаджеты, которые должны заменить косметолога, но на деле они действуют слабее и не дают такого серьезного эффекта, как профессиональные процедуры.

ОЧИЩАЮЩИЕ И ОТШЕЛУШИВАЮЩИЕ

Это всевозможные *щетки, спонжи, салфетки и полотенца*. Предполагается, что они очищают кожу тщательнее, чем руки. Нужно ли делать это настолько тщательно — отдельный вопрос (скорее нет), но иногда подобные аксессуары могут быть полезными.

Спонжи и салфетки помогают лучше вспенивать средства и дополнительно отшелушивают кожу. Самые мягкие спонжи — японские конняку, или konjac. Их можно найти как у дорогих, так и у дешевых брендов, и все они примерно одинаковые. Erborian, например, делают особенно большие спонжи, которыми можно умывать не только лицо.

Спонжи важно хорошо сушить и не оставлять влажными, чтобы в них не развивались бактерии. Салфетки для умывания можно купить (например, у бренда Verso или того же Erborian), а можно просто вырезать из фланелевых детских пеленок — выйдет намного дешевле. Чаще одного раза использовать одну и ту же салфетку не нужно — лучше сразу их стирать.

Два основных вида щеток — это обычные с щетинками и силиконовые. Первую электрическую щетку для умывания придумали в Clarisonic. Сейчас есть масса более дешевых аналогов, так что можно выбрать ту, которая не бьет по карману. Пользоваться щетками каждый день не стоит: они не только сильно очищают, но и отшелушивают (даже самые мягкие). Поэтому, если использовать их каждый день, кожа, скорее всего, начнет раздражаться и краснеть. А вот раз-два в неделю применять их можно.

Первую силиконовую щетку сделали Foreo, и сейчас есть несколько вариантов разных цветов и размеров. Она гораздо мягче, чем обычные щетки, очищает кожу, но все еще сильнее, чем просто руки. Прибор вибрирует, и, хотя сложно сказать, насколько это помогает очищению, чувствуется своеобразный эффект массажа. Производитель обещает, что щетка еще и омолаживает, но особенно рассчитывать на это не стоит.

СВЕТОВЫЕ

Это *LED-лампы* с красным или синим светом, или обоими сразу. Пользоваться такими лампами рекомендуют каждый день по 10–20 минут. Голубой свет убивает бактерии, которые вызывают воспаления. Световую терапию с ним косметологи уже давно и успешно используют как дополнительный инструмент для лечения акне. Бывают приборы для точечного воздействия, как Foreo Espada, а бывают для всего лица, как Neutrogena Light Therapy Acne Mask. Они правда эффективны, но рассматривать их как основной инструмент лечения не стоит.

Красный свет обладает антивозрастным эффектом. Есть данные, что он помогает коже производить новый коллаген, но исследований довольно мало. Впрочем, вреда свет все равно не нанесет, поэтому можно попробовать. LED-прибор SpectraLite EyeCare Pro специально для зоны вокруг глаз делает производитель марки Dr. Dennis Gross — он представляет собой гаджет в виде очков. Часто в приборах используют одновременно и синий, и красный свет (как в маске Neutrogena). А Skin Inc. и вовсе сделали массажер Optimizer Voyage Tri-Light, свет в котором можно переключать.

МИКРОТОКИ

Домашние приборы для *микротоковой терапии* придумали всего пару лет назад, хотя саму терапию используют уже очень давно. С помощью специальной насадки через кожу пропускают электрические импульсы, которые действуют на мышцы. От этого овал лица

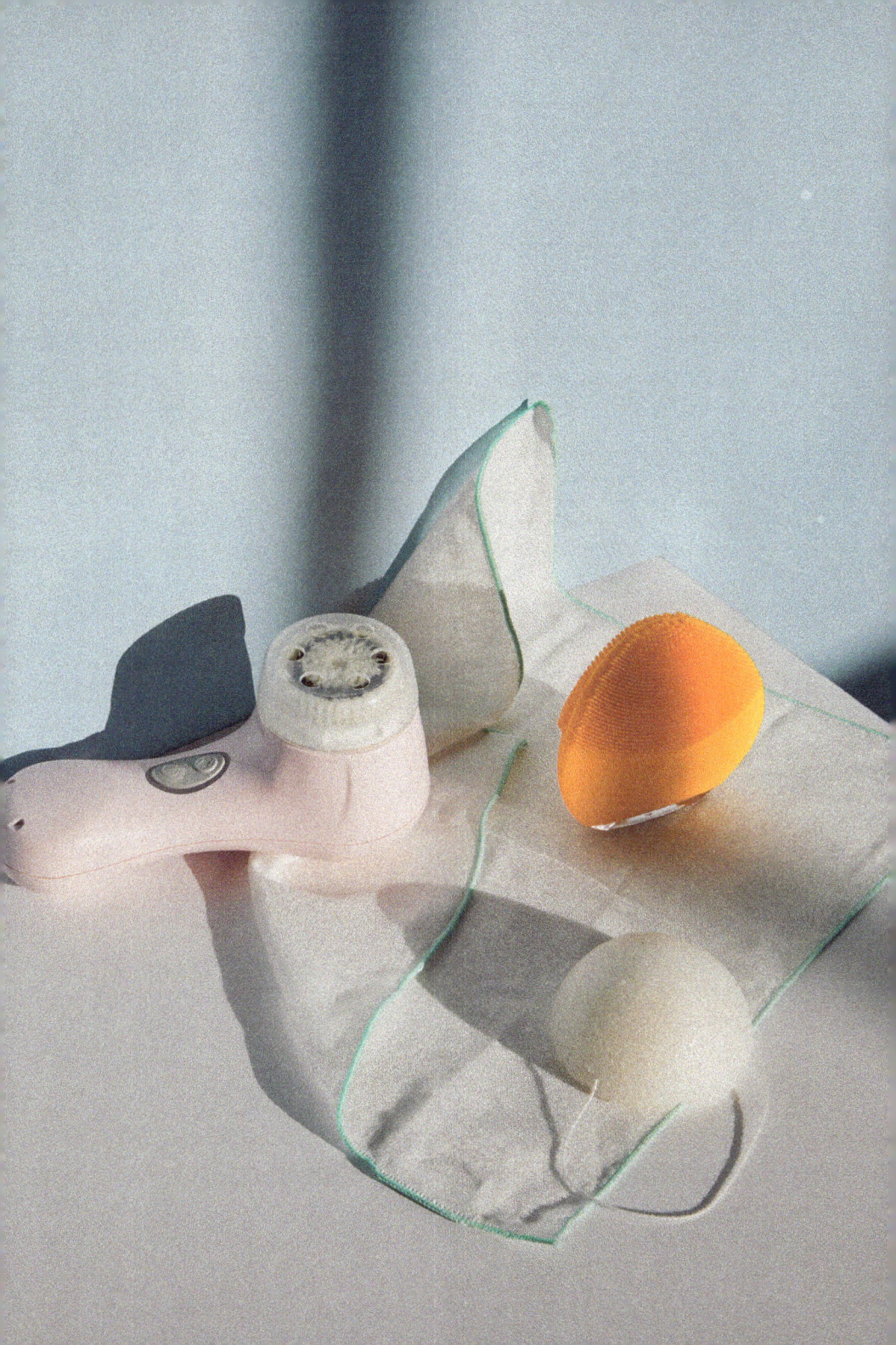

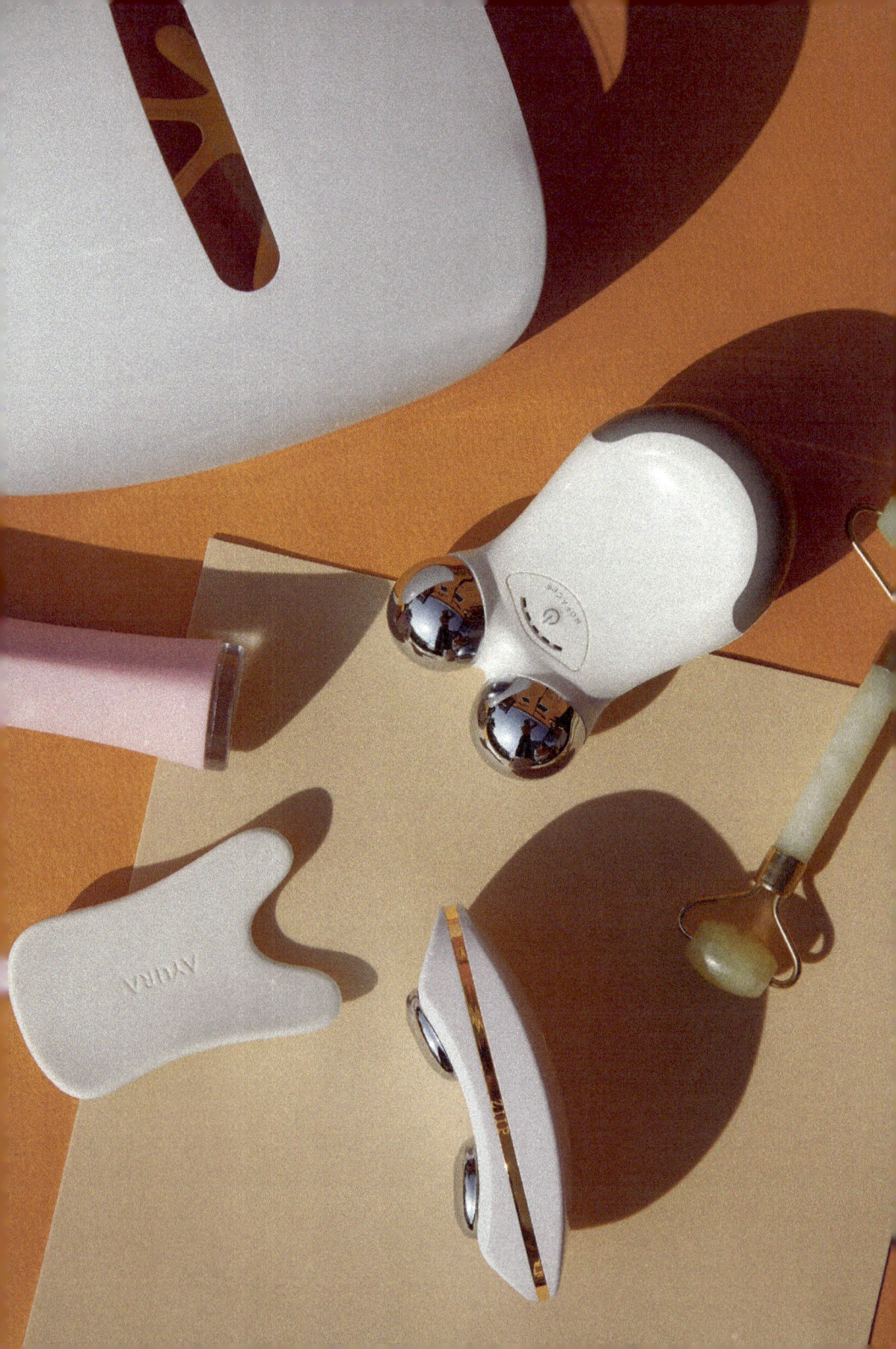

подтягивается, а отеки уменьшаются, примерно как после массажа. Потрясающего эффекта ждать не нужно, но это хорошее подспорье, если нужно сделать кожу свежее и моложе. Два самых популярных микротоковых прибора — это NuFace и ZIIP. Их применение, конечно, не даст таких же результатов, какие вы получите после профессиональной процедуры, но если пользоваться ими регулярно, то эффект будет заметен.

ДЕРМАРОЛЛЕРЫ

Дермароллер — это валик с тонкими иглами, который нужно прокатывать по коже, создавая на ней проколы. В ответ на повреждение кожа начинает себя заживлять, растут новые молодые ткани, и овал лица подтягивается. Дермароллеры различаются количеством и длиной игл. Похожая идея лежит в основе патчей с микроиглами Librederm, только в них сразу интегрировали гиалуроновую кислоту, которая благодаря иглам доставляется глубоко в кожу.

Дермароллеры можно найти у разных компаний, но косметологи относятся к ним скептически. Чтобы процедура дала результат, иглы должны быть довольно длинными: только так они смогут достать до дермы — слоя кожи, в котором образуется коллаген. В косметологических салонах используют именно такие — длиной от 1 миллиметра. Дома применять их опасно: можно занести инфекцию или оставить на коже шрамы. Короткие же иглы просто не будут эффективны. Они помогут доставить ингредиенты косметики глубже в кожу, но есть высокая вероятность нанести ей больше вреда, чем пользы. Не говоря уже о том, что не всем ингредиентам нужно проникать так глубоко.

МАССАЖЕРЫ

Это, пожалуй, самая большая категория гаджетов. Массажеры бывают в виде роликов, как нефритовые Yu Ling Rollers или циркониевые Nurse Jamie UpLift Massaging Beauty Roller. Бывают в виде простых плоских камней, как Ayura Bicassa Plate Premium. Часто в комплекте с очищающими щетками идут насадки для массажа, которыми удобно пользоваться. Такие есть у Clarisonic и Braun.

Массаж и правда помогает подтянуть и сохранить овал лица[41]. И не так уж существенно, каким именно гаджетом пользоваться, — можно и просто руками. Куда важнее делать его регулярно и правильно, а хорошие инструкции легко найти в интернете.

Как правило, массажеры, которые ощутимо «мнут» кожу, более эффективны, чем остальные. Плоские камни и ролики, которыми кожу нужно только слегка гладить, помогут снять отеки, но на упругость кожи особенно не повлияют.

Массаж не стоит делать на коже с активными воспалениями и повреждениями, и с большой осторожностью — на коже с куперозом. И точно не нужно использовать банки для массажа, потому что они делают сосуды еще более хрупкими.

ЛАЗЕРЫ

Лазеры для эпиляции выпускают уже давно (о них читайте далее). Омолаживающий же лазерный прибор для домашнего использования появился совсем недавно, у компании Tria, которая специализируется на косметических гаджетах. Выпускается в двух версиях — для лица и для зоны вокруг глаз. Он нагревает ткани в глубоких слоях кожи и провоцирует контролируемое повреждение — так же, как дермароллеры. При этом верхний слой кожи остается нетронутым, и краснота проходит довольно быстро. Этот процесс называется фракционным фототермолизом. Стоит прибор Tria Smooth Beauty довольно дорого, а результаты показывает неоднозначные. Производителю нужно, чтобы прибор не только работал, но и был безопасным, то есть не нанес коже повреждений и не сделал хуже. Иногда последнее даже важнее. Поэтому если перед вами стоит выбор между процедурой у косметолога и покупкой домашнего прибора, то лучше отдать предпочтение первому варианту.

ГЛАВА 5
КОСМЕТИКА ДЛЯ ТЕЛА

ОЧИЩЕНИЕ

> Спойлер:
> очищение кожи тела должно быть мягким,
> чтобы она не пересыхала, не зудела
> и не шелушилась. Для этого стоит выбирать
> средства для сухой и чувствительной кожи.

Если к выбору очищающих средств для лица большинство людей относится более-менее требовательно, то к средствам для тела — уже нет. И очень зря. Кожа тела от кожи лица, конечно, отличается (она менее чувствительная, и ниже уровня груди в ней практически нет сальных желез), но очищение ей тоже нужно как можно более мягкое[1].

Поверхностный защитный барьер кожи сильно страдает от агрессивного очищения: появляется неприятное ощущение стянутости, зуд, а иногда и шелушения. Этого легко избежать, если просто выбрать мягкое средство.

Твердое кусковое мыло, за редкими исключениями, содержит агрессивные моющие компоненты, которые смывают с кожи слишком много, поэтому если вы предпочитаете только такой формат, то лучше выбирать варианты подороже, предназначенные для чувствительной кожи.

Самые щадящие гели для душа обычно встречаются среди линий для очень сухой и атопичной кожи. Они, как правило, содержат мягкие моющие компоненты и много ухаживающих, например масла, церамиды и мочевину. Использовать их можно, даже если ваша кожа не сухая, особенно зимой. Если же кожа сильно сохнет, то лучше применять очищающие средства только на отдельных областях (подмышки, интимные зоны), а все остальное тело просто мыть водой.

Температура воды тоже имеет значение: чем она выше, тем лучше смываются с кожи защитные жиры. Поэтому не стоит включать очень горячую воду, чтобы согреться в холодное время года. От этого кожа будет только сильнее сохнуть. Конечно, это ощущение

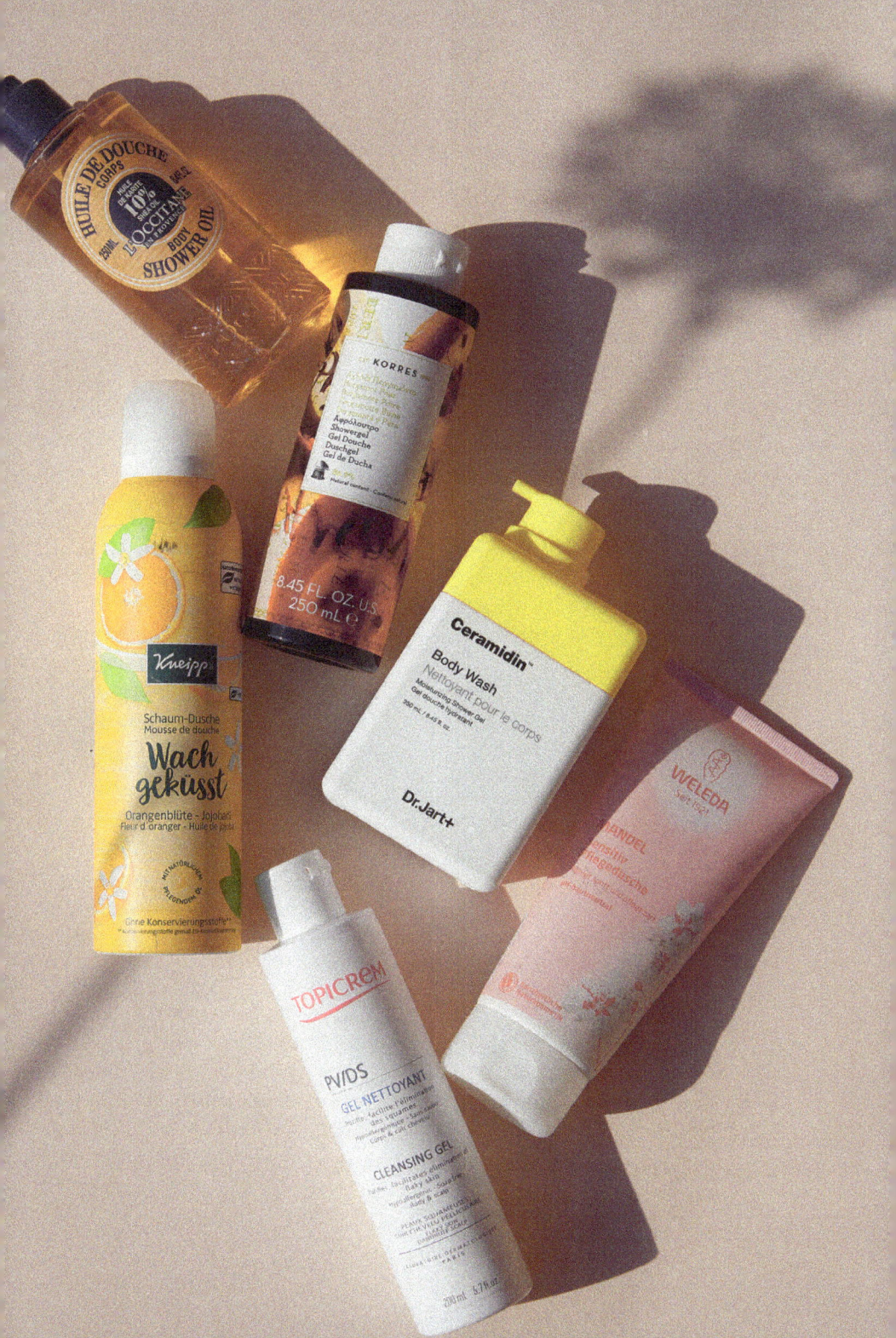

можно сгладить увлажняющим кремом, но лучше с самого начала не вредить коже.

Кстати, мочалки сильно переоценены. Они выполняют не столько очищающую, сколько отшелушивающую функцию. К тому же они практически никогда не высыхают до конца, и поэтому в них накапливается огромное количество бактерий. Так что, если можете, постарайтесь обойтись без мочалки. Тем более что сейчас выпускают все больше средств для тела, которые не надо вспенивать: при нажатии из упаковки сразу выходит пена.

ПРИМЕРЫ

Weleda Mandel — крем для душа с мягким ароматом миндаля, который плохо пенится, но хорошо очищает. Сам по себе он, конечно, не увлажнит, но после него коже будет комфортно.

Гель для тела и головы **Topicrem PV/DS Cleansing Gel** предназначен для кожи с псориазом: мягко очищает, успокаивает и в целом подходит чувствительной коже. Отличное средство для зимы.

Гель для душа **Dr. Jart+ Ceramidin Body Wash** выпускают в классной удобной упаковке. Он почти не сушит, приятно пахнет лечебными травами и содержит церамиды. Хватит его очень надолго.

Масло для душа **L'Occitane 10% Shea Body Shower Oil** — не самый привычный формат очищения, но тем оно и интересно. При контакте с водой превращается в молочко и увлажняет.

Korres делают много разных гелей для душа, выбирать их можно по запаху. По свойствам они одинаковые: хорошо пенятся, хорошо очищают, легко смываются.

Kneipp Shower Foam — средство для душа в очень удобном формате: из упаковки выходит гель, который быстро превращается в пену. Выпускается в нескольких вариациях, которые отличаются только запахами, при этом все они очень легкие и ненавязчивые.

ОТШЕЛУШИВАНИЕ

> Спойлер:
> отшелушивать кожу тела нужно для того, чтобы она была более ровной по текстуре, мягкой и чтобы меньше беспокоили вросшие волосы. Далеко не все пилинги для тела полезны — некоторые могут и навредить, поэтому выбирать их тоже нужно тщательно.

На коже тела, как и на коже лица, постоянно отмирают клетки эпидермиса. И хотя из-за постоянного трения об одежду их не накапливается слишком много, иногда бывает нужно дополнительно отшелушивать кожу. Особенно это полезно зимой, когда у многих людей на бедрах и плечах появляются маленькие сухие красные воспаления, которые совсем не болят и не содержат гноя. Это не прыщи, как принято думать, а явление под названием «keratosis pilaris», или «куриная кожа»[2]. Такое бывает от того, что волосы не могут прорасти сквозь слой омертвевших клеток. С этой проблемой, как и с другими видами кератоза, отлично справляются пилинги.

Обычно для отшелушивания кожи тела используют скрабы и мочалки, изредка можно найти пилинги-скатки. При выборе механического пилинга важно обращать внимание на то, чтобы отшелушивающие частицы в нем не были острыми и не царапали кожу. Этим часто грешат кофейные скрабы и скрабы с перемолотыми косточками. Куда мягче будут действовать скрабы на основе сахара. Отшелушивать кожу тела не нужно каждый день, достаточно одного-двух раз в неделю. А еще скрабы не стоит использовать на раздраженной коже или если вас беспокоит акне на теле. Такие состояния скраб только усугубит.

Кроме механических пилингов для тела делают и химические — с кислотами и энзимами. Они работают мягче, чем скрабы, и при этом эффективнее, не травмируя кожу. Мы рассказывали о кислотах

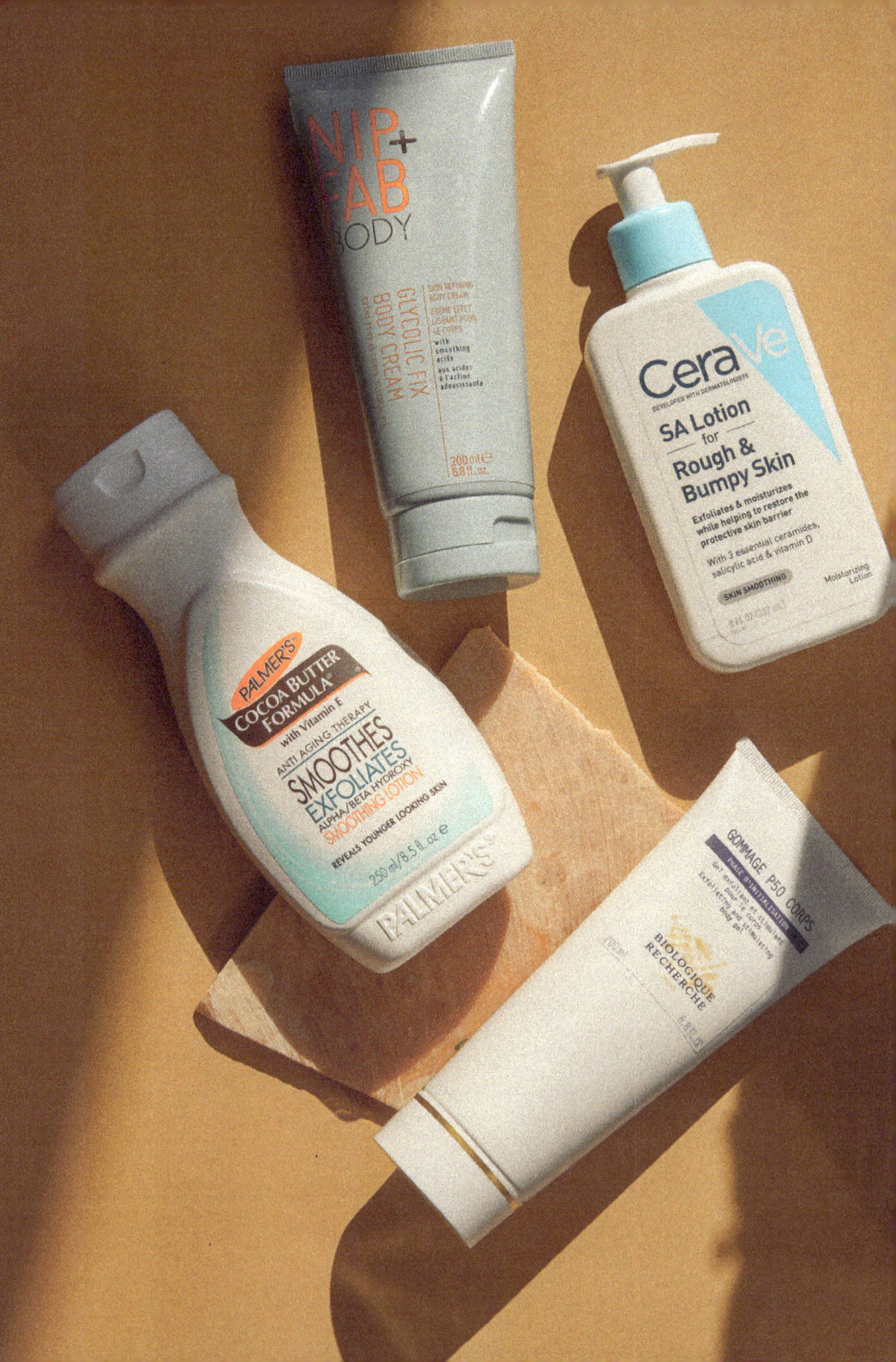

и энзимах для лица в главе 3, и с кожей тела принцип тот же самый. Если она сухая, стоит выбирать пилинги с AHA-кислотами — гликолевой, молочной. А если беспокоят воспаления, особенно на спине, — с салициловой.

Пока химические пилинги на полках найти сложновато, но их выпускают все больше. Химические пилинги помогают сделать кожу более мягкой, избавиться от шелушений, воспалений и вросших волос. Обычно они продаются или в виде кремов для тела, которые не нужно смывать, или в виде кремов, которые необходимо держать на коже 5–15 минут. Часто встречаются комбинированные пилинги: в них есть и механические частицы, и кислоты. Такие нужно немного подержать на коже, а затем смыть мягкими массажными движениями.

ПРИМЕРЫ

CeraVe SA Lotion — увлажняющий несмываемый лосьон для тела с салициловой кислотой, который поможет от акне на спине, отлично и мягко отшелушит, не высушив кожу. Идеален для зимы.

Крем **NIP+FAB Glycolic Fix Body Cream** содержит гликолевую кислоту, пахнет не очень приятно, но работает хорошо. Мягко отшелушивает, быстро впитывается.

Пилинг **Biologique Recherche Gommage P50 Corps** похож на кисель. Помимо огромного количества разных кислот содержит немного косточек, которые в итоге на отшелушивание не влияют. Может немного щипать кожу, но держать его долго не нужно — достаточно пяти минут.

Лосьон **Palmer's Anti-Aging Smoothing Lotion** неприятно пахнет, но действует очень хорошо и совсем недорогой. Пользоваться чаще двух раз в неделю не стоит.

УВЛАЖНЕНИЕ

Спойлер:
средства для увлажнения кожи тела бывают в формате гелей, лосьонов, сывороток, кремов и масел. Подбирать их необходимо в зависимости от типа кожи и погоды: зимой нужен крем насыщеннее, чем летом.

Кремы для тела — штука простая. Серьезных требований к ним никто не предъявляет, они должны просто увлажнять. Конечно, кроме кремов бывают еще гели, лосьоны, молочко, бальзамы. Но суть у всех одна и та же. В них есть водоудерживающие компоненты, которые притягивают и удерживают влагу в верхних слоях эпидермиса, запирающие — те, что создают на коже пленку, которая не дает этой влаге испариться и защищает от внешнего воздействия, и питательные — те, которые работают как аналог естественного защитного слоя и отвечают за то, чтобы кожа была мягкой и упругой. Подробнее обо всех этих компонентах мы писали в главе 3.

Крем или лосьон может быть легким и увлажняющим, может — более плотным и питательным, и зависит это от соотношения типов увлажняющих ингредиентов. Если кожа не очень сухая, то вполне подойдет легкое средство, в котором много водоудерживающих компонентов, например глицерина. А если вы страдаете от зуда и сухости, лучше выбирать средство поплотнее и понасыщеннее, в котором много питательных и защитных масел и силиконов.

Отдельно в уходе за кожей тела стоят масла. Они отличаются от кремов и лосьонов тем, что в них нет водоудерживающих компонентов. Это значит, что увлажнения как такового они не дадут, только напитают кожу и защитят ее, создав пленку.

Наносить масла лучше сразу же после душа, пока из кожи не испарилась вода. Можно даже не вытираться полотенцем и использовать их на влажной коже. Такой способ поможет «запереть» в коже воду: испаряться она будет гораздо медленнее, а вам будет комфортнее. Этот способ, кстати, работает и для обычных кремов.

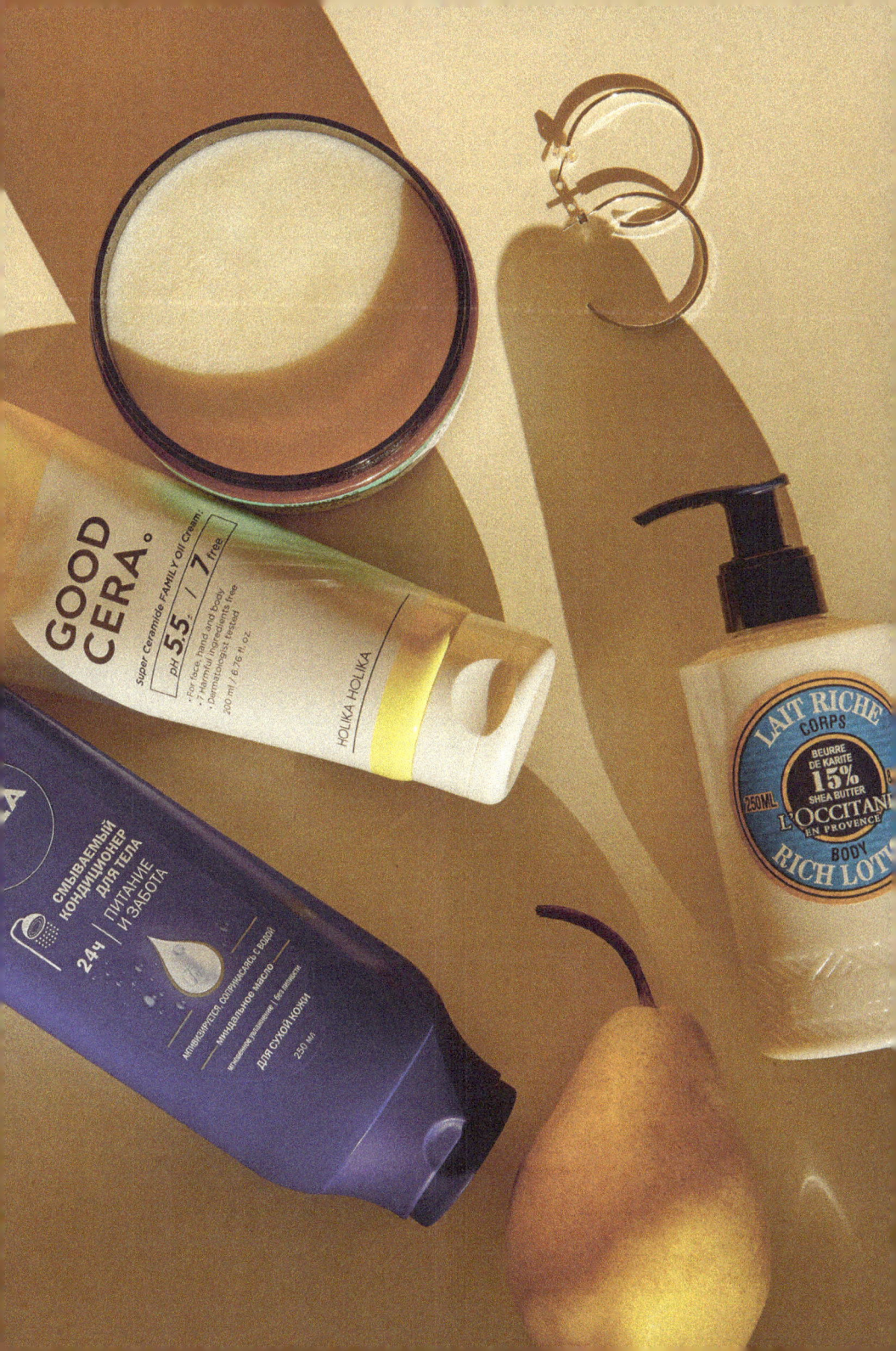

У большинства людей проблемы с кожей тела появляются зимой: она начинает шелушиться и зудеть, особенно на плечах и голенях. В этом случае нужно обратиться к средствам, которые предназначены для очень сухой и атопичной кожи. Они здорово восстанавливают защитный барьер и снимают ощущение стянутости. Проще всего их найти в аптеке, но и на полках супермаркетов они иногда попадаются. Подобные средства содержат много компонентов, которые помогают естественному защитному барьеру кожи: это церамиды, омега-кислоты и холестерол. Еще в них могут быть цинк и разные масла вроде жожоба или оливкового.

ПРИМЕРЫ

Крайне удобный кондиционер для тела придумали в **Nivea**: его нужно наносить прямо в душе и сразу же смывать. В составе много минерального масла. Кондиционер создает ощутимую пленку на коже, но дискомфорта при этом не доставляет. После него нет стянутости и сухости, поэтому можно дополнительно не пользоваться кремом.

В линии «**Карите**» бренда **L'Occitane** есть несколько форматов: лосьон, пара кремов с разной текстурой и масло. Все содержат масло ши, которое само по себе очень плотное и хорошо питает кожу. Все средства здорово помогают от сухости. Выбирать стоит, ориентируясь на то, какая текстура вам больше нравится.

Бальзам для тела **Dr. Konopka's Modelling and Sculpting Body Balm** — это, по сути, масло в твердом формате. Конечно, никакого моделирования от него ждать не нужно. Здесь, как и в кремах L'Occitane, в основе — масло карите, а также апельсиновое, масло виноградной косточки и розмарина. При нанесении приятно плавится, использовать его лучше на еще влажной коже.

Масляный крем **Holika Holika Good Cera Super Ceramide Family Oil Cream** содержит церамиды, много разных масел и здорово подходит для сухой кожи. Можно использовать и для лица.

КРЕМЫ ОТ РАСТЯЖЕК И ЦЕЛЛЮЛИТА

Спойлер:
в подавляющем большинстве случаев
они не работают.

Для каждой (иногда надуманной) проблемы всегда найдется какое-нибудь решение. Но в случае с целлюлитом и растяжками эти решения обычно бесполезны и только разочаровывают.

Целлюлит появляется, когда под кожей накапливается большое количество жира. Наличие или отсутствие целлюлита обычно не связано с массой тела — он бывает даже у очень спортивных людей. Кстати, это проблема не только женщин, просто у мужчин она встречается намного реже. Считается, что целлюлит нужен женщинам, чтобы организму хватило питательных веществ во время беременности и лактации, если вдруг их не будет поступать достаточно извне.

На сегодня не существует ни одного поверхностного средства[3], которое помогало бы избавиться от целлюлита. Ни разогревающие и охлаждающие кремы, ни кофейные скрабы, ни прочие средства, которые можно в огромных количествах встретить в магазинах, не доказали своей эффективности. Дело в том, что, даже если какие-то ингредиенты и могут уменьшать количество жира, они не способны проникнуть в кожу настолько глубоко.

Растяжки возникают, когда кожа быстро и надолго растягивается. Важно понимать, что это результат повреждения эластина в глубоких слоях кожи, который выполняет функцию каркаса. То есть своего рода шрам изнутри. Склонность к растяжкам — штука генетическая, и с этим мало что можно сделать. Чаще всего растяжки появляются во время беременности и при быстром наборе массы. Но иногда они возникают просто так, и никто точно не может сказать почему.

Проблема с избавлением от растяжек заключается в том, что мало какие ингредиенты способны проникать так глубоко, чтобы исправить повреждения эластина. К тому же эти повреждения настолько серьезны, что домашние средства их залечить не могут.

Единственное домашнее средство, которое показало эффективность[4], хоть и небольшую, в уменьшении растяжек, — это ретиноиды. А точнее, третиноин. Мы писали подробнее об этом веществе в главе 3. Кремы с третиноином не продаются в России, а в большинстве других стран их можно получить только по рецепту. К тому же третиноин нельзя использовать во время беременности и лактации. Менее эффективны, но все же работают кремы с ретинолом. Это более слабая форма ретиноидов, которая меньше раздражает кожу, но при этом показывает хорошие результаты в ее обновлении.

ДЕЗОДОРАНТЫ И АНТИПЕРСПИРАНТЫ

> Спойлер:
> пот — важный инструмент терморегуляции, но он приносит много проблем — от мокрых пятен на одежде до неприятного запаха. Дезодоранты и антиперспиранты действуют по-разному: одни уничтожают бактерии, которые вызывают запах, а другие закупоривают потовые железы и работают против влажности. Чаще всего в магазинах продаются комбинированные средства.

В процесс потоотделения вовлечены два типа желез — экзокринные, которые выделяют водянистый пот, и апокринные, которые сосредоточены в основном в области подмышек и выделяют еще и жиры. Пот из обоих видов желез сам по себе не пахнет, но второй создает питательную среду для бактерий, которые и вызывают неприятный запах.

Потоотделение провоцируют тепло и стресс. Термический пот более водянистый и охлаждается при испарении, не позволяя телу перегреться. Поэтому в жару его выделяется больше.

Какую роль для человека играет стрессовый пот, пока никто так и не понял. Существует несколько теорий, но ни одна из них не доказана. Если от тепла потеет все тело, то от стресса, как правило, только ладони, лицо и подмышки. Стрессовый пот более жирный, содержит больше питательных для бактерий веществ, чем термический, и из-за этого сильнее пахнет.

На сегодня в массовой косметике существует два типа средств для борьбы с потом. **Дезодоранты** не избавляют от самого пота и предназначены только для борьбы с запахом. Они содержат отдушки и антибактериальные компоненты. **Антиперспиранты** имеют в составе соли алюминия, которые борются с влажностью. Они вступают в реакцию с небольшим количеством пота и образуют «пробку», которая блокирует выделение жидкости. Их эффекта обычно хватает на один-два дня. Чаще всего в магазинах продают комбинированные средства — дезодоранты-антиперспиранты. Они бывают в разных форматах: жидкие, твердые, аэрозоли, кремы — выбор зависит только от ваших предпочтений. Наносить их нужно на чистую сухую кожу и давать им немного времени впитаться и высохнуть.

Если пота выделяется очень много и обычные средства не справляются, можно обратиться к более серьезным — антиперспирантам с высоким содержанием солей алюминия. Они, как правило, продаются в аптеках. Одного их использования хватает на несколько дней, но они могут сильно раздражать и высушивать кожу. Поэтому выбирать такие антиперспиранты стоит, только если проблема повышенного потоотделения действительно стоит остро. Причем лучше использовать их на ночь, чтобы соли алюминия успели эффективно прореагировать и надежно заблокировать выделение пота.

К слову, с солями алюминия связано много страхов. Считается, что у них есть гормональный эффект, что они вызывают болезнь Альцгеймера и могут быть причиной опухолей. Но на сегодня убедительных доказательств этого нет[5], так что бояться не нужно.

На волне моды на все натуральное на полках начали появляться дезодоранты-антиперспиранты в форме **кристаллов**. Это большие куски соли, которыми нужно тереть влажную кожу. Несмотря на то что на них часто пишут о том, что в составе нет алюминия, на самом деле он там есть, просто в меньшей концентрации или немного в другой форме. Работают кристаллы по сути так же, как любые другие антиперспиранты. Обычно они хуже защищают от пота, зато совсем не пахнут. И поэтому ими стоит пользоваться тем, у кого нет сильного выделения пота.

Выбор дезодоранта зависит от интенсивности потоотделения и от времени года. Летом организму нужно сильнее охлаждаться, поэтому мы потеем сильнее. И здесь без антиперспиранта вряд ли удастся обойтись. А вот в холодное время достаточно только дезодоранта или дезодоранта-антиперспиранта в форме кристалла.

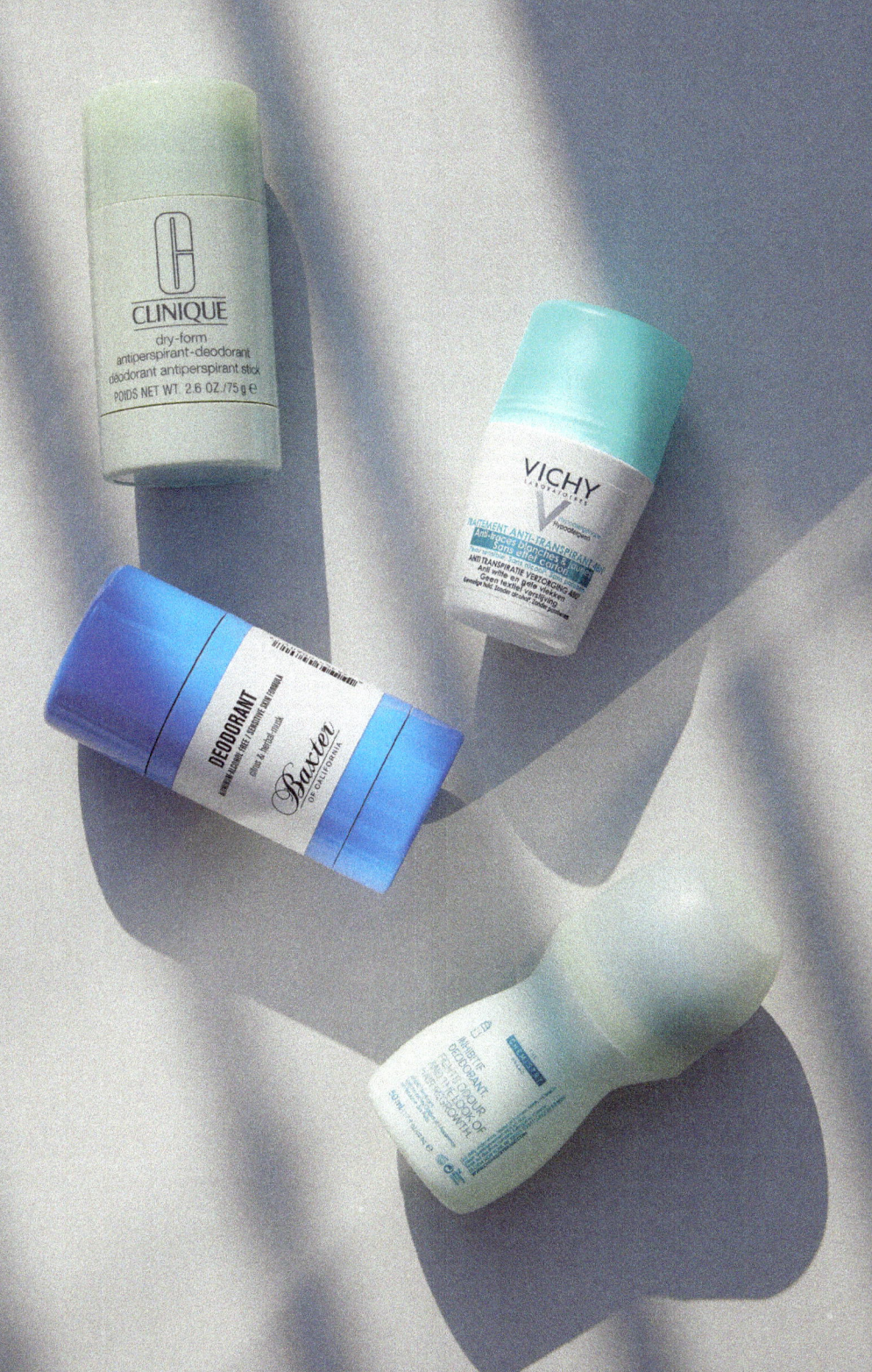

ПРИМЕРЫ

Дезодорант **Baxter Of California** от влажности особенно не поможет, а от запаха — да. У него самого насыщенный цитрусово-древесный запах, он не оставляет пятен на одежде и круто выглядит на полке.

Дезодорант-антиперспирант **Vichy 48Hr Anti-Perspirant** почти идеальный: легко наносится, быстро впитывается. Надежно защищает, не оставляет пятен на одежде, без раздражающего запаха. Недостаток только в том, что стоит он не то чтобы дешево, а заканчивается быстро.

Твердый дезодорант-антиперспирант **Clinique Dry-Form** — один из немногих, которые действительно не пахнут. Наносится сухим, может оставлять белые пятна на темной одежде.

The Chemistry Brand Inhibitif Deodorant содержит ингибиторы роста — вещества, которые замедляют рост волос (подробнее о них — ниже). То есть одновременно помогает от пота и запаха и позволяет делать эпиляцию реже.

УДАЛЕНИЕ ВОЛОС И ВРОСШИЕ ВОЛОСЫ

Спойлер:
существует много способов удаления волос, но лишь один поможет избавиться от них навсегда. При этом каждый из способов опасен по-своему. От некоторых процедур могут появляться вросшие волосы, и предотвратить это гораздо проще, чем справляться с последствиями.

БРИТЬЕ

Бритье — самый простой и самый распространенный метод удаления волос. Но большинство людей делает это не совсем правильно. Бритва действует примерно как скраб — удаляет поверхностный ороговевший слой эпидермиса. От этого на коже могут появляться воспаления, краснота и раздражение.

Американская ассоциация дерматологов приводит довольно простую инструкцию[6] по бритью для мужчин, но она пригодится и женщинам, потому что принципы здесь одни и те же. Перед бритьем нужно намочить кожу и нанести крем или пену, использовать только острую бритву и менять ее через каждые пять раз использования; удалять волосы по направлению их роста. В конце нанести на кожу успокаивающий крем.

Кроме обычных бритв для мужчин, делают и электрические (ими нужно пользоваться уже на сухой коже). Кстати, с электрическими бритвами и триммерами рисков связано меньше, чем с обычными[7].

До сих пор существует миф, что от бритья волосы становятся толще, темнее и быстрее растут. Его не подтверждают ни исследования[8], ни простая логика: бритье затрагивает только ту часть волоса, которая уже омертвела, и на фолликул, из которого он растет, не влияет никак. Вероятнее всего, заблуждение возникло из-за того, что конец у сбритого волоса кажется более острым, чем у давно отросшего. К тому же отросшие волосы, как считается, подвергаются воздействию солнца и косметики: первое их осветляет и истончает, вторая — смягчает. На самом деле на рост, толщину и цвет волос, согласно журналу *Scientific American*, влияют исключительно гены и гормоны[9].

КРЕМЫ И ГЕЛИ ДЛЯ ДЕПИЛЯЦИИ

Такие средства растворяют волосы и не затрагивают фолликул. Работают они за счет того, что разрушают химические связи белков в волосах, и те легко удаляются вместе с кремом. Из-за этой реакции появляется сильный неприятный запах.

В отличие от бритвы, кремы и гели для депиляции могут проникать неглубоко под кожу и растворять волосы внутри поры, из которой они растут. Поэтому гладкость кожи с ними сохраняется немного дольше. И поэтому же важно очень тщательно эти кремы смывать, иначе появится раздражение.

Пользоваться кремами для депиляции просто, но они могут сильно раздражать кожу. Поэтому перед применением обязательно проведите тест на аллергию и не держите средства на коже дольше, чем написано в инструкции. Обычно кремы и гели нельзя использовать в интимных зонах, если на упаковке не написано обратного. И их точно нельзя наносить на раздраженную кожу.

Эффективность кремов для депиляции зависит не только от их формулы, но и от типа волос. Чем они толще и жестче, тем хуже будет результат.

ВОСК, САХАР, ЭПИЛЯТОР, ПИНЦЕТ, НИТЬ

Все эти методы объединяет то, что они выдергивают волосы и избавляют от них на пару-тройку недель. Больше всего рисков связано с воском и сахаром. Перед процедурой кожу нужно обеззаразить, чтобы в фолликул не попала инфекция и не возникло воспаление. Воск и сахар не стоит использовать на голой коже — лучше присыпать ее тальком (так она будет меньше повреждаться, потому что средства будут меньше соприкасаться с кожей).

К воску обычно прилагаются специальные полоски, с помощью которых его нужно удалять с кожи. Делается это так: воск наносят тонким слоем по направлению роста волос, приклеивают полоску, ждут несколько минут и резким движением удаляют против роста.

Некоторые средства, особенно профессиональные, можно использовать и без полосок — просто отдирать застывший воск руками.

Очень важно проверять температуру восковой массы, потому что, по словам дерматологов, в практике они часто сталкиваются с ожогами после эпиляции воском[10]. Как и после бритья, после выдергивания волос на кожу нужно снова нанести обеззараживающее средство, а затем — успокаивающий крем.

Удаление волос сахаром выглядит немного по-другому. Здесь используется небольшой комок пасты, который наносится против роста волос и против роста же удаляется. Одну порцию можно использовать несколько раз, пока масса не потеряет свои свойства. Первые несколько раз процедура может быть очень болезненной, но, если делать ее регулярно, болезненность уменьшается. После процедуры кожу снова нужно протереть обеззараживающим средством (хлоргексидин, мирамистин) и нанести на нее успокаивающий крем.

ЛАЗЕРНАЯ ЭПИЛЯЦИЯ

При лазерной эпиляции волос очень сильно нагревается, от чего повреждается его фолликул. Через какое-то время (обычно около недели) волос выпадает. Для каждой зоны нужно 4–10 сеансов эпиляции с промежутком в 2–4 недели в зависимости от аппарата и типа волос. Лучшие результаты лазерная эпиляция дает на светлой коже с темными волосами. А вот со светлыми волосами лазер часто не справляется. Дело в том, что волос нагревается благодаря пигменту, который в нем содержится. Пигмент поглощает свет от лазера и преобразует его в тепло. Чем сильнее контраст между пигментом кожи и пигментом волоса, тем проще лазеру его «распознать».

Лазерная эпиляция обычно удаляет волосы на год-два. От процедуры могут появляться шрамы, но такое случается достаточно редко, и это скорее исключение, чем правило. Чаще возникает покраснение, которое в худшем случае проходит через пару дней. Обычно специалист сразу наносит успокаивающий крем (например, «Бепантен»), но не помешает какое-то время пользоваться им и дома тоже.

ЭЛЕКТРОЭПИЛЯЦИЯ

Это самый долгий и самый болезненный метод, но при этом единственный, который позволяет удалить волосы навсегда. Электроэпиляция, в отличие от лазерной, эффективна при любом типе кожи и волос. Процедура выглядит так: под кожу рядом с фолликулом вводится игла, по ней передается электрический импульс, который уничтожает фолликул, а сам волос удаляется пинцетом. Игла может оставлять шрамы, но, как правило, это связано с плохой техникой специалиста. Также после сеанса на коже может появляться краснота, которая проходит за пару дней. Делать электроэпиляцию дома, разумеется, нельзя.

Существует три основных вида электроэпиляции[11]: *гальванический*, при котором запускается химическая реакция, разрушающая фолликул, *термолитический*, когда фолликул разрушается от нагрева, и *комбинированный*, когда химическая реакция усиливается нагревом. Ощущения при этом одинаковые — как от укола тонкой иглой, а степень болезненности варьируется в зависимости от части тела, на которой удаляются волосы. Для полного избавления от волос с одной зоны обычно требуется 20–25 сеансов, которые нужно проводить раз в неделю.

УДАЛЕНИЕ ВОЛОС В ИНТИМНЫХ ЗОНАХ

Скажем сразу: удаление волос в интимных зонах не влияет на гигиену ни у мужчин, ни у женщин. Даже наоборот: волосы защищают половые органы от механических повреждений и от попадания грязи и инфекций[12]. Поэтому важно понимать, что бритье интимных зон несет только эстетическую функцию.

Если разные методы эпиляции на теле в целом более-менее безопасны, то, когда речь заходит об удалении волос в интимных зонах, все сильно усложняется. Большинство проблем обычно связано с бритьем и выдергиванием[13]. Бритвой можно порезаться и занести инфекцию, а от выдергивания могут врастать волосы и воспаляться фолликулы. К тому же, по данным Американского центра предотвращения и контроля заболеваний[14], микроскопические повреждения на коже повышают риск заболеваний, передающихся половым путем.

Но риски можно снизить, если удалять волосы правильно и заботиться о коже после процедуры. Рекомендации здесь те же, что и для любых других областей на теле. Дополнительно для интимных зон настоятельно рекомендуют использовать зеркало.

ВРОСШИЕ ВОЛОСЫ

Вросшие волосы появляются как от различных средств для депиляции, так и от бритья. Это происходит из-за того, что поверхностный слой эпидермиса успевает ороговеть быстрее, чем волос прорастет наружу. В результате волос закручивается и врастает обратно в кожу. Процесс обычно сопровождается болезненным воспалением, после которого остаются пигментные пятна.

Проще всего предотвратить врастание волос с помощью мягких пилингов — кислотных, энзимных и скаток. Можно применять те же, что и для лица, а можно выбрать специальные для тела, хотя таких на рынке пока немного. Пилинги удаляют излишки ороговевшей кожи, и волос легче прорастает наружу. Использовать их часто не нужно, потому что от эпиляции кожа и так сильно повреждается. Обычно двух раз в неделю бывает достаточно.

Если вросший волос уже появился, то единственный способ от него избавиться — взять стерильную иглу и аккуратно поддеть волос, чтобы вытащить его на поверхность. При этом ковырять кожу не нужно — станет только хуже и может остаться пятно. Если с первого раза вытащить волос не получилось, можно попробовать снова через день-два. Если же вросший волос появился в месте, которое вы не можете хорошо рассмотреть, лучше попросить кого-нибудь помочь вам, иначе есть риск себе навредить.

ИНГИБИТОРЫ РОСТА ВОЛОС

Это кремы, гели и лосьоны, благодаря которым волосы либо растут медленнее, либо становятся более тонкими и светлыми. Предполагается, что при постоянном использовании этих средств волосы пропадают полностью. Но важно помнить, что после отказа от ингибиторов волосы снова станут расти так же, как и раньше.

Есть всего несколько ингредиентов, которые показывают какую-никакую эффективность в замедлении роста волос. Самый исследованный — эфлорнитин (eflornithine), использующийся в кремах Vaniqa, которые в России не продаются. Он же — единственный из тех, что можно применять на лице. Эфлорнитин подавляет ферменты, которые контролируют рост волос. Его серьезный и неприятный побочный эффект — это акне, а также часто возникающее раздражение.

Второй распространенный ингибитор роста волос — lauryl isoquinolinium bromide (лаурилизохинолинбромид). Предполагается, что он убивает клетки фолликула, когда волос находится в активной фазе роста. Доказательств его эффективности меньше, чем у эфлорнитина; более того, американское FDA (Управление по санитарному надзору за качеством пищевых продуктов и медикаментов) предупреждает, что его безопасность пока под вопросом. На основе этого вещества компания Deciem делает линию Inhibitif, в которой есть средства для лица, тела, интимных зон и даже дезодорант.

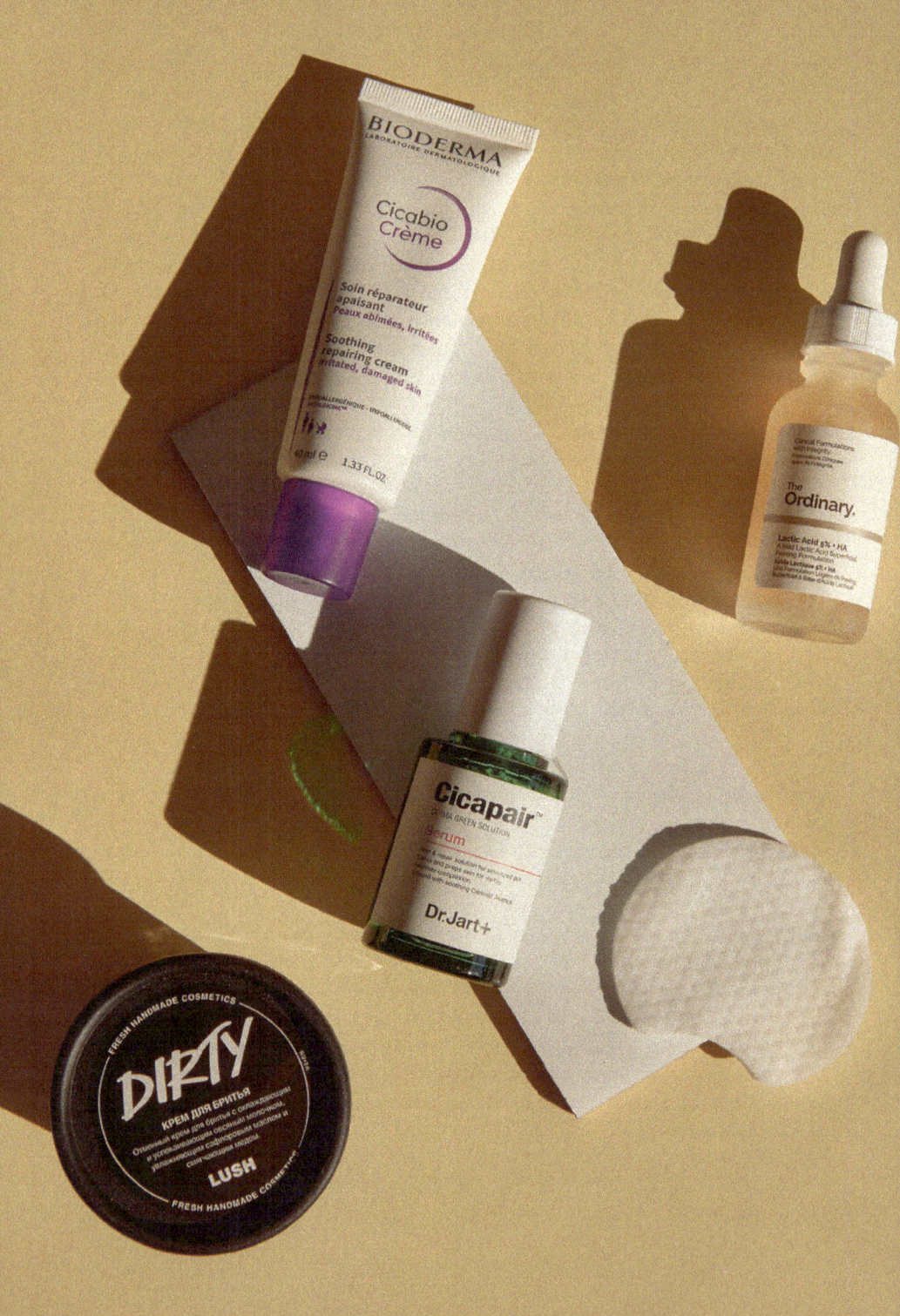

ПРИМЕРЫ

Легкий заживляющий **Bioderma Cicabio Creme** содержит цинк, который купирует воспаление и помогает коже быстрее восстанавливаться.

Сыворотка **Dr. Jart+ CiCapair** увлажняет и успокаивает раздраженную кожу и будет особенно полезна тем, у кого лицо сильно страдает от бритья. Содержит массу заживляющих компонентов и приводит кожу в порядок за пару дней.

Сыворотка с молочной кислотой **The Ordinary Lactic Acid 5% + HA 2%** очень мягко отшелушивает и дополнительно увлажняет кожу, поэтому подойдет для профилактики врастания волос в интимных местах.

Крем для бритья **Lush Dirty** содержит успокаивающее овсяное молочко и масло ши. С ним раздражений от бритвы будет гораздо меньше и кожа станет мягкой и гладкой.

Дешевые диски с салициловой кислотой **Stridex Maximum Strength** для лица жестковаты, а для тела подходят отлично. Ими лучше протирать те волосы, которые успели врасти: они подсушат и снимут воспаление.

АВТОЗАГАРЫ

> Спойлер:
> использование автозагаров — безопасный способ придать коже темный оттенок. Перед их нанесением имеет смысл подготовить кожу — отшелушить и увлажнить. Самое важное при пользовании автозагарами — ровное нанесение. Хорошие автозагары, дающие красивый цвет, стоят обычно недешево.

Автозагары — это средства, которые затемняют кожу, придавая ей оттенок загара без воздействия солнца. Делают они это с помощью сахара, а именно моносахарида под названием «дигидроксиацетон» (ДГА). Его добывают из свеклы и сахарного тростника или из глицерина. Есть и другие сахара, которые дают коже коричневый оттенок, но их используют редко и обычно вместе с дигидроксиацетоном.

Происходит это так: ДГА в составе автозагара взаимодействует с аминокислотами в коже, образуя коричневый пигмент. Напомним, аминокислоты — строительные блоки всего живого, из них образуются белки и пептиды. В ходе этой реакции появляется тот самый «жженый» запах, который характерен для всех автозагаров. Его можно приглушить отдушками, но не до конца. Забавно, что такой же процесс происходит при запекании хлеба. Он называется реакцией Майяра, и именно благодаря ему на хлебе образуется коричневая корка.

Автозагары относительно безопасны. И уж точно безопаснее обычного загара. В берлинской лаборатории Gematria проводилось исследование[15], которое показало, что ДГА повышает выработку свободных радикалов от UV-излучения, но ученые использовали такую концентрацию средства, какой в кремах обычно не бывает. К тому же этот эффект нивелируется благодаря применению солнцезащитного крема. Есть также исследование Японского национального института естественных наук, в котором говорится, что постоянное использование автозагара раздражает кожу[16], но оно проводилось на животных и непоказательно для людей.

Самая большая опасность автозагара заключается в том, что многие думают, будто он защищает от солнца, а это на самом деле не так. Поэтому вместе с автозагаром на открытые части тела нужно обязательно наносить крем с SPF.

КАК ПОЛЬЗОВАТЬСЯ

Автозагары просты в использовании, главное — наносить их равномерно, иначе на коже могут появиться разводы и по-разному окрашенные участки. Если вы не уверены в том, что сможете сделать это идеально, выбирайте средства, которые дают постепенный загар. На таких обычно есть надпись «gradual tan».

Использовать автозагар лучше на ночь, за пару часов до сна, потому что днем мы больше двигаемся, из-за чего покрытие может стать неровным, а светлая одежда — испачкаться. Британский дерматолог Саманта Бантинг советует применять автозагары вечером, держать несколько часов и смывать непосредственно перед сном, потому что иногда они закупоривают поры и провоцируют воспаления, особенно на проблемной коже.

Наносить автозагары можно просто руками, но тогда нужно тщательно мыть их после, иначе ладони тоже окрасятся. Некоторые бренды делают специальные рукавицы для автозагара — они защищают руки и делают нанесение более равномерным.

Искусственный загар проявляется не сразу, а через несколько часов. ДГА проникает только в верхний слой кожи, который постоянно обновляется. Поэтому, какой бы автозагар вы ни выбрали, он не продержится дольше недели-двух. Цена и формат средства никак не влияют на скорость обновления кожи. А вот продлить действие автозагара поможет отшелушивание перед использованием и увлажнение после проявления цвета. То есть перед автозагаром стоит обработать кожу щеткой или пилингом, а после — нанести увлажняющий крем. Оттенок, который получается от автозагара, зависит от формулы средства и чистоты/качества дигидроксиацетона. И здесь цена уже может иметь значение.

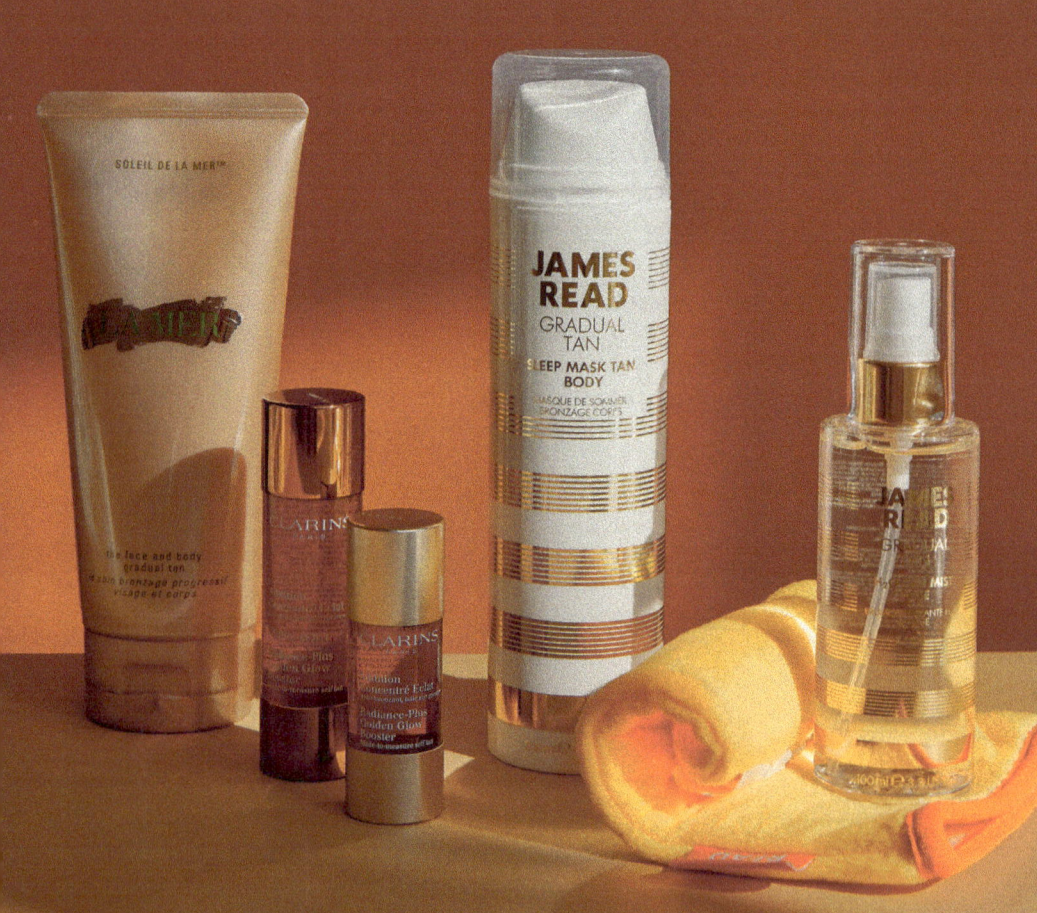

ПРИМЕРЫ

Автозагар для лица в виде капель **Clarins Addition Concentre Eclat** нужно добавлять в свой обычный крем. Хорош тем, что не дает явного цвета сразу, поэтому огрехи нанесения с ним незаметны. После первого использования кожа не столько темнеет, сколько приобретает отдохнувший вид. У этого автозагара есть версия и для тела, по свойствам они примерно одинаковые.

La Mer The Gradual Tan Face and Body обеспечивает постепенный загар и довольно быстро впитывается. С ним практически невозможно получить неравномерное покрытие. Стоит дорого, но и цвет максимально естественный.

Марка **James Read** специализируется на автозагарах и делает их в самых разных форматах — от масок до спреев. Выбирать можно любой, какой нравится, но нам полюбились спрей для лица **H2O Tan Mist**, который не нужно растирать руками, и ночная маска для тела **Sleep Mask Tan Body**, которую нужно смывать утром в душе. У них же есть рукавица для нанесения автозагара.

УХОД ЗА РУКАМИ

Спойлер:
мало кто уделяет уходу за руками столько же внимания, сколько уходу за лицом, а зря. Рукам так же, как и остальной коже, нужно мягкое очищение, увлажнение и защита — как от холода, так и от солнца.

ОЧИЩЕНИЕ

Кожа рук, пожалуй, самая травмируемая, потому что ее мы моем чаще всего. При этом мало кто выбирает очищающие средства для рук так же тщательно, как для лица.

К сожалению, мыло, которое предназначено для рук, обычно очень агрессивное и сушит. Поэтому, если кожа ваших рук сухая, нужно в первую очередь поменять очищение. Стоит попробовать детские средства или средства из линий для сухой и чувствительной кожи. В них не нужно искать пометку «для рук», подойдут и те, что предназначены для всего тела: гели, пены, муссы для душа. Они будут сушить кожу гораздо меньше. На первых порах может показаться, что такие средства плохо моют. Но на деле они просто не смывают защитный барьер, поэтому на коже нет привычного ощущения скрипящей чистоты. К этому просто нужно привыкнуть.

Кстати, пользоваться антибактериальным мылом не нужно: вреда от него больше, чем пользы. В 2016 году FDA опубликовало отчет[17], согласно которому антибактериальное мыло защищает от болезней, бактерий и инфекций не лучше, чем обычное. При этом оно сильно иссушает кожу и ухудшает ее защитные функции.

УВЛАЖНЕНИЕ

Не так важно, какой крем для рук выбрать. Важно, чтобы с ним было комфортно и вы не забывали им пользоваться. В идеале в креме для рук, так же, как и в креме для лица, должны содержаться водоудерживающие (глицерин, бутиленгликоль, гиалуроновая кислота) и запирающие компоненты (масла и силиконы).

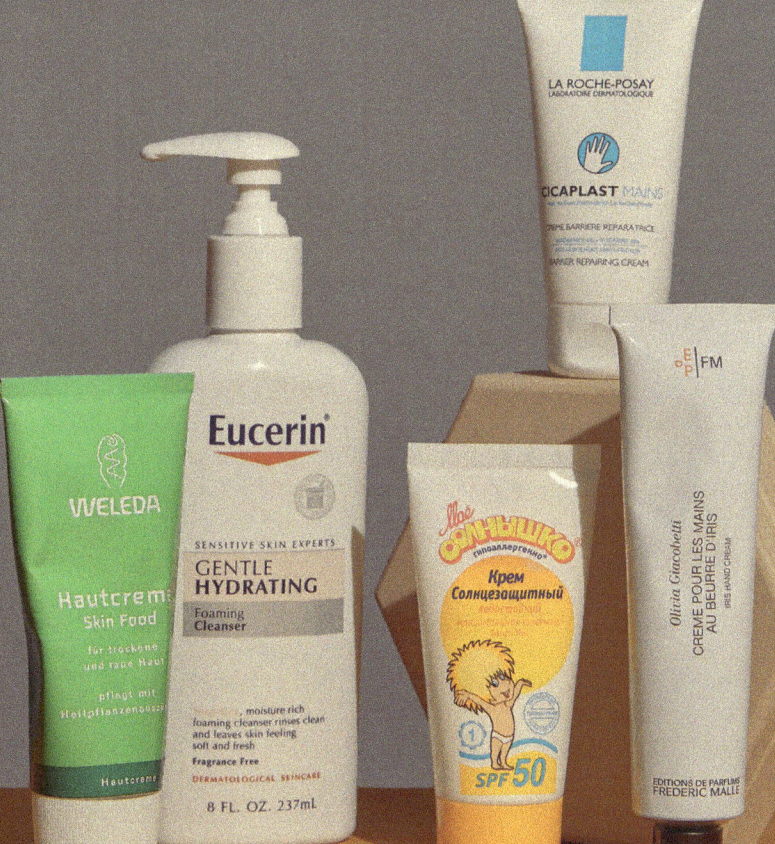

ЗАЩИТА

Зимой кожу рук нужно защищать от холода и ветра, а летом — еще и от солнца.

В холодное время года важно не забывать носить перчатки, но даже в них руки страдают от сухого воздуха. И здесь на помощь приходят специальные насыщенные кремы, причем они необязательно должны быть именно для рук. Смотрите, чтобы на них были пометки «cica», «replenishing» или «barrier repair». Такие средства восстанавливают защитный барьер кожи и помогают ей меньше страдать от перепадов температур, ветра и воды. Ими стоит также запастись, если вы много контактируете с водой, от чего кожа становится сухой и стянутой.

Признаки старения и пигментные пятна быстрее всего начинают проявляться именно на руках, поэтому, если хочется этого избежать, нужно защищать от солнца и их тоже. Причем не только летом, но и зимой в ясную погоду, если вы находитесь на улице долго без перчаток. Многие солнцезащитные кремы содержат и ухаживающие компоненты, так что вполне можно выбрать одно средство, которое будет еще и увлажнять.

ПРИМЕРЫ

Гель для сухой и чувствительной кожи **Eucerin Gentle Hydrating Foaming Cleanser** направлен на сохранение защитного барьера кожи и очень мягко очищает. Он не предназначен для мытья рук, но все равно подходит для этой цели.

Очень жирный крем для сухой кожи **Weleda Skin Food** вообще-то предназначен для любых участков тела, но для рук он подходит особенно хорошо. Из-за плотной текстуры им вряд ли будет удобно пользоваться днем, зато ночью он выполняет функцию питательной маски.

Роскошный крем с ароматом ириса **Frederic Malle Iris Hand Cream** не впитывается до конца и оставляет на коже защитную пленку. Ничего особенного в нем нет, но пользоваться им очень приятно.

Бальзам **La Roche-Posay Cicaplast Mains** — это своего рода жидкие перчатки. Он покрывает руки довольно ощутимой, но приятной защитной пленкой, которая не дает воде, ветру и холоду высушивать и раздражать кожу рук. Особенно будет полезен тем, кто много контактирует с водой.

Специальные солнцезащитные кремы для рук пока мало кто выпускает, и это понятно: вполне можно пользоваться обычным для тела или лица, например кремом «**Мое Солнышко**» в небольшой упаковке, которая не занимает много места в сумке. Он нежирный, довольно комфортно ощущается на руках и при этом совсем недорогой.

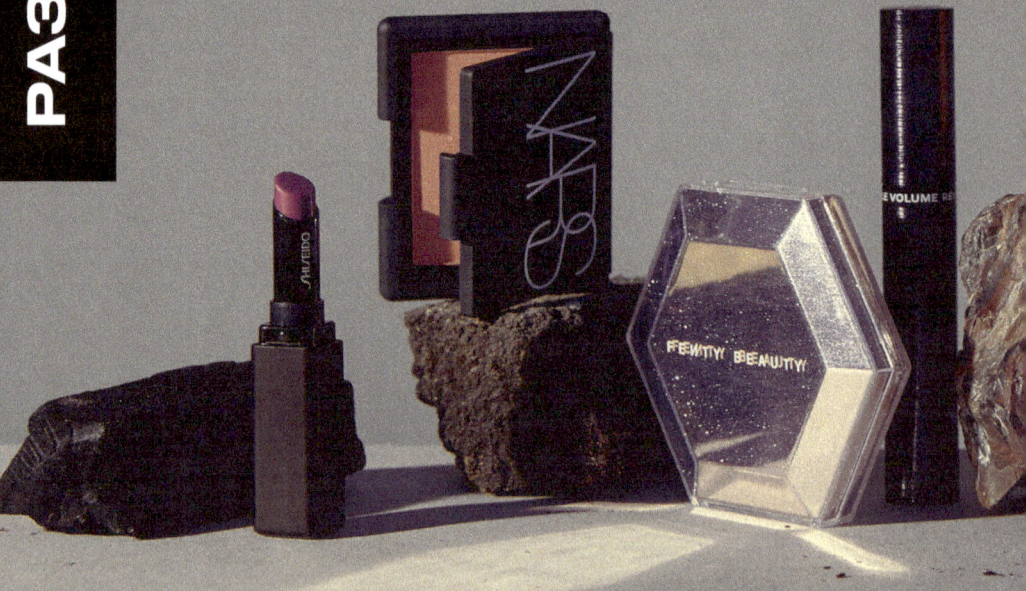

РАЗДЕЛ II

МАКИЯЖ

ПРЕДИСЛОВИЕ МАШИ

Объективную книгу о декоративной косметике написать невозможно. Кроме случаев, когда делаешь историческое исследование, как креативный директор Lancôme Лиза Элридж в книге «Краски. История макияжа»[1]. Хотя, если даже история нелинейна, о какой истине может идти речь, когда рассуждаешь о такой необязательной вещи, как макияж? Учесть советы всех визажистов в мире невозможно (нередко они противоречат друг другу), опробовать всю косметику на всех типах и цветах кожи и во всех климатах — тоже. Но некоторые полезные закономерности вывести можно.

Я решила не уделять много внимания составу косметики — если только от него не зависит ее удобство или безопасность. У меня не было желания перечислять все мыслимые способы ее применения — потому что иначе вышла бы не книга, а бесконечный гуглдок. И конечно, я не хотела говорить, как надо краситься, а как не надо. Уверена, вы сами знаете, чего хотите от косметики. Макияж — это инструмент, поэтому я собрала основные и актуальные способы его использовать. И если книга поможет в них разобраться, значит, все не зря.

ГЛАВА 6
ПОДГОТОВКА
К МАКИЯЖУ

УХОД ПЕРЕД МАКИЯЖЕМ

Спойлер:
перед макияжем наносите всю привычную уходовую косметику. Обычный минимум — очищающее средство, увлажняющее и солнцезащитное. Визажистам надо иметь варианты для всех состояний и типов кожи. В том числе гипоаллергенные.

У компании Glossier, несмотря на некоторую переоцененность ее косметики, правильный слоган: «Skin first, makeup second» («Сначала — уход, затем — макияж»). Любой грамотный визажист это подтвердит — хотя кажется, что он может сотворить с кожей что угодно и нарисовать новое лицо.

Во-первых, не может. Даже в самых умелых руках возможности косметики ограничены. Визажисты с десятками лет опыта: Дик Пейдж, Пэт Макграт и Питер Филипс — вместе взятые не смогут скрыть шрамы, убрать рельеф прыща и на весь день заматировать лоб, если не воспользуются гримом. Ничего страшного в этом нет.

Во-вторых, одно дело — нанести косметику, другое — сделать так, чтобы она хорошо держалась и при этом выглядела гармонично и натурально. Не поймите неправильно: обильный макияж, если вам такой нравится, — это ОК. Сложнее сделать кожу не кукольной, а естественной и здоровой, как будто на ней ничего нет. В этом случае без ухаживающей косметики не обойтись.

Так как уходу целиком посвящен первый раздел книги, здесь мы коснемся только подготовки к макияжу. Если у вас специфическое состояние кожи (акне, розацеа, псориаз и так далее), следуйте советам лечащего врача и спросите его, какую декоративную косметику он рекомендует.

Если кожа более-менее здорова, подойдет ваша привычная косметика и схема ухода — в большинстве случаев дополнительные средства не нужны. Если вы, когда не краситесь, используете две «банки», пять или десять, перед макияжем делайте так же. Жертвовать, например, увлажняющим кремом или санскрином, чтобы кожа не блестела под тональным, опрометчиво — потому что, если вам не будет комфортно, красиво тоже не будет.

НАЧИНАЮЩИМ ВИЗАЖИСТАМ

Вам сложнее, потому что нужно всем угодить. В смысле быть готовыми к любой коже и предпочтениям. Вдруг клиент не переносит какую-то отдушку или опасается кремов без помпы. Или замечательно заботится о лице, и тогда уход перед макияжем сведется к минимуму — очищению и увлажнению. У клиента может быть гиперчувствительная кожа, с которой нельзя использовать ваш любимый крем на натуральных маслах. Могут быть шелушения — пригодится пилинг, увлажняющий патч, питательный бальзам или все сразу. Может быть акне, при котором стоит избегать самых комедогенных ингредиентов. Иными словами, вам нужно понимать азы ухода за разной кожей и обзавестись косметикой на любой случай. В первом разделе книги есть вся информация об этом.

Косметика для чувствительной кожи (ее еще называют гипоаллергенной, хотя это не точный термин) должна всегда быть с собой, но только на нее тоже нельзя рассчитывать. Всегда есть маленький шанс, что у клиента появится индивидуальная реакция на ваше гипоаллергенное средство и понадобится что-то другое. Или на такое средство может плохо лечь макияж, и придется менять или тон, или крем/сыворотку/бальзам.

И еще один момент: если модель или клиент пришли с невидимым макияжем или санскрином, его тоже надо смыть. Иначе пострадает ваша же работа. Иногда бывают накрашены только брови и кожа (обратите внимание, нет ли скатавшегося консилера на веках). У моделей чаще приходится убирать остатки предыдущего макияжа, которые могут здорово испортить ваш. Однажды визажист Андрей Шилков минут десять вычищал из межресничного пространства клей, который оставил предыдущий визажист. Чтобы не портить себе профессиональную карму, после окончания работы стоит спросить у модели, хочет ли она смыть макияж, и объяснить, чем его можно убрать самостоятельно. После умывания логично нанести ей увлажняющий крем и бальзам для губ.

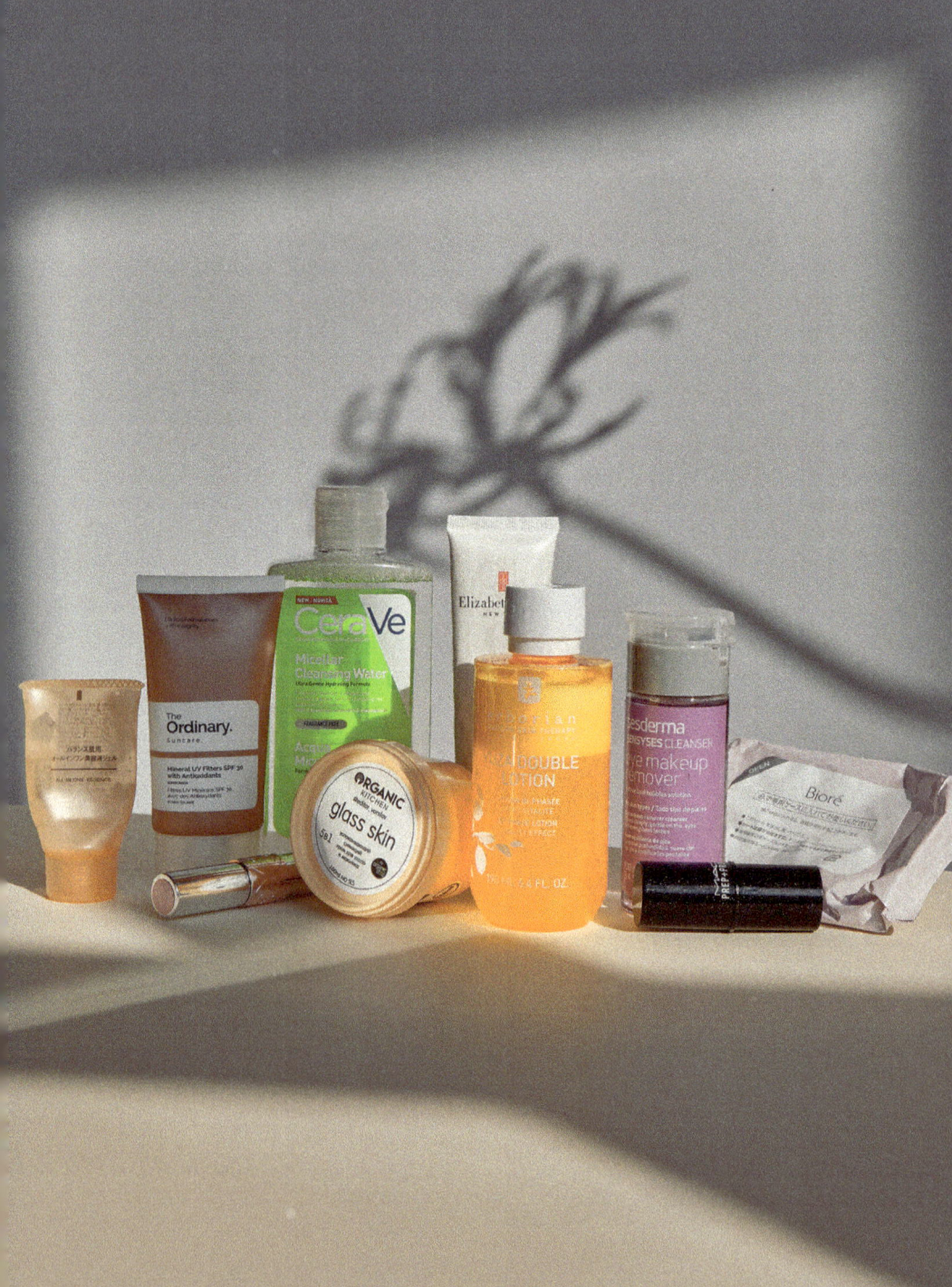

ПРИМЕРЫ

Масло **M.A.C. Prep + Prime Essential Oils Stick** можно брать на съемки и в поездки: легкая упаковка и удобный формат, который не позволяет маслу растекаться. Хорошо питает и почти не пахнет, подходит для всего лица и сухих участков тела. Как влажный хайлайтер тоже супер.

Бальзам-бестселлер **Elizabeth Arden Eight Hour Cream** увлажняет губы, кутикулу и все остальное, куда вы его намажете. Еще он заживляет и успокаивает кожу. Можно использовать как хайлайтер, в том числе на веках. Пользоваться для этого медицинскими бальзамами (Blistex, Carmex) не стоит — в них много раздражающих ингредиентов.

Многофункциональный крем **Organic Kitchen Glass Skin** — это гибрид «восьмичасового» бальзама и просто увлажняющего крема. Он не такой липкий и блестит поменьше, поэтому его можно использовать как дневной крем и смешивать с тоном — будет красиво сиять и увлажнять кожу. Для смешивания с «цветной» косметикой тоже подойдет.

Сыворотка «**Интенсив-омоложение**» бренда «**Гельтек**» недорогая, по ощущениям похожа на простые азиатские. Содержит два вида гиалуроновой кислоты, так что для пересушенной кожи будет в самый раз.

Бесконечный двухфазный лосьон **Erborian Yuza Double Lotion** способен заменить сыворотку и даже крем, если кожа не обезвожена. В ином случае его можно использовать вместо сыворотки или до нее.

Салфетки для снятия макияжа **Bioré Cleansing Oil Cotton Facial Sheets** хорошо растворяют косметику. Ими, как и любыми салфетками, не стоит пользоваться для регулярного очищения (иначе оно будет недостаточным), но для съемок, поездок или дней, когда просто нет сил, они подойдут как нельзя лучше.

Минеральный санскрин **The Ordinary Mineral UV Filters SPF 30 with Antioxidants** не раздражает глаза и ощущается лучше, чем большинство подобных средств. На него хорошо ложится макияж. Немного выбеливает, поэтому сойдет за оттеночный крем для светлой кожи (при более темной нужно будет маскировать тоном).

Простая и хорошая мицеллярная вода **CeraVe Hydrating Micellar Water**. Производитель пишет, что ее не надо смывать, но, если кожа чувствительная, лучше это делать.

Пилинг-скатка **NoTS 28 Remedy Aqua Brightening Peeling Gel** — пожалуй, самый безопасный вариант эксфолианта. Поэтому он подойдет визажистам для работы (на кислоты аллергия встречается чаще). Да, сильно не отшелушит, но перед макияжем это и не надо.

Немасляное средство для снятия макияжа с глаз **Sesderma Sensyses Cleanser Eye Makeup Remover** выпускается в удобной упаковке с помпой. Сама жидкость не имеет запаха и эффективно растворяет макияж. Должна подойти для чувствительных глаз.

Маска для губ **Yves Saint Laurent Volupte Night Rehab Lip Mask** отлично увлажняет губы. Ее можно использовать перед макияжем и носить с собой в сумке.

Лосьоны **MUJI** продаются в мини-упаковках, их удобно брать с собой в путешествия, а визажисту — носить в кейсе. Например **All In One Essence Balance** неплохо увлажняет комбинированную кожу.

Ватные диски **MUJI** — одни из самых мягких на планете. Очень удобны благодаря прямоугольной форме (посмотрите, как их зажимают между пальцами азиатские визажисты). А палочки MUJI делают с заостренными и маленькими наконечниками без выбивающихся ворсинок, так что ими намного удобнее корректировать макияж.

Патчи большого размера **BeauuGreen Sea Cucumber & Black Hydrogel Eye Patch**, как и другие гидрогелевые, можно приклеивать не только под глаза, но и везде, где нужно дополнительное увлажнение.

ГЛАВА 7
ДЛЯ ГЛАЗ И ГУБ

ТУШЬ ДЛЯ РЕСНИЦ

Спойлер:
эффект, который дает тушь, зависит всего от четырех вещей. Но мы по-разному красим ресницы, живем в разном климате, любим разный макияж и не понятно, как сделать идеальную тушь для всех сразу.

То, как красит тушь, зависит от формулы самого средства, щеточки и ограничителя в тюбике. Не менее важно то, как вы двигаете аппликатором, — не зря визажисты советуют прокрашивать ресницы от самых корней зигзагообразными движениями: это позволяет заполнить пигментом межресничное пространство (может даже не понадобиться карандаш), завить ресницы, окрасить их по всей длине и придать объем.

Высохшую тушь ничем разбавлять нельзя. Во-первых, большинство средств высыхают в течение месяца-двух, и это оптимальный срок их использования. Старая тушь может спровоцировать воспаление. Во-вторых, никто не может предсказать, что станет, если добавить в тушь воду или даже капли для глаз. Не говоря уже о жидкостях, которые не предназначены для век и могут быть опасны. Лучше использовать недорогие, но свежие туши, чем разбавленные дорогие.

Бывает, не складывается с тушью, которую все вокруг называют идеальной. Ничего страшного — найдется та, которая вам подойдет. Нужно просто пробовать разные в приемлемом для вас ценовом сегменте.

КАК ИСПОЛЬЗОВАТЬ

Если нравится естественность, наносите тушь в один слой. Склеятся ресницы — лучше разделить их специальной расческой, пока не высохли, а не добавлять еще туши. Вообще, расческа для ресниц — очень полезная вещь. Она не только разделяет лучше родной кисти от туши (и даже вымытой старой, которую вы могли сохранить), но и счищает излишки, помогая равномерно распределить средство. Известный визажист Наталья Власова советует расчески с металлическими зубчиками. Такие есть у Blinc, Manly Pro и Sephora.

Любите пушистые, густые и жирные ресницы? Тогда понадобится несколько слоев туши. Наносите их, не дожидаясь высыхания, — так средство ляжет равномернее. Необязательно держать щеточку горизонтально: в вертикальном положении удобнее наслаивать средство и задавать ресницам направление, а это важно.

Весь ресничный контур можно разделить на три сектора: внутренний, центральный и внешний. Ресницы в каждом секторе вытягивайте не абы как, а по направлению их естественного роста: влево, вверх или вправо. Так можно максимально увеличить глаз визуально или слегка поменять его форму, если, например, накрасить только ресницы у внешних уголков (это называют ленивым cat eye).

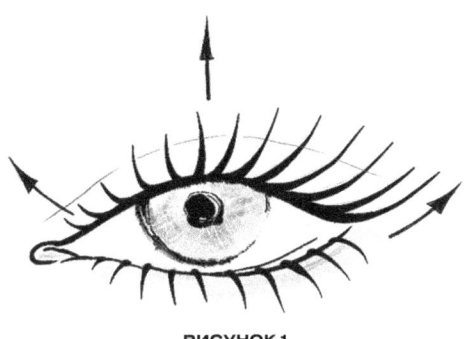

РИСУНОК 1
Как красить ресницы

ФОРМУЛЫ

Они почти не меняются из года в год. В косметике для век можно использовать только те ингредиенты, которые реже раздражают слизистую и сам глаз, а их мало. Поэтому особо не поэкспериментируешь. Когда в 2004 году открыли суперчерный безопасный краситель, это было большое событие. По словам автора популярного блога «Into The Gloss» Синди Лин[1], которая разрабатывает средства для макияжа, теперь его используют везде.

Как и в любую другую косметику, в туши добавляют ухаживающие вещества, но в очень небольших количествах. От них ресницы не вырастут лучше прежних, но, может быть, станут чуть лучше.

Ингредиентов в подтвержденно вредных концентрациях ни в одной туши нет, хотя в интернете периодически возмущаются из-за консервантов. Основной состав почти всегда одинаков: воски, масла, полимеры, красители и упомянутые консерванты.

Есть гипоаллергенные туши, они встречаются в аптеках и магазинах косметики. Как и любая гипоаллергенная косметика, они все-таки могут вызвать реакцию, но вероятность этого ниже. Если у вас очень чувствительная кожа у основания ресниц и что-то в туши ее раздражает, выход один — найти ингредиент, который за это в ответе. И покупать косметику без него. Кстати, черная тушь с меньшей вероятностью вызовет аллергию, чем цветная.

Обычная

В обычной туши есть вода, поэтому она ею смывается. Чем больше в туши восков, тем объемнее ресницы. От удлиняющей ресницы не станут физически больше, но она приделает им «хвостики» из фибр или полимеров и визуально удлинит.

Обычно именно неводостойкие туши делают разноцветными. Конечно, все красители в них подходят для использования на ресницах, но аллергическая реакция все равно может возникнуть (и чаще, чем на черную). Поэтому, если у вас заслезились глаза от туши или вам не нравятся ощущения, просто купите другую и не мучайтесь.

Примеры: Chanel Le Volume, Maybelline Great Lash, M.A.C. Upward Lash, Dior Diorshow, L'Oréal Paris Telescopic, Essense Colour Flash, L'Oréal Paris Voluminous Volumissime X5.

> Совет → цветные туши при высыхании на ресницах темнеют и иногда меняют оттенок. Скорректировать это может белый праймер для ресниц (наносите сначала его, а потом — цветную тушь). В качестве базы можно использовать и черную тушь.

Водостойкая

В такой туши нет водорастворимых компонентов, поэтому она водой и не растворяется. С ней можно плавать, находиться во влажном климате или под дождем, и она не потечет. Проблема в том, что ее растворяют жиры, в том числе себум, который выделяет кожа, и то небольшое количество масел, которое есть в консилере. Поэтому водостойкая тушь может размазываться под конец дня, особенно если у вас жирная кожа век или вы находитесь в жаркой стране. В этом случае поможет термостойкая (о ней — ниже).

Кстати, очень многие «обычные» туши есть в водостойких версиях. А еще считается, что водостойкие туши лучше держат изгиб, который придает кёрлер — щипцы для завивки ресниц (см. о них в главе 9).

Примеры: Benefit Cosmetics BADgal Waterproof, Lancôme Grandiose Waterproof, Make Up For Ever Aqua Smoky Lash, Eyeko Sport Waterproof.

Термостойкая

Почти все туши размазываются или крошатся под конец дня, но только не термостойкие. У них в составе много полимеров, создающих вокруг каждой ресницы пленку, которая растворяется лишь теплой водой. Снимается такая тушь «чулочками» или «трубочками» (по-английски так и называется — «tube mascara»). С непривычки это может даже испугать: такое ощущение, что смывается вместе с ресницами. Но, конечно же, это не так.

Единственная проблема термостойких тушей — зачастую они не дают такого же объема, как обычные. Но есть исключения: например, в термостойком бестселлере d.j.v. beautenizer Fiberwig LX есть те же волокна, которые обычно добавляют в объемные туши. Вообще, именно у азиатских производителей много «трубочных» тушей, потому что при азиатском веке только такие и держатся хорошо. В Европе и Америке они тоже есть, просто слово «tube» не всегда выносят в название (а зря, ведь это облегчило бы поиски).

> Совет → чтобы получить все плюсы объемной и термостойкой туши, комбинируйте их. Прокрасьте ресницы сначала первой, а затем — второй. Термостойкие полимеры создадут защитную пленку, при этом ресницы будут пышными.

Примеры: все туши Blinc, Becca The Ultimate Mascara, Clinique High Impact Curling и Lash Power, Estee Lauder из серии Double Wear Zero Smudge, Shiseido Perfect Mascara Defining Volume, Sensai Mascara 38°C Volumising, Artistry Studio NYC Edition Lash Boosting 3-in-1 Mascara.

ОГРАНИЧИТЕЛЬ

Маленькая деталь, которая много значит. От этого пластикового кольца в горлышке зависит, сколько туши останется на щетке и, соответственно, на ресницах. Часто ограничители слишком широки в диаметре, поэтому перед применением приходится промакивать аппликатор.

Иногда ограничители делают подвижными, чтобы покупатели могли сами регулировать подачу туши. У Dior Pump'n'Volume Mascara и LashControl Mascara это позволяет делать гибкий флакон: нажимаешь пальцами посильнее — и щеточка выходит чище. У нескольких туш M.A.C. по две щетки и два горлышка. А у mark. Spectralash Mascara есть три режима ограничителя, которые регулируются шестеренкой на конце упаковки.

На самом деле широкий ограничитель может сыграть на руку: с ним легко использовать одну порцию туши на оба глаза. В таких случаях визажист счищает всю тушь с кисти на ладонь или палитру и наносит отдельной щеточкой (во многом это продиктовано гигиеной: красить разных людей одним аппликатором нельзя). Для собственного пользования этот лайфхак тоже подойдет: можно обтереть родную щеточку об ладонь и постепенно подцеплять ею тушь. Без излишков средства она будет красить аккуратно, а вы сможете сделать и натуральный эффект, и паучьи лапки.

ЩЕТОЧКА

Именно с щеточками производители экспериментируют, потому что с формулами и ограничителями обычно не могут. Иногда аппликаторы делают совсем неожиданных форм — вроде прищепки с двумя кисточками, как у Sephora Upside Down Mascara. Не все они инновационны и тем более не все лучше нормальных щеток. Но понять, какой аппликатор подходит вам больше, можно только на практике. Вот несколько наблюдений относительно самых популярных.

- Как правило, туши с большими пушистыми щеточками делают ресницы объемными. По легенде, Пэт Макграт

за неимением такой наносила тушь зубной щеткой (а потом изобрели Diorshow).
- Узкой щеточкой (или зауженной с одного конца) удобно прокрашивать небольшие глаза и короткие ресницы, в том числе во внутренних уголках. Похожий эффект — у стального узкого аппликатора с желобками вместо щетки. Он не инновационен: такой был у первой в мире жидкой туши Helena Rubinstein Mascara-Matic.
- Щетки-шарики помогут окрасить и направить отдельные пучки ресниц. Правда, если вы привыкли очень быстро наносить тушь, «шарики» могут взбесить.
- Раздвижные щетки позволяют варьировать объем: чем меньше расстояние между щетинками, тем гуще оседает между ними тушь и тем обильнее ее можно нанести.
- Загнутые щетки и щетки с регулируемым изгибом дополнительно подкручивают ресницы, ими можно быстрее прокрасить весь глаз.
- Щетки-расчески должны лучше разделять. Часто между их зубчиками оседает много туши, так что ресницы получаются еще и объемными.
- Маленькие щетки для нижних ресниц вытаскивают мало туши и аккуратно прокрашивают короткие волоски. Для кого-то они могут быть незаменимы.

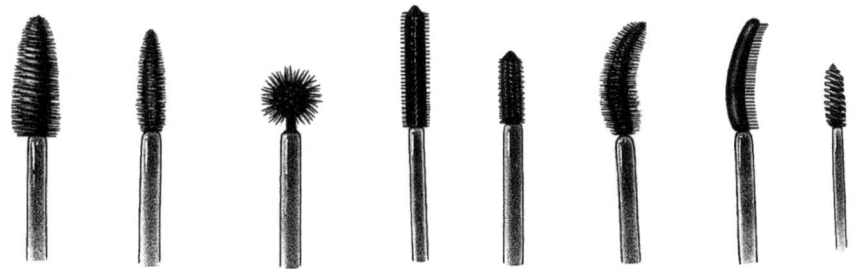

РИСУНОК 2
Виды щеточек: большая пушистая, узкая, щетка-шарик, раздвижная, загнутая, щетка-расческа, маленькая для нижних ресниц

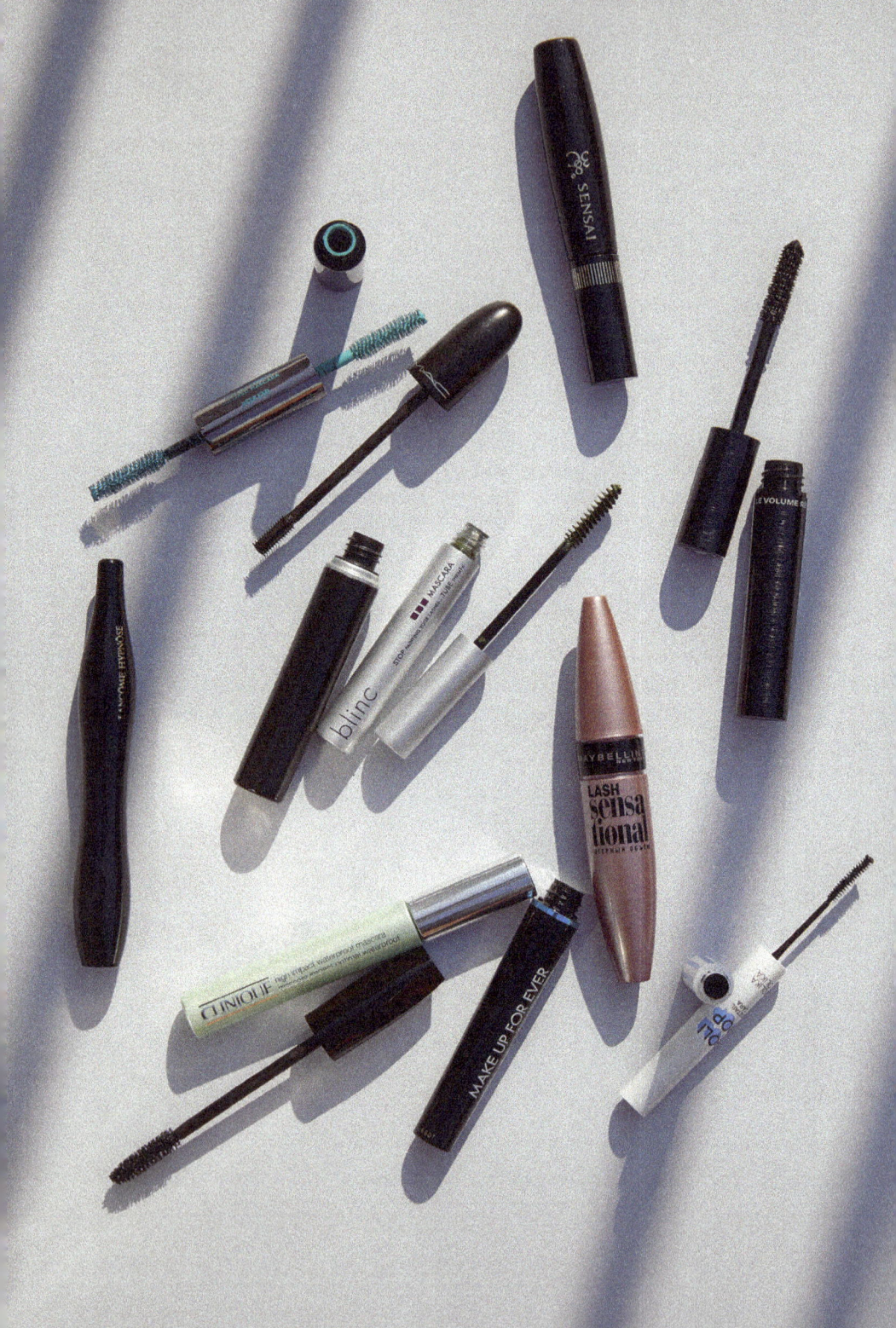

ПРИМЕРЫ

В каждом флаконе **Urban Decay Double Team SpecialEffect Colored Mascara** два оттенка: один — просто яркий, другой — с блестками похожего оттенка. Оба водостойкие и почти не темнеют при высыхании.

Sensai Mascara 38 °C Volumising — это одна из самых знаменитых термостойких тушей в объемной версии. Красит погуще, чем простая, но суперобъема все равно не дает. Зато смывается отлично, не осыпается и не отпечатывается.

Обновленная **Chanel Le Volume Revolution Mascara** снабжена щеточкой, напечатанной на 3D-принтере. Не особенно отличается от предшественницы, дает хороший объем и красивые ресницы. Быстро.

Blinc Mascara бывает в сложных темных оттенках, которые помогают сделать глаза ярче. Например, бутылочно-зеленый подчеркнет теплоту радужки. Неоспоримый бонус — термостойкая формула, все туши этой марки дают эффект натуральных ресниц.

Объемная тушь-бестселлер для тех, кто любит быстро краситься, — **Lancôme Hypnôse Mascara**. Цвет — глубокий черный, без серости.

У **M.A.C. Upward Lash Mascara** узкий, маленький аппликатор-расческа, который кладет много туши и одновременно расчесывает ресницы. Им удобно красить даже в уголках глаз, а еще он отлично завивает ресницы.

Туши **Clinique** обычно подходят для чувствительных глаз. **High Impact Waterproof Mascara** красит относительно натурально и держится во влажном воздухе и под дождем.

Еще одна надежная водостойкая тушь — **Make Up For Ever Aqua Smoky Lash Waterproof Mascara** — понравится тем, кто любит ярко накрашенные глаза. Щеточка обычная, удобная.

У **Holika Holika Holi Pop Detail Cara** очень тонкая щеточка. Подойдет для нижних ресниц и уголков глаз. Или для всего глаза, если вы не любите сильно накрашенные ресницы.

Maybelline Lash Sensational Washable Mascara — одна из самых доступных термостойких и в то же время объемных тушей. Смывается не очень просто, зато позволяет густо накрасить ресницы.

Макияж

СРЕДСТВА ДЛЯ БРОВЕЙ

Спойлер:
продуктов для бровей на рынке масса, все их виды одному человеку точно не нужны. Но несколько опробовать стоит, чтобы подобрать идеально удобные для себя средства.

Массовый тренд последних лет — широкие, натурально выглядящие брови, как у Брук Шилдс или Кары Делевинь. Поэтому компании наперегонки выпускают средства, нередко очень похожие друг на друга. В их числе карандаши, сухие и кремовые тени и пигменты, фломастеры, гели, воски, туши, тинты, краски, а также аксессуары: кисти, пинцеты, трафареты. Нужны ли все они одному человеку? Нет.

На самом деле даже визажисты редко используют больше трех продуктов сразу. В самой сложной ситуации, когда бровей почти нет, нужны тени, карандаш и гель или что-то, что может заменить каждое из этих средств. Эти три продукта создадут максимально пушистые, объемные и густые брови.

> Совет → для большей естественности не делайте верхнюю границу брови очень четкой. Когда свет падает сверху вниз, тень — которая и может образовать ровную границу — будет только снизу, но никак не сверху. Ярко или геометрично прокрашивать внутренний уголок брови тоже не стоит: волоски там всегда растут негусто, и это нормально.

Как всегда, правильно заданный вопрос — уже половина ответа. Чтобы понять, что из косметики для бровей вам нужно, определите, что вы от нее хотите. Придать объем или нарисовать недостающие волоски? Это сделают карандаши и тени. Затемнить волоски и зафиксировать их? Туши и гели. Вот подробная таблица, которая поможет понять основное назначение средств.

Средства для бровей		
Для кожи	Для волосков	Универсальные
Карандаши	Гели	Кремовые тени
Маркеры	Туши	Пигменты
Сухие тени	Воски	Помады
		Тинты

Ниже — подробнее о том, как все они работают. Эти средства можно как угодно комбинировать и заменять одно другим. Почти все бывает водостойким — это пригодится, если кожа жирная сама по себе или из-за ухаживающей косметики, если любите тереть глаза или находитесь в жарком влажном климате. Чтобы прямо в магазине проверить, насколько продукт стойкий, нанесите его на руку и через несколько минут потрите пальцем или влажной салфеткой.

> Совет → если слишком сильно окрасили брови, вычешите их чистой расческой — излишки косметики сойдут с кожи и волосков.

КАРАНДАШИ И МАРКЕРЫ

Они отлично рисуют волоски. Чтобы линия получилась максимально реалистичной, грифель или стержень должны быть твердыми, пигментированными и тонкими. Сейчас есть масса механических твердых карандашей как раз для имитации волосков. Но еще тоньше рисуют профессиональные карандаши, которые надо плоско затачивать и держать перпендикулярно брови (они есть у Shu Uemura и High Definition Brows) — тогда штрихи действительно почти не отличимы от настоящих волос. Карандашами с толстыми грифелями можно быстро закрасить бровь целиком.

Примеры: Elizabeth Arden Beautiful Color Natural Eye Brow Pencil, Vivienne Sabo Brow Arcade Automatic Eyebrow Pencil, NYX Micro Brow Pencil, Benefit Precisely, My Brow Eyebrow Pencil, Dior Sourcils Poudre Powder Eyebrow Pencil, Holika Holika Wonder Drawing 24HR Auto Eyebrow Pencil.

Карандаши с треугольным срезом универсальны: ими можно затемнить бровь полностью, а самой тонкой их частью — даже прорисовать волоски. Часто их комплектуют расческой для бровей и пудрой для высветления подбровного участка (пользоваться ей необязательно, а вот расческа всегда пригодится).

Примеры: Make Up For Ever Pro Sculpting Brow, Estee Lauder The Brow Multitasker, Charlotte Tilbury Brow Lift, Bobbi Brown Perfectly Defined Long-Wear Brow Pencil.

Совет → если у вас не рыжие или не явно «теплые» волосы, наиболее естественно окрасят брови продукты с холодным подтоном. Выбирайте серые и серо-бежевые карандаши (на коже они выглядят теплее). Изначально теплые оттенки, скорее всего, придадут рыжину. Для очень теплой по тону кожи подойдут теплые брови.

Маркеры, или фломастеры, в первую очередь нужны для прорисовки волосков. Обычно они очень стойкие, подходят для жирной кожи. Ими легко сделать полупрозрачные штрихи, которые будут выглядеть очень естественно, или полностью затемнить бровь.

Пожалуй, маркеры не понравятся только тем, у кого темная или смуглая кожа или очень густые брови, — просто потому, что не будут видны. Еще есть фломастеры с трех- и четырехконечными аппликаторами, которые рисуют за раз несколько волосков. Например, L'Oréal Brow Artist Micro Tattoo.

Примеры: Art-Visage Brow Dress Code, M.A.C. Shape & Shade Brow Tint, Catrice Longlasting Brow Definer, Stila Stay All Day Waterproof Brow Color.

> Совет → даже если у вас совсем нет бровей, пудрой и маркером/карандашом можно сделать правдоподобные. Для этого очертите брови тенями/пудрой, а сверху нарисуйте волоски. Хорошо, если оттенки этих средств будут немного отличаться. Получится объемное изображение — и очень реалистичное.

СУХИЕ ТЕНИ

Чаще всего тенями пользуются, чтобы сымитировать очень густые и пушистые брови (ими заполняют пространство между волосками). Конечно, трюк сработает, если собственные волоски не редкие: иначе придется их подрисовывать. Пудры для бровей работают по тому же принципу, просто они очень мелкого помола и лучше прилипают к коже.

Наносят сухие тени обычно кистью для подводки из натурального ворса: плоской или скошенной. Но, если вы для более яркого и точного нанесения решите развести их водой, потребуется синтетический ворс, потому что натуральный впитает жидкость, и прокрасить не получится.

Часто в упаковке есть несколько оттенков. Можно наносить их вместе (например, светлым прокрасить начало брови). Или просто в разные дни краситься разными оттенками — брови могут быть и светлее, и темнее. Темные выглядят строже, светлые — мягче.

> Совет → для бровей также подойдут любые тени для глаз. Этим часто спасаются люди, которые хотят необычный цвет бровей: рыжий, фиолетовый, зеленый и так далее.

Примеры: Rimmel Brow Shake Filling Powder, Lumene Nordic Chic Extra Stay Eyebrow Palette, Kryolan Eyebrow Powder, L'Oréal Brow Artist Genius Kit.

ТУШИ И ГЕЛИ

Туши для бровей нужны прежде всего для окрашивания волосков. Поэтому они хорошо пигментированы и в то же время неплохо фиксируют. Бывают с фибрами, или ворсинками, которые утолщают и удлиняют волоски. Разительного изменения цвета ими не добиться (только если светлые брови не окрасить в черный), зато сильно ошибиться с оттенком тоже трудно.

Бывает, что на щеточке оседает очень много краски, поэтому лучше счистить ее о горлышко. Перед тем, как красить тушью, расчешите брови — так тушь ляжет равномернее.

Примеры: Maybelline Browdrama Sculpting Brow Mascara, NYX Tinted Brow Mascara, Essence Make Me Brow Eyebrow Gel Mascara.

Гели очень похожи на туши, но обычно отличаются степенью пигментированности и фиксации. Оттеночные гели одновременно «усмиряют» и слегка подкрашивают, бесцветные — только фиксируют. Бывают матовые и с глянцевым эффектом, который имитирует естественный блеск волосков.

Визажисты обычно советуют после или вместо прокраски закреплять брови, чтобы они не растрепались и выглядели аккуратно. Степень фиксации может быть разной, как у лаков для волос. Намертво закрепить можно как раз лаком, если сбрызнуть им расческу и провести ею по бровям (только подождите пару секунд, пока лак подсохнет).

Чтобы на бровях осело больше геля/туши, двигайте щеткой зигзагообразными движениями. Не переживайте, что волоски у переносицы не лежат — они почти всегда растут вертикально и немного выдаются из общей массы. Некоторые советуют их состригать, но тогда у них получаются не тонкие кончики, и выглядит это ненатурально.

Примеры: Make Up For Ever Brow Seal, Eyeko Brow Gel, Urban Decay Brow Tamer, Glossier Boy Brow, Art-Visage Fix & Care.

ВОСКИ

Бывают прозрачными и оттеночными. В отличие от гелей и тушей они до конца не засыхают на коже и волосках, поэтому придают им здоровый блеск. Фиксируют, но не очень крепко, и окрашивают тоже не кардинально. Хороший вариант, если ничего особенного с бровями делать не нужно, но хочется сделать их лощеными. Часто воск продается в комплекте с тенями.

Примеры: E. L.F. Cosmetics, Eyebrow Kit, Gel/Powder, NYX Eyebrow Cake Powder, Dior All-In-Brow 3D Long-Wear Brow Contour Kit, Bobbi Brown Long-Wear Brow Gel.

КРЕМОВЫЕ ТЕНИ/ПИГМЕНТЫ/ПОМАДЫ

Это все многофункциональные средства, которые можно найти в любом оттенке (у Kat Von D есть Super Brow Long-Wear Pomade всех цветов радуги). Можно закрасить ими кожу под волосками, нарисовать новые волоски или накрасить существующие как гелем. Зависит от того, чем наносите: в первом случае — маленькой плоской кистью, во втором — тонкой из искусственного ворса, а в третьем — ершиком для расчесывания бровей.

Вообще, для бровей подойдет любая кремовая, но при этом застывающая на воздухе (а не после припудривания) текстура — хоть матовая жидкая помада, хоть водостойкие тени. И, если очень хочется, вы можете сделать кремовые тени самостоятельно, подмешав в сухие воду или так называемый миксер, то есть средство для разведения пудровых текстур. Это, например, INGLOT Duraline, Make Up For Ever Aqua Seal или даже любой спрей для фиксации макияжа.

Примеры: Manly PRO Brow Tint, L. — A. Girl Cosmetics Brow Pomade, Eyeko Brow Game Strong, BDB Brow Butter Pomade Kit, Ardell Brow Pomade.

ТИНТЫ

Эти полуперманентные средства родом из Азии, хотя недавно появились и у Maybelline. Они окрашивают и кожу, и волоски, поэтому наносить их нужно именно по той форме, какую хотите придать брови, как это делают с хной. Тинт нужно выдержать на бровях до высыхания, а потом снять образовавшуюся пленку (пара-тройка волосков может остаться на ней, но это не страшно). Обычно тинты комплектуют аппликатором, но можно использовать любую удобную искусственную кисть.

Тинты проникают в самый верхний слой кожи, поэтому сходят через несколько дней. Перед использованием лучше проверить кожу на чувствительность: нанести немного средства за ухо и подождать 48 часов. Если нет покраснений и раздражения, можно применять.

Скорее всего, тинт равномерно окрасит кожу под бровью и избавит от необходимости делать это каждый день. Но карандаши и гели все еще могут понадобиться, чтобы нарисовать или зафиксировать волоски.

Совет → если хотите необычные брови, возьмите цветную тушь для ресниц. Чтобы выглядело аккуратно, красьте только волоски, а не кожу под ними и вокруг.

Маркеры есть у разных марок, **Catrice Longlasting Brow Definer** — один из самых доступных. Рисует полупрозрачные штрихи и подойдет тем, кто любит слегка подчеркивать брови.

Маркер **Maybelline Tattoo Brow Ink Pen** с аппликатором, разделенным на четыре части. Рисует сразу четыре волоска, поэтому им быстрее закрашивать. Стоит быть аккуратным при закрашивании начала брови: там волоски не растут параллельно, как их рисует этот фломастер.

Тушь для бровей **Shu Uemura Brow: comb** с необычным аппликатором: мягкие щетинки прочесывают волоски и окрашивают их. Эффекта слишком темной брови она не даст, но сделает ее объемнее и ярче.

Дорогой, но очень удобный гель **Sisley Paris Phyto-Sourcils Fix Thickening Setting Gel** отлично фиксирует, одновременно окрашивая волоски. Щеточка не набирает слишком много туши. Оттенки по-правильному серые, есть и бесцветный вариант.

Воск в толстом карандаше **Rimmel London Brow This Way Pomade** быстро придаст густоты, поэтому понравится тем, кого устраивает форма бровей и кто хочет просто выделить их и чуть зафиксировать.

Тонкий карандаш **Elizabeth Arden Beautiful Color Natural Eye Brow Pencil** рисует акварельно, поэтому им не получится слишком сильно накрасить брови. Все оттенки выверенные, так что даже чер-

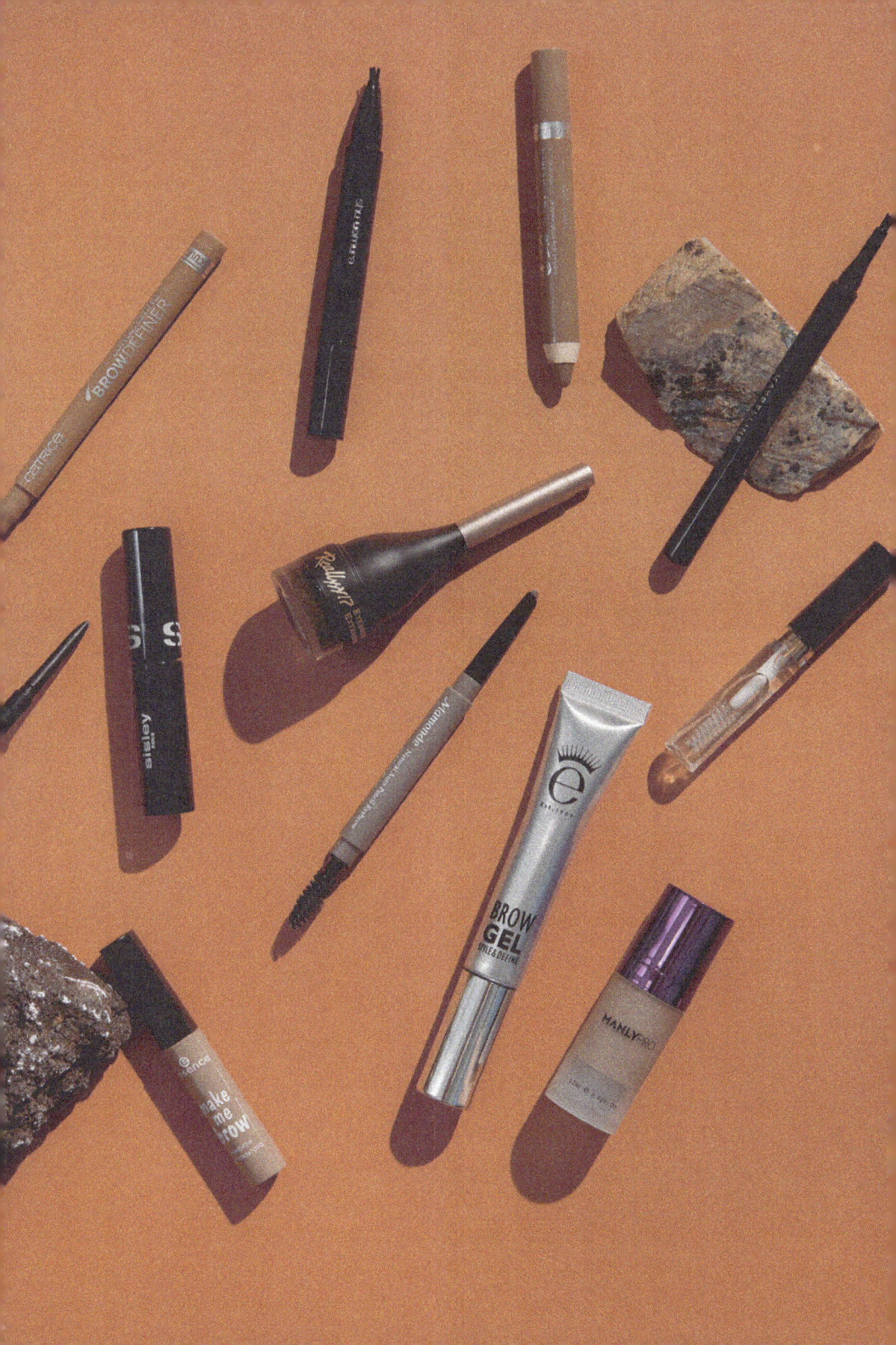

ным можно натурально подкраситься блондинке.

Mamonde Natural Auto Pencil Eyebrow — плоский карандаш для бровей с расческой на другом конце упаковки. Правильный серо-коричневый оттенок, в меру твердый грифель, поэтому рисует естественно.

Eyeko Brow Gel с маленькими блестками заставляет брови натурально сиять. Неплохо фиксирует волоски и придает им цвет.

Профессиональный тинт для бровей **Manly PRO Brow Tint** быстро высыхает и долго держится, его можно использовать даже как подложку под тени. Очень экономичен (на обработку двух бровей понадобится маленькая капелька).

Essence Make Me Brow Eyebrow Gel Mascara — альтернатива дорогим гелям. В туши есть маленькие ворсинки, которые удлиняют и утолщают волоски, из-за чего брови кажутся гуще. Щеточка маленькая, есть смысл счищать с нее излишки перед нанесением.

Дешевый и хороший бесцветный гель **Art-Visage Fix & Care** ценят многие визажисты. Фиксирует все волоски, кроме самых непослушных.

ПОДВОДКИ И КАРАНДАШИ ДЛЯ ГЛАЗ

> Спойлер:
> даже если использовать подводки и карандаши строго по назначению (то есть для макияжа глаз), можно добиться многих эффектов: визуально увеличить густоту ресниц, получить смоки айз или стрелки разной четкости, а еще закрасить слизистую и расставить цветные акценты.

ГЕЛЕВЫЕ ПОДВОДКИ

С них советуют начинать, если у вас не набита рука на ровных линиях. В чем секрет: гель плавно ложится на кожу и высыхает на ней не сразу, так что есть время, чтобы подправить неудачную стрелку. Делать это можно ватной палочкой, пропитанной увлажняющим кремом, или плоской синтетической кистью с небольшим количеством консилера. Обмакивать палочку в средство для снятия макияжа не стоит: в креме достаточно масел, чтобы исправить стрелку и одновременно не растворить тональный под ней, как сделала бы, например, мицеллярная вода.

Чаще гелевые подводки продаются в небольших баночках, иногда — уже вместе с кистью, как у Maybelline EyeStudio Lasting Drama. Если кисть не прилагается, подойдет синтетическая скошенная или просто плоская/тонкая. Продукта в упаковке немного, но обычно он даже не успевает закончиться и засыхает. Разводить его чем попало — плохая идея, но, если вы уверены, что подводка еще не просрочена, возьмите специальное средство вроде INGLOT Duraline. А при использовании переворачивайте открытую баночку горлышком на стол, чтобы ограничить доступ воздуха к подводке, — так она дольше не засохнет.

Гелевыми бывают карандаши. Они стойкие, ими можно наметить стрелку, прежде чем обвести ее подводкой. А еще — окрасить слизистую и ресничный контур, растушевать по всему веку, если хотите «подложку» под тени или подобие смоки айз, или нарисовать нечеткую стрелку.

Яркими карандашами вроде знаменитых Urban Decay Glide-On 24/7 Eye Pencil удобно расставлять контрастные акценты на веке и лице или обводить губы. Держатся они отменно, но, если глаза слезятся, даже самые стойкие будут постепенно тускнеть. Благо все карандаши компактные и можно носить их с собой, чтобы в течение дня подправлять макияж.

ЖИДКИЕ ПОДВОДКИ

Они нужны для суперпнасыщенных и графичных линий. Управляться с жидкими подводками сложнее всего, зато ни один другой продукт не даст настолько же четкой стрелки. Если вы не профи, важно дать рисующей руке точку опоры (скулу, другую руку или подлокотник). Чтобы было еще проще, наметьте стрелку светлым карандашом, а потом рисуйте ее.

Жидкие подводки бывают во флаконах и фломастерах, матовыми и глянцевыми, водостойкими и нет. Их аппликаторы тоже могут быть разными: в виде кисти, стержня, фетрового наконечника и даже ролика, трезубца и фигурного штампа.

Толстые аппликаторы нужны для широких стрелок, а тонкие — для узких. Других универсальных правил нет, просто выбирайте самый удобный для себя вариант. Фломастеры обычно высыхают быстрее.

Жидкие подводки не предназначены для слизистой, потому что могут попасть в сам глаз. Чем меньше вещей его касается, тем лучше.

СУХИЕ ПОДВОДКИ И КАРАНДАШИ

Не самый известный вид подводок. Тем не менее они есть у профессиональных марок (Graftobian) и люкса (Laura Mercier). Плюсы в том, что такие подводки никогда не засохнут (ведь они уже сухие), долго не портятся, гигиеничны и служат годами. Выглядят как обычные прессованные (их тогда называют «кейк») или рассыпчатые тени, бывают разных цветов.

Чтобы нарисовать четкую линию, понадобится удобная синтетическая кисть (например, скошенная) и какая-то база для разведения пигмента — обычная чистая вода или специальная водостойкая жидкость. Нужно слегка намочить кисть, набрать ею подводку и рисовать. Для размытой линии даже вода не понадобится.

> Совет → карандаши и подводки разных цветов можно сочетать в одном макияже и даже на одном глазу.

С сухими карандашами все знакомы. Ими можно закрасить или подвести ресничный контур и использовать их на слизистой. Пудровые карандаши (так и называются — «powder pencils») помогут сделать даже смоки. Они сильно пигментированы, почти не ощущаются на глазах и отлично растушевываются. Некоторые из них производят с толстым грифелем (например, Estee Lauder Magic Smoky Powder Shadow Stick), поэтому макияж ими можно сделать очень быстро и без кистей.

КАЙАЛЫ

Отдельный класс подводок — кайалы (kohl или kajal). В переводе с английского kohl — это «сурьма», но как краситель в сертифицированной косметике ее давно не используют — вредно. Название «кайал» осталось, потому что им обозначают вид средств, которые нужны именно для подводки слизистой века: они хорошо ложатся на нее и долго держатся. Еще ими можно быстро сымитировать «вчерашний» макияж, если подвести ресничный край.

Кайалы бывают пудровые и твердые. Пудровые — это баночки с мелким сухим пигментом, который буквально приклеивается, когда вы прикладываете аппликатор к слизистой. С твердыми все понятно: это толстые или тонкие карандаши, которыми очевидно, как пользоваться. И те, и те кайалы есть разных цветов, степеней стойкости и могут быть матовыми или с шиммером.

Важно: карандаши для губ нельзя использовать на веках и слизистой. Потому что ингредиенты в них могут быть небезопасны для зоны вокруг глаз. Если хотите красную или розовую стрелку, поищите подводку в цвет или нанесите мокрым способом тени.

> Совет → не забудьте поточить карандаш перед использованием. Это очистит грифель от возможных загрязнений и бактерий. Идеально, если вы будете точить грифель сразу после использования — это не даст бактериям попасть в колпачок карандаша. Не факт, что всем надо так заморачиваться, но визажисты это делают.

ОСНОВНЫЕ ПРИЕМЫ

Ниже — таблица с примерами того, что можно делать с подводками. Эти приемы можно повторять не целиком, а частично; они здесь для того, чтобы было проще понять логику макияжа глаз и придумать свой вариант. В целом сейчас приветствуется неидеальный макияж глаз: чуть размазанная подводка, чуть скатавшиеся тени, чуть склеенные ресницы. Все это выглядит живо, естественно.

> Совет → у всех глаза асимметричны, поэтому стрелки на них рисуют немного по-разному. На том глазу, что круглее, стоит сделать стрелку на полмиллиметра тоньше, чем на более узком. Если, конечно, вы не хотите подчеркнуть асимметрию.

Классические пинапные стрелки с загнутым внешним уголком — это один из самых простых способов немного поменять форму глаза. Задранным хвостиком можно скрыть складку века, которая делает глаз уставшим (вернее, часть складки, которая приходится на внешний угол глаза). Чтобы это сделать, надо расположить хвостик так, чтобы он закрывал эту часть складки, но в то же время гармонично располагался относительно нижней слизистой, грубо говоря — не под прямым углом к ней.

> Совет → когда делаете смоки или стрелку, начните с «неудобного» глаза — так будет проще повторить форму на втором.

Прием	Эффект	Как сделать
Телесный кайал на слизистой	Натурально увеличивает глаза (белый как раз выглядит не натурально), убирает красноту	Закройте глаз, расположите грифель перпендикулярно и прокрасьте обе слизистых сразу, не дотрагиваясь до глазного яблока. Если побаиваетесь, красьте открытые глаза, слегка оттягивая слизистые от яблока
Подводка всей слизистой темным и черным	Делает глаза ярче, ресницы — гуще	Прокрасьте слизистую, как описано выше. Если кажется, что глаза стали меньше, нарисуйте малюсенький хвостик тем же карандашом у внешнего угла глаза, соединив его с линией слизистой
Темный кайал / гелевый карандаш в ресничном контуре	Делает ресницы гуще	Закройте глаз, разместите грифель перпендикулярно веку и красьте корни ресниц (ставя точки или штрихами). Если не получается попасть в корни, аккуратно нажмите на веко повыше линии роста ресниц, чтобы верхняя слизистая чуть вывернулась наружу; это хорошо показывает Дэниел Сандлер в видеоролике на YouTube «How To Get Eyeliner Into Your Eyelash Line»[2]
Длинные прямые стрелки с небольшим изгибом	Делают глаза больше и длиннее (особенно выражен эффект при круглых глазах)	Наметьте нижнюю грань хвостика стрелки (под небольшим углом относительно нижнего ресничного края), подведите верхнюю линию роста ресниц и соедините с заготовкой хвостика
Стрелки, которые в центре глаза чуть толще	Делают глаза круглее	Тонко подведите верхний ресничный контур и сделайте дополнительные штрихи в центре глаза, расширив линию подводки
Только хвостик стрелки у внешнего уголка глаза	Слегка удлиняет глаза и делает их миндалевидными	Отступите от точки пересечения верхнего и нижнего века пару миллиметров по верхнему ресничному краю и нарисуйте из этой точки галочку-хвостик

Окончание таблицы

Прием	Эффект	Как сделать
Прорисованные внутренние и внешние уголки глаз (могут быть как в составе стрелки, так и просто отдельными фигурами)	Максимально удлиняют глаза	Нарисуйте на самом веке (не слизистой) уголки у внутреннего и внешнего угла глаза. В целом, если вы что-то нарисуете и во внешнем, и во внутреннем уголке, глаз визуально вытянется
Подводка только нижнего века	Удлиняет, увеличивает глаза; лучше всего держится при нависающем и минимально открытом верхнем веке (потому что его совсем не задействуют)	Карандашом или подводкой прорисуйте нижний ресничный контур. Если хотите удлинить глаз, то продлите прямой хвостик у внешнего уголка
Слегка размазанная подводка	Выделяет глаза без ощущения слишком правильного макияжа	Не дожидаясь, пока нарисованная стрелка высохнет, размажьте ее пальцем или ватной палочкой
Подводка, контрастирующая с цветом глаз	Делает радужку ярче или «вытягивает» из нее тот или иной оттенок (подробнее о цветах смотрите в главе «Тени для глаз»)	Нарисуйте любую стрелку перечисленными выше способами

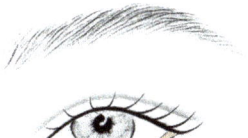
Телесный кайал на слизистой

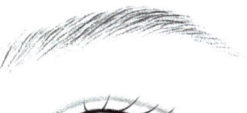
Подводка всей слизистой темным

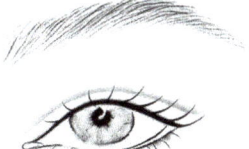
Темный кайал/карандаш в ресничном контуре

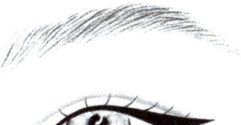
Длинные прямые стрелки с небольшим изгибом

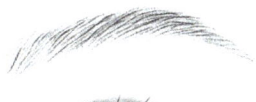
Стрелки, которые в центре глаза чуть толще

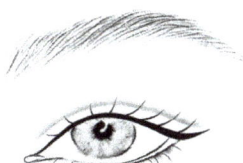
Только хвостик стрелки у внешнего уголка глаза

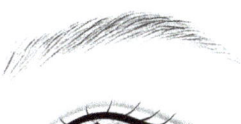
Прорисованные внутренние и внешние уголки глаз

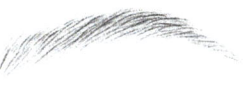
Подводка только нижнего века

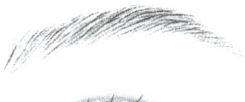
Слегка размазанная подводка

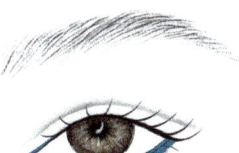
Подводка, контрастирующая с цветом глаз

РИСУНОК 3
Приемы рисования стрелок

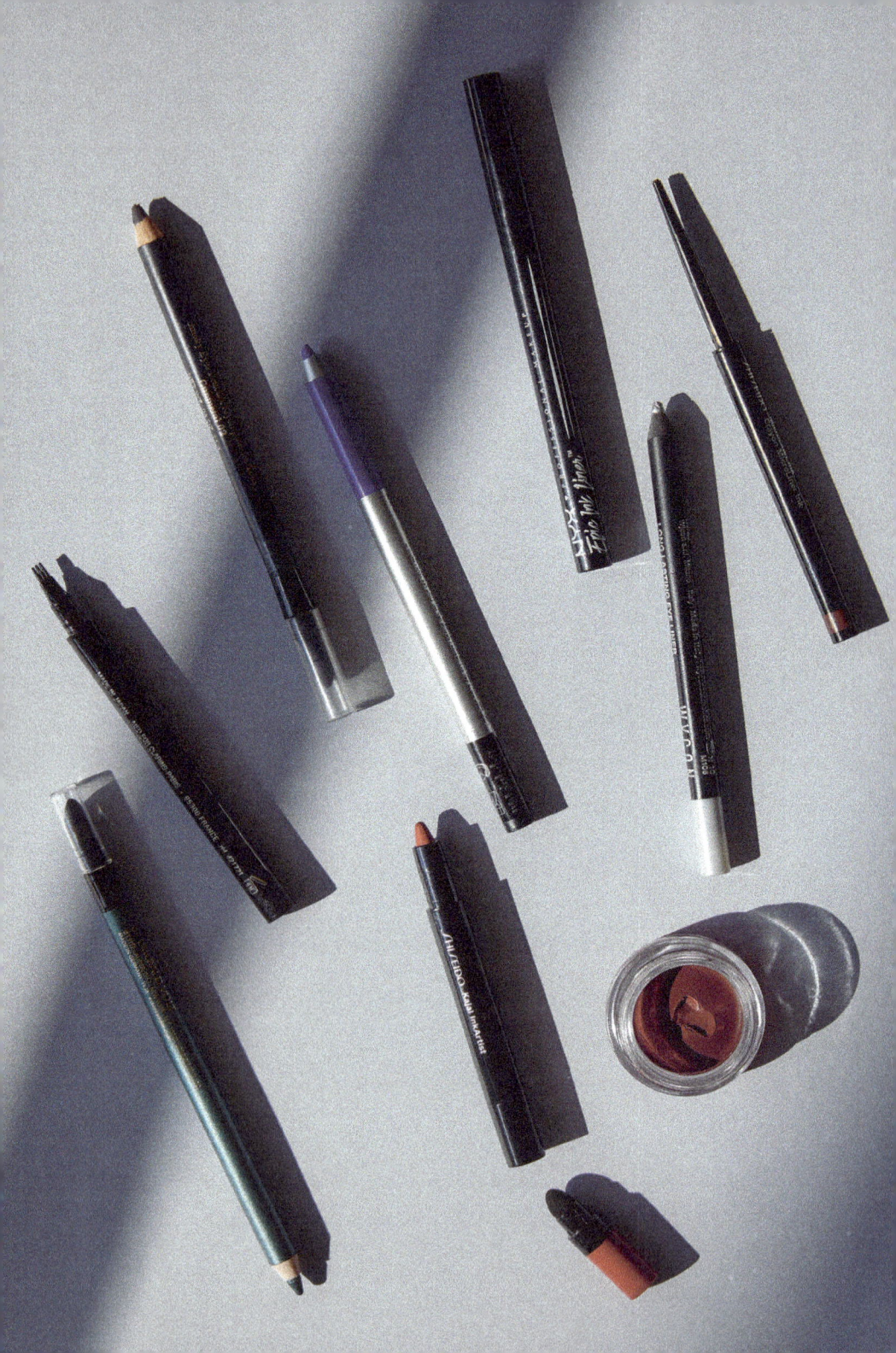

ПРИМЕРЫ

Гелевую подводку **Bobbi Brown Long-Wear Gel Eyeliner** любят за простоту нанесения, темные, но нескучные оттенки с шиммером и долгий срок использования. Кисти в комплекте нет. Аналог подешевле — **Tony Moly Backstage Gel Eyeliner**.

Гелевый карандаш **Wycon Long Lasting Eyeliner** выпускают в разных оттенках — от черного до голубого и серебристого. Все одинаково хороши по качеству: долго держатся, легко наносятся и равномерно ложатся.

Карандаши **Marc Jacobs Highliner Gel Eye Crayon Eyeliner** не надо точить — гелевый грифель выкручивается. Из других преимуществ — необычная палитра и очень насыщенная формула (линия получается яркой даже на слизистой).

Гелевый карандаш **Estee Lauder Double Wear Stay-in-Place Eye Pencil** отлично держится на слизистой и веке. Пока не зафиксировался, можно растушевать в подобие смоки айз.

Жидкая подводка **Clarins 3-Dot Liner** — гениальная вещь. Ею можно быстро заполнить ресничный контур, потому что за одно прикосновение аппликатор ставит три точки. Обычные стрелки тоже удобно рисовать, а еще она отменно держится, хотя водостойкой не названа.

Подводка **Yves Saint Laurent Couture Liquid Eyeliner** достаточно жидкая, чтобы наноситься плавно и легко. Бонус — интересные цвета и красивый шиммер, который блестит больше, чем у гелевых формул.

Чтобы заточить кайал **Smashbox Always Sharp Waterproof Kohl Liner**, надо прокрутить его крышку: в нее встроена точилка, которая заостряет грифель. Сам карандаш мягкий, хорошо держится, есть в восьми оттенках.

У NYX есть еще одна замечательная подводка **Epic Ink Liner** с аппликатором-кистью. На нее равномерно поступает жидкая краска, поэтому подводка наносится ровной и непрерывистой линией. Ею можно нарисовать очень тонкий хвостик, и даже для новичка она будет удобной.

Пудровый карандаш **Elizabeth Arden Smoky Eyes Powder Pencil** по текстуре напоминает спрессованные тени. Очень тонко ложится, легко растушевывается в дымку и долго держится; комфортен и для чувствительных глаз. Смывается легко, даже если прокрасить им межресничное пространство.

Одна из самых стойких подводок — гелевая **INGLOT AMC Eyeliner.** Продается в легких пластиковых баночках и есть в разных цветах: розовом, белом, красном, голубом и так далее. Для слизистой не подходит.

Гелевые тени **NYX Vivid Brights Crème Colour** можно использовать и как подводку: они достаточно насыщенны по цвету. Высыхают относительно быстро, так что лучше держать упаковку прикрытой.

Кайал из обновленной линейки **Shiseido Kajal InkArtist** многофункциональный: им можно подвести слизистую и закрасить брови, а можно растушевать его в смоки. Для последнего прилагается маленький встроенный спонжик.

Карандаш **Shiseido MicroLiner Ink** стойкий и позволяет нарисовать очень тонкую линию. Оттенки темные, но по-хорошему сложные, скучный макияж с такими не получится.

ТЕНИ ДЛЯ ГЛАЗ

Спойлер:
макияж глаз не должен быть сложным
(но может). Современные тени легко
наносить, у них интересные оттенки, которые
даже по отдельности выглядят нарядно.

Тени бывают самых разных цветов и текстур. Как в случае с другой косметикой, есть две их главные разновидности — сухие и кремовые/жидкие тени. Сухие бывают только прессованные и рассыпчатые, а вот остальные выпускаются в виде крема, геля, мусса и даже цветной «водички».

Гелевые/жидкие тени после нанесения высыхают, поэтому их не надо припудривать, чтобы продлить стойкость. Но кремовые и невысыхающие жидкие надо зафиксировать либо прозрачной пудрой, либо сухими тенями в тон.

Совет → если у вас гелевые тени в баночке, переворачивайте ее на стол, когда красите глаза. Это нужно, чтобы к теням поступало меньше воздуха — из-за него они быстрее сохнут. Потом размягчить их можно разбавителем (это средство, которое разводит сухую и засохшую косметику).

Тени бывают совсем без блесток, немного сияющие, сильно сияющие и с глиттером (отдельными, хорошо различимыми блестками). Матовые и глиттерные тени обычно наносить сложнее, зато перламутровые и другие сияющие как будто сами растушевываются и хорошо выглядят на любой коже век. Матовые тени подчеркивают морщинки, вернее, не скрывают их.

Тени необязательно должны быть очень пигментированными. Благодаря YouTube стали очень популярны насыщенные и яркие, что, с одной стороны, классно (бренды стали больше их производить), но, с другой, из-за этого подзабылось, что макияж глаз (и макияж вообще) необязательно должен быть очень заметным, чтобы быть красивым. Так что, если вам хочется носить только легкую цветную дымку или немного блесток, это не значит, что макияж у вас не доделан.

> Совет → полупрозрачные тени интересных оттенков часто бывают у люксовых марок: Chanel, Dior, Estee Lauder. У профессиональных и независимых индимарок, наоборот, сильно пигментированные.

Часто тени продаются в палетках по два-пять оттенков. Это не значит, что у каждого цвета есть единственное предназначение и использовать его нужно только в соответствии с ним. Да, обычно в такие палетки включают светлые, темные и промежуточные оттенки, чтобы можно было нарисовать классический макияж (его схема почти всегда есть в упаковке). Но нанести любой оттенок на все веко или использовать его по-другому, конечно, можно.

КАК НАНОСИТЬ

С **кремовыми/жидкими** тенями очень просто: их можно растушевать даже пальцем. Либо небольшой пушистой кистью (подробнее о кистях — в главе 9). Чем тоньше текстура теней, тем легче должны быть движения кисти и тем мягче ворс. Вообще, старайтесь всегда аккуратно работать с кистями, слегка касаясь кожи: так меньше шансов получить раздражение, да и в принципе косметику не надо яростно втирать.

Для **сухих** теней часто используют праймер, чтобы они дольше держались и сохраняли яркость (подробнее — в главе 8). Это необязательно, но здорово помогает. Помните, что базы надо совсем немного (примерно половину горошины черного перца на все веко), наносить ее стоит на закрытый глаз, чтобы она не забилась в складку, и перед тем, как наносить тени, надо дать праймеру высохнуть. Кремовым теням база не нужна.

> Совет → если у вас жирная кожа век, на которой плохо держится консилер, попробуйте найти телесные тени, матовые или немного сияющие. Лучше всего — кремовые самофиксирующиеся, например Bobbi Brown Long-Wear Cream Eye Shadow Bone или Sandy Gold. Они выровняют цвет верхнего века не хуже консилера и будут дольше держаться.

Для сухих теней могут понадобиться самые разные кисти (тип ворса может быть любой). Плотные с коротким ворсом нанесут их плотно, мягкие растушевочные дадут дымку. Чтобы «набить» тени, то есть положить их плотно, нужны похлопывающие движения, а для растушевки — круговые или возвратно-поступательные (проще говоря, туда-сюда). Чем плотнее тени, тем более упругий ворс для них нужен.

Держите как минимум одну чистую кисть для растушевки, если работаете с несветлыми тенями. Дело в том, что кистью, которая «испачкана» в тенях, очень сложно сделать мягкую границу между цветом и кожей. Для этого берут чистую пушистую кисть и уже ею растушевывают тени.

> Совет → матовые сухие тени обычно сложно растушевывать (особенно синие), поэтому есть смысл найти кремовый продукт нужного оттенка.

Сухие тени можно наносить влажным способом. В зависимости от количества воды (или фиксатора, подробно о них — в главе 8) на ворсе кисти тени лягут очень плотно или, наоборот, тонко. Чем мокрее кисть, тем прозрачнее результат. В любом случае с ворса не должно капать; в первое время лучше вообще выжимать его при помощи салфетки, чтобы понять технику и не напортачить. А еще лучше сначала набрать тени на кисть, а потом сбрызнуть ее жидкостью — так вы не намочите все тени (иначе они затвердеют, и их будет сложнее набирать на кисть).

Когда набираете сухие тени на кисть, втирайте ворс в них зигзагообразными движениями. Ваша задача — занести пигмент между всеми ворсинками, чтобы кисть тушевала равномерно. А перед нанесением **обязательно** отряхните кисть (просто встряхнув рукой или постучав рукояткой по чему-то) — это снимет излишки, которые могли бы осыпаться на щеки. Только не дуйте на ворс — негигиенично.

> Совет → если вам предстоит съемка или просто нужно очень ярко накрасить глаза, надо использовать тени двух текстур. Кремовые/жидкие тени будут праймером и создадут цветную «подложку»: ею вы зададите форму растушевки, которую потом просто повторите сухими тенями. Еще это поможет нанести цвет без «проплешин», то есть равномерно. Плюс даже при съемке со вспышкой не пропадет насыщенность оттенка, потому что его будут давать сразу две текстуры, а не одна.

Если тени все равно осыпаются при нанесении (такое особенно часто бывает с очень блестящими и темными тенями), используйте салфетку или ватный диск. Сложите салфетку пополам и прислоните к нижнему ресничному краю так, чтобы она закрывала скулу и щеку под глазом. Все осыпавшиеся тени осядут на ней.

Еще можно использовать патчи для век: пока они увлажняют кожу, вы успеете нанести тени. Правда, этот способ подойдет, только если вы красите глаза перед тем, как нанести тон. Это, кстати, частый прием: даже если тени осыпятся, вы можете просто стереть их без того, чтобы накладывать тон второй раз.

Сухие рассыпчатые тени — самые сложные в использовании, но самые пигментированные. Их легче всего наносить влажным способом или набивать пальцем либо плотной кистью на те места, где нужен максимально яркий цвет или сияние. Обычно это центр века.

КУДА НАНОСИТЬ

До сих пор существует миф о том, что тени надо наносить по одной схеме. На самом деле есть как минимум два классических варианта, а неклассических — еще больше. Первый: на внешний уголок глаза наносят оттенок потемнее и растушевывают его к виску. Второй (смоки): более темный оттенок наносят вдоль ресничного контура и равномерно растушевывают его вверх по веку и чуть к виску.

> Совет → бесцветная пудра еще больше «разблюрит» границы растушевки (не только теней, но и румян). Наносить ее удобно маленькой пушистой кистью.

Даже с этими двумя схемами можно сделать множество вариантов макияжа. В последнее время стал также популярен «halo eye»: на внутренний и внешний угол наносят темный цвет, а в центр — светлый. Это помогает сделать глаз визуально больше (такой макияж вы почти каждый день видите в Instagram).

Так как чаще всего люди хотят визуально увеличить глаза, то вот несколько универсальных советов. Во-первых, надо краситься с открытыми глазами. Чтобы было удобно, поднимите подбородок и смотрите в зеркало полуприкрыв веки. Этого хватит, чтобы одновременно понимать, что происходит, и наносить тени на кожу. Когда будете задавать форму растушевки, смотрите в зеркало прямо, потому что вам надо сделать так, чтобы именно в этом ракурсе все выглядело как задумано.

> Совет → селфи поможет понять, ровно ли вы накрасили глаза и губы или нарисовали стрелки: на плоском изображении погрешности лучше видно, чем на объемном лице.

Во-вторых, наносите цвет не только на подвижное веко, но и в складку повыше него. Чем выше от складки вы растушуете цвет, тем драматичнее и заметнее будет макияж. А если использовать только подвижное веко, глаз начнет казаться меньше. Еще часто складку века прорисовывают оттенком немного темнее (и тоже растушевывают его), это помогает чуть увеличить глаза.

В-третьих, не единственные, но самые востребованные формы растушевки — круглая и миндалевидная. Как бы странно это ни звучало, но, по сути, вы просто рисуете тенями на глазу ту форму, какую задумали ему придать. Потом растушевываете тени или оставляете графичные линии — и внезапно глаз получается таким, как вы и хотели.

> Совет → если вы слишком далеко растушевали тени или хотите немного исправить форму растушевки, «сотрите» ее пушистой кистью с остатками консилера.

Важный момент: ни у одного человека нет полностью симметричных глаз. Один может быть узким, а второй круглым. Если вы будете красить их тенями одинаково, асимметрия станет заметна больше (светлых и полупрозрачных оттенков это не касается). Поэтому корректируйте макияж в зависимости от формы каждого глаза. Только не сильно: обычно пара миллиметров или даже меньше делают свое дело.

> Совет → точно такой же макияж и форму растушевки, как у другого человека, вы получить не сможете — глаза у всех разные. Поэтому не надо переживать, если у блогера/визажиста все выглядит «красивее».

Как бы вы ни красились, надо понять, что вам нужно (или что вы хотите) сделать с формой глаз. Можно не обращать на нее внимания и наносить что и как угодно куда угодно. Но, если вы хотите понять логику «обычного» макияжа глаз, изучите таблицу с некоторыми востребованными приемами. Часто их комбинируют.

Форма глаз	Прием	Эффект
Нависающее веко	Светлый блик у внутренних уголков	Чуть выделит глаза
	Тонкая подводка с хвостиком (можно просто прокрасить ресничный контур и нарисовать хвостик)	Выделит, удлинит
	Подводка нижнего века с хвостиком	Выделит, удлинит
	Если веко немного открыто: втушевать в складку и чуть выше нее наложить темный цвет	Скроет и чуть приподнимет складку, глаз будет казаться больше
	Смоки/темные тени, растушеванные к вискам и вверх	Дадут эффект кошачьего глаза
Выпуклые глаза	Матовые несветлые тени	Скроют объем
	Блестящие яркие тени	Подчеркнут объем
Глубоко посаженные глаза с большой площадью века и видимой орбитальной косточкой	Темный цвет для складки наносят не в саму складку, а на косточку над ней	Не даст глазам «провалиться» еще глубже
Близко посаженные глаза	Светлый блик у внутренних уголков	Раздвинет глаза
	Вытянутые стрелки и смоки	Сделают глаза длиннее и больше
Широко посаженные глаза	Затемненный внутренний уголок	Сузит расстояние между глазами
	Светлый блик у внутренних уголков	Еще больше раздвинет глаза
Круглые глаза	Вытянутые стрелки и смоки	Сделают глаза длиннее и больше
Миндалевидные глаза	Вытянутые смоки и стрелки	Подчеркнут форму
Глаза с опущенным внешним уголком	Смоки и стрелки, вытянутые вбок и чуть вверх	Визуально поднимают уголок
Моновеко (азиатский разрез)	Любые формы смоки и стрелок в любых сочетаниях	

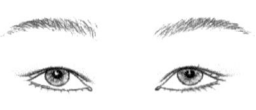 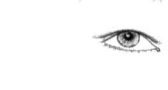

1. Нависающее веко

1.1. Светлый блик у внутренних уголков

 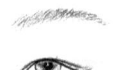 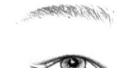 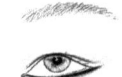

1.2. Тонкая подводка с хвостиком

1.3. Подводка нижнего века с хвостиком

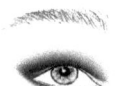 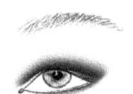 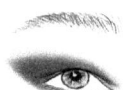 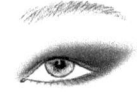

1.4. Растушеванные тени и прорисованная темным складка (выше анатомической)

1.5. Смоки/темные тени, растушеванные к вискам и вверх

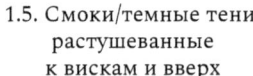

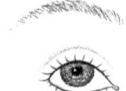 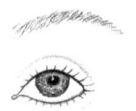 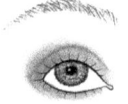 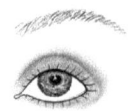

2. Выпуклые глаза

2.1. Матовые несветлые тени

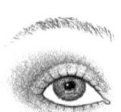 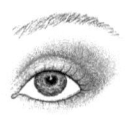

2.2. Блестящие яркие тени

РИСУНОК 4
Формы глаз и приемы

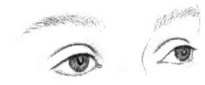 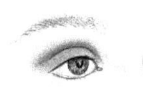

3. Глубоко посаженные глаза с большой площадью века и видимой орбитальной косточкой

3.1. Растушеванные тени и прорисованная темным складка (выше анатомической)

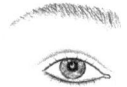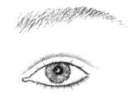 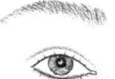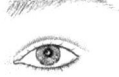

4. Близко посаженные глаза

4.1. Светлый блик у внутренних уголков

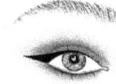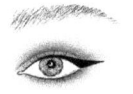

4.2. Вытянутые стрелки и смоки

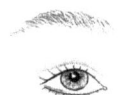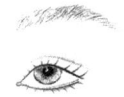 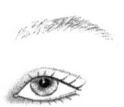

5. Широко посаженные глаза

5.1. Затемненный внутренний уголок

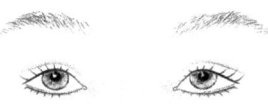

5.2. Светлый блик у внутренних уголков

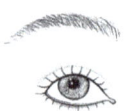 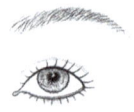   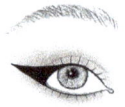 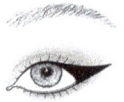

6. Круглые глаза

6.1. Вытянутые стрелки и смоки

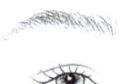 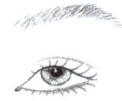   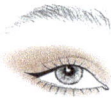 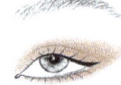

7. Миндалевидные глаза

7.1. Вытянутые смоки и стрелки

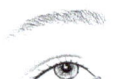 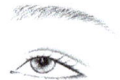   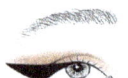 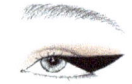

8. Глаза с опущенным внешним уголком

8.1. Смоки и стрелки, вытянутые вбок и чуть вверх

 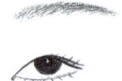   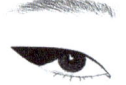 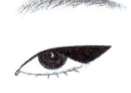

9. Моновеко (азиатский разрез)

9.1. Любые формы смоки и стрелок в любых сочетаниях

КАК ПОДОБРАТЬ ЦВЕТ

Цветотипы — это очень упрощенная схема, она не работает. Тем не менее макияж во многом строится на сочетаниях цветов, например когда мы перекрываем синяки под глазами персиковым корректором.

То, как взаимодействуют разные цвета, знать полезно. Это позволит сделать макияж гармоничным, использовать цвета так, чтобы вместе они смотрелись классно (что такое «классно», вы определяете сами).

Некоторые цвета могут немного менять или подчеркивать оттенок радужки. Обычно именно их выбирают, когда хотят «глаза поярче». Сочетать эти цвета можно и не только в виде теней, а, например, в виде теней и кайала. Можно ли использовать другие? Да, просто они будут по-другому смотреться (ваш кэп).

> Совет → любые насыщенные тени можно использовать как подводку (только не для слизистой). Кремовые надо просто набрать на тонкую кисть и нарисовать линию, а для сухих ворс необходимо будет немного намочить.

Основное правило с тенями простое: чтобы «вытащить» теплый оттенок из глаз, нужны «холодные» тени. И наоборот: если хотите глаза «холоднее», делайте «теплый» макияж. Например, «теплый» коричневый карандаш сделает ореховые (зелено-карие) глаза чуть зеленее, а синий, наоборот, «теплее». Подробнее — в таблице ниже.

Цвет радужки	Цвет теней
Голубой (холодный)	*Подчеркнут:* оранжевый и все, что на него похоже (медный, лососевый, персиковый, теплый коричневый, красный и бордовый). *Не ошибетесь с:* бежевым и остальными теплыми
Карий и темно-карий (теплый)	*Подчеркнут:* синий, сине-фиолетовый, золотой, серебряный, зеленый. *Не ошибетесь с:* коралловым, розовым, оранжевым, красным

Окончание таблицы

Цвет радужки	Цвет теней
Зеленый (одинаково теплый/холодный)	*Подчеркнут:* фиолетовый, теплый коричневый, бронзовый, красный, бордовый. *Не ошибетесь с:* серо-коричневым, бежевым, золотым, серебряным
Серый (одинаково теплый/холодный)	*Подчеркнут:* медный, оранжевый, красный, голубой, бирюзовый. *Не ошибетесь с:* зеленым, персиковым
Почти черный (одинаково теплый/холодный)	*Подчеркнут:* любые яркие цвета. *Не ошибетесь с:* металликами

Совет → макияж одним цветом, яркий или блестящий акцент в уголок глаза или в его центр, подводка тенями только нижнего века, цветной мазок или точка в любом месте — вот только несколько небанальных приемов, как можно накраситься. Больше примеров есть в Instagram (например, @v9300).

АЛЛЕРГИЯ НА ТЕНИ

Тени — один из немногих продуктов, которые можно наносить на глаза (кроме них — еще туши, карандаши и подводки). Потому что глаза — очень чувствительная к микробам и пигментам зона. При этом вы можете спокойно носить тени на коже лица, а некоторые — на губах.

Основной ингредиент теней — пигменты (красители). Именно эти компоненты особенно строго регулирует американское законодательство. Потому что они могут быть сильными аллергенами, плюс не все красители предназначены для слизистых и просто кожи. Поэтому, если вы видите на косметике предостережение «не использовать для тела», «не использовать для лица», «не использовать для глаз», надо его соблюдать. Подробнее об этом — в главе 10.

Может быть так, что один продукт в Европе или России продается как тени для век, а в США — как пигмент для лица. Как раз потому, что в Америке строгие правила к пигментам для глаз. Это не значит, что европейцы позволяют использовать опасные компоненты в косметике, просто американцы чуть больше перестраховываются. И те, и те опираются на примерно одинаковое количество опытов с конкретным веществом, но могут делать разные выводы.

«Пока не изобрели суперкомпьютеры, которые могут на уровне квантовой химии моделировать все взаимодействия рецепторов клеток кожи с веществом, общий подход заключается в том, чтобы для каждого вещества провести сотню независимых исследований и на основании экспериментов решить, опасно оно или нет. На эти проверки, кстати, фармацевтические и косметические компании тратят намного больше денег, чем на изобретение новых веществ, — объясняет научный консультант Политехнического музея, выпускник химфака МГУ Василий Панюшкин. — Но это в Америке. В России, по идее, все должно быть так же, только денег на исследования и проверки безопасности, думаю, выделяется на порядки меньше, поэтому и не регулируется так сильно».

Генеральный директор ООО «КТ Пигментс РУС» Александр Понин отчасти подтверждает эти слова: «Российское законодательство не требует сертификации косметического сырья, но требует сертификации готовой продукции. С 2012 года действует технический регламент на парфюмерно-косметическую продукцию (все, кроме лекарств, инъекций, имплантации и ингаляции)[3]. Регламент перечисляет вещества, запрещенные к использованию, ограниченно-допущенные и разрешенные. Так что добавлять в российскую косметику все что угодно нельзя».

В целом, говорит Александр, пигменты используют настолько давно, что серых зон в их регулировании и чего-то неизвестного о них не осталось (это не касается прорывных технологий вроде нанокрасителей).

Если вас очень волнует, какие риски несет тот или иной краситель (и просто компонент), можно пользоваться базой PubChem[4], которую рекомендует Панюшкин. На сайте нужно вбить название ингредиента, и база выдаст всю информацию о рисках. Так можно понять, на какие вещества у вас аллергия, если пробить состав аллергенных для вас средств.

ПРИМЕРЫ

M.A.C. Dazzleshadow Liquid — это заметные блестки в клейкой базе. Не нужно возиться, просто проведите аппликатором по веку и растушуйте. Оттенки интересные.

У **Make Up For Ever** несколько водостойких теней, но **Aqua XL Color Paint** выпускаются в тюбиках, поэтому дольше не высыхают. Оттенков много, экономичные, растушевываются легко.

У **Too Faced** одни из самых простых в обращении теней — как матовые (палетка **Just Peachy Mattes**), так и сияющие (палетка **Chocolate Gold Bar**). Все пахнут сладким (это фишка марки). Помните, что наносить такие тени можно не только плотно, но и полупрозрачно.

Тени в стике **Eyeko Me & My Shadow** и им подобные быстро наносить, растушевать можно хоть пальцем. Они сами фиксируются и долго держатся — водостойкие. Держите крышку хорошо закрытой, потому что все гелевые тени ссыхаются при контакте с воздухом.

Палетки **M.A.C. Eye Shadow x 9** содержат идеальное количество теней и сочетают классные оттенки и текстуры (но они всегда сухие). Обычно они лимитированные и часто обновляются. Кремовые тени в палетках тоже есть — по шесть оттенков. Называются **Cream Eye Shadow Palette** и тоже выпускаются лимитированными коллекциями.

У жидких теней **Giorgio Armani Eye Tint** всегда интересные оттенки, они легко растушевываются и пальцем, и кистью, надолго фиксируются. За счет переливов мелких блесток эти тени выглядят как сложный макияж глаз. На фото — оттенок Blue Reflection из коллекции Tokio Gardens.

У всех палеток **Soda Eyeshadow palette #EYELOVEYOU** интересные сочетания цветов, большое зеркало и лаконичный дизайн. По сравнению с аналогичными они недороги.

Корейская марка **Chupa Chups** сделала красивые сияющие тени **Bling Bling Eyes Glitter**. Одно огорчение — они смываются водой. Но блестят красиво, растушевываются очень просто и, опять же, относительно недороги.

Почти влажные на ощупь тени **Huda Beauty Rose Gold Palette Remastered** очень пигментированы, без труда растушевываются и сочетаются между собой. Одни из лучших по качеству.

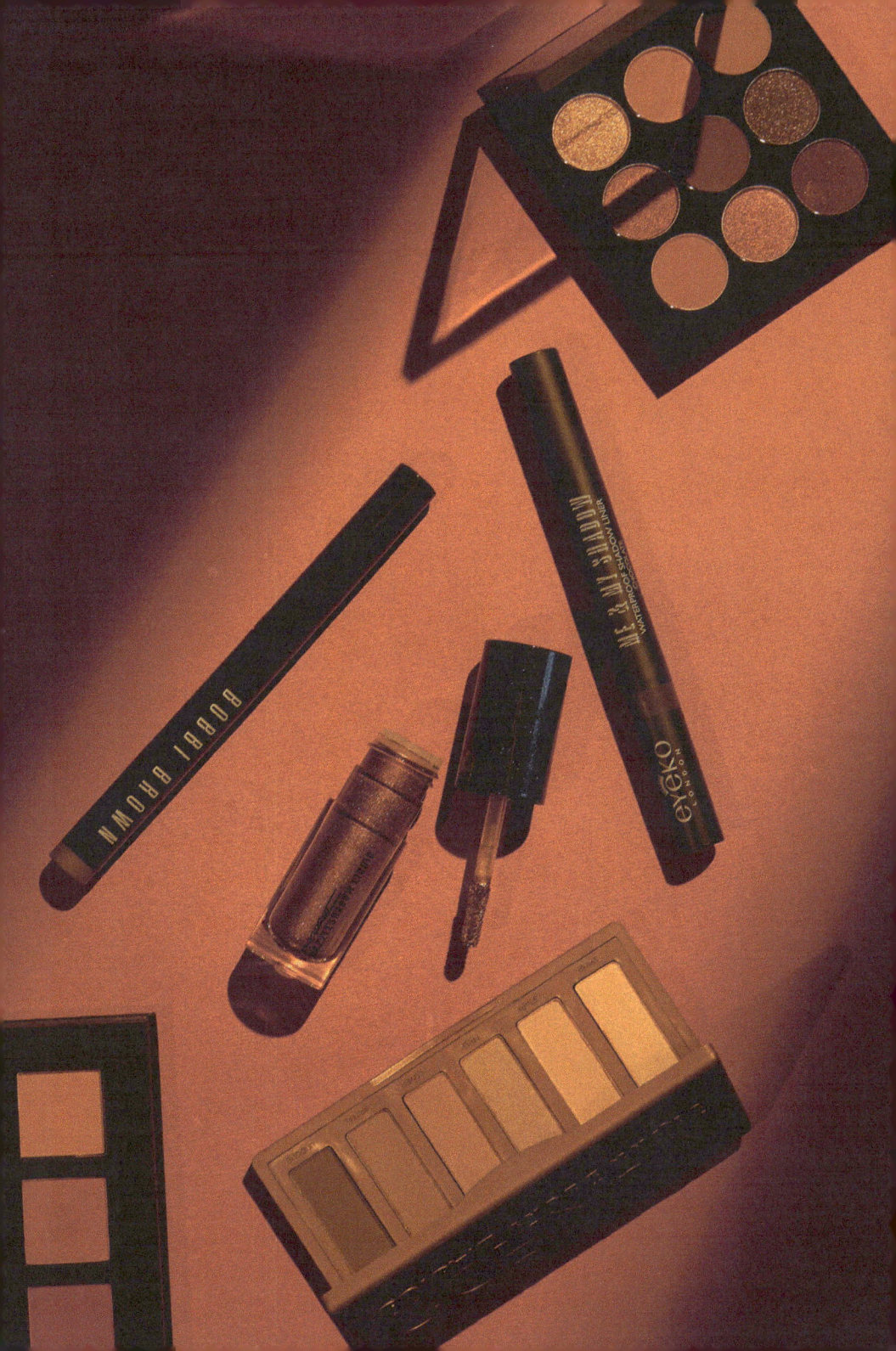

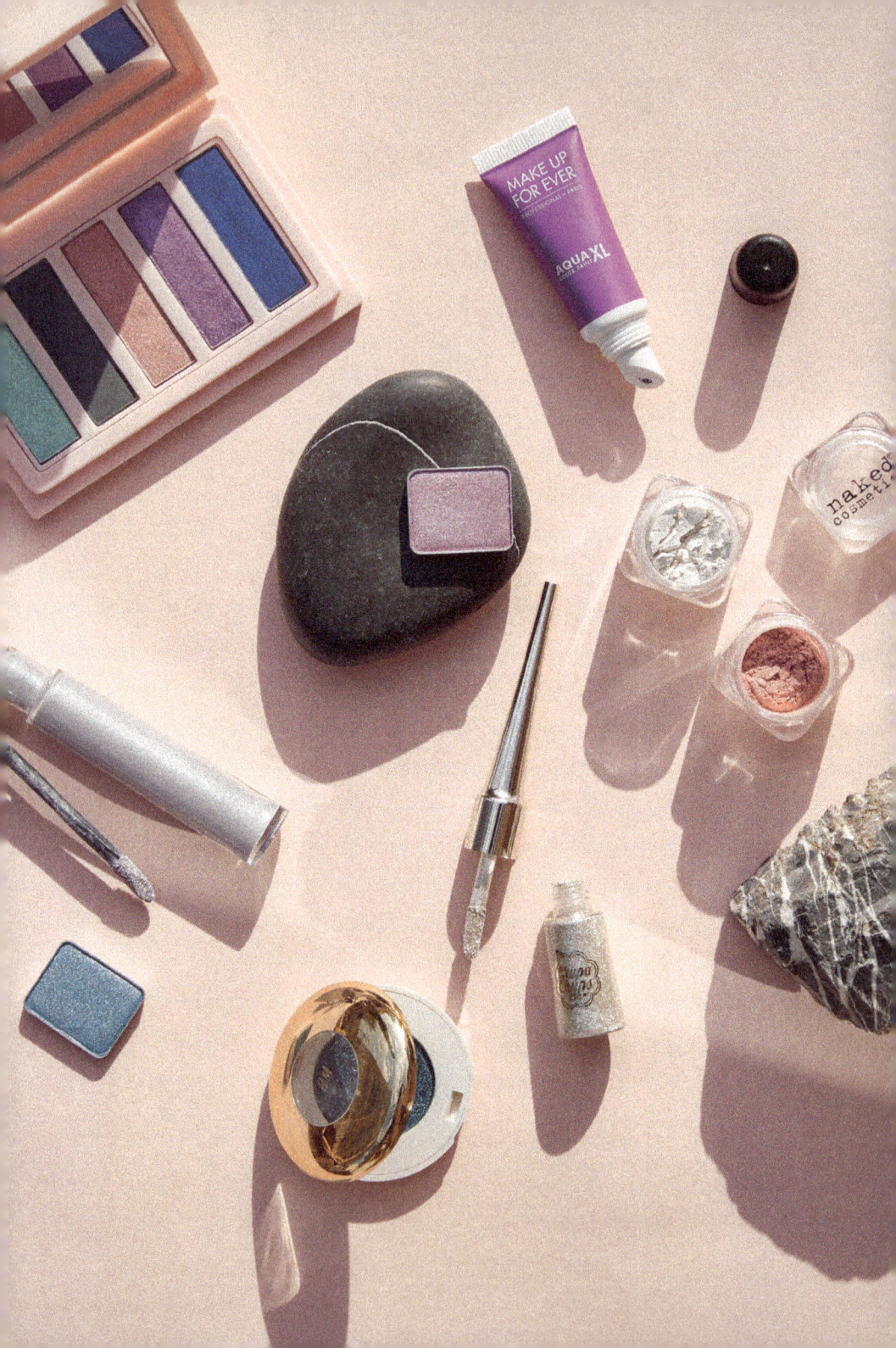

Прессованные тени **Shu Uemura Eyeshadow** можно купить без упаковки (палетки на несколько оттенков продаются отдельно). «Финиши» есть самые разные, общее — одно: растушевываются всегда хорошо, ложатся тонко и держатся крепко. Еще достоинства — необычные для люксового сегмента оттенки и пигментированность.

Рассыпчатые тени **Naked Cosmetics Mica Power Pigments** — это перетертые минералы. Они подойдут даже для очень чувствительных глаз. Можно смешивать их с любой косметикой, чтобы добавить ей сияния или цвета. Палитра нескучная: есть и телесные, и яркие оттенки.

У **H&M Eyeshadow** отличное соотношение цены и качества, много оттенков и текстур, симпатичная легкая упаковка. Если вы давно хотите опробовать какой-то необычный оттенок, но не готовы тратить много денег, стоит присмотреться к H&M.

Очень яркие тени (и пигменты для лица) в палетках и одиночных упаковках — у **Urban Decay**. Есть и яркие, и нейтральные оттенки, как в палетке **Naked 2 Basics**. Все хорошего качества.

НАКЛАДНЫЕ РЕСНИЦЫ И ДРУГИЕ НАКЛЕЙКИ

> Спойлер:
> накладные ресницы помогут сделать свои более пушистыми и длинными на вид или вовсе станут главным акцентом в макияже. А наклейки — это самый быстрый макияж в принципе.

РЕСНИЦЫ-ПУЧКИ

Ресницы-пучки выглядят естественнее, но их дольше клеить, чем ресницы на ленте. Скрепляют их по-разному: бывает, это единичные ресницы, но чаще это пучок, собранный в форме веера. Основание пучка может быть узелком, как у Eylure Individual Lashes Combo, а может — плоским, как у ModelRock Ultra Luxe Individual Lashes. Плоское клеить удобнее (узелки иногда поворачиваются вокруг своей оси).

Пучки делятся по длине: короткие, средние, длинные (обычно от 6 до 14 миллиметров). Для самого натурального эффекта во внутренние уголки глаз нужно клеить короткие ресницы, во внешние — длинные, а в оставшийся промежуток — средние.

Есть два трюка. Во-первых, с помощью пучков можно слегка изменить форму глаза. Если хотите сделать его более круглым, клейте на середину глаза ресницы подлиннее, а во внешние углы — средние. Так глаз вытянется вертикально. Если вам нужна, наоборот, миндалевидная форма, клейте длинные снаружи. Но зацикливаться на этом не стоит: пробовать разные формы действительно весело, и никогда не знаешь, какой эффект они могут произвести.

Во-вторых, совсем не обязательно клеить ресницы на весь глаз, можно только во внешние уголки. Так вы тоже его визуально вытянете, но почти незаметно. Если где-то в ресничном контуре есть пробел, прикрепите пучок именно туда. Еще вам может понадобиться разное количество пучков для каждого глаза.

ЛЕНТЫ

Ресницы на все веко, как правило, в той или иной степени театральны. Хотя есть и натуральные варианты вроде Ardell 110 Natural Black False Lashes. Такие ресницы бывают на прозрачной или темной ленте. Темная имитирует подводку и потяжелее смотрится на глазах, прозрачная — естественнее. Как и пучки, цельные ресницы делают из синтетических и природных материалов (мехов разных животных), происхождение материала пишут на упаковке.

Важно подобрать ресницы-ленты под ваш размер глаза, для чего нужно приложить их к веку. Возможно, придется подрезать ресницы, чтобы они не кололись при носке. Отрезайте их с внешнего края по миллиметру (если начнете с внутреннего, срежете самые короткие ресницы, которые не колются). Если лента ресниц жесткая, повыгибайте ее перед использованием — так она размягчится и ее будет комфортнее носить.

> Совет → ресницы-ленты можно приклеить буквально на полмиллиметра-миллиметр выше внешнего края ресничного контура, это визуально приподнимет уголок глаза. Примерно такой эффект дают классические стрелки.

Формы ресниц-лент бывают самые разные, но по большому счету они тоже дают два эффекта: либо удлиняют глаз, либо увеличивают его, округляют.

Для нижних век тоже есть ресницы-ленты, они обычно короче. Но и верхние можно наклеить вниз, если их разрезать или если в планах сделать заметный макияж.

> Совет → если вы только начинаете использовать ресницы, выбирайте те, что покороче. Так меньше вероятность, что вы подберете неудачную для себя форму плюс будет проще понять, как с ними управляться.

Некоторые накладные ресницы смотрятся массивными, чаще всего это из-за того, что они слишком густые у основания ленты. Особенно это заметно при нависающем веке. Если это беспокоит, выбирайте ресницы на прозрачной ленте, которые не заслоняют подвижное веко полностью (например, Ardell Deluxe Pack Wispies).

КАК КЛЕИТЬ РЕСНИЦЫ

Кому-то удобнее делать это пальцами, кому-то — с помощью пинцета. Для ресниц-лент есть пинцеты с широким захватом, как у Sephora Collection Bulls Eye Lash Applicator, для пучков подойдет обычный (Tweezerman Slant Tweezer) или узкий (LashArt Straight Precision Tweezer).

Перед этим стоит подвить собственные ресницы, накрасить их тушью и расчесать (если обычно делаете это). Что, если реснички в пучках тоньше, чем уже накрашенные? Можно подкрасить и пучки, подождать, пока они подсохнут, и потом клеить. Если попытаетесь накрасить уже приклеенные пучки, можете случайно их оторвать.

> Совет → ресницы можно использовать повторно, если они сохранили первоначальный вид. После того, как снимете их с век, очистите от клея и положите в упаковку. Если красили тушью, сотрите ее средством демакияжа.

Клея для пучков нужно немного, проще выдавить каплю на руку или палитру, окунуть только основание пучка и прислонить его к веку как можно ближе к ресничному контуру. Это важно: накладные ресницы нельзя клеить на собственные, иначе вы снимите в конце дня и те, и те. Еще не надо клеить их под свои ресницы, то есть близко к слизистой — клей для нее вреден, а сам пучок может попасть в глаз. Есть одно исключение — новые ресницы Lashify, которые производитель советует клеить под ресницы. Выглядит красиво, но нужно быть предельно осторожным: вероятность травмы глаза возрастает.

Есть мнение, что надо обязательно тонко подвести ресничный контур, наклеить на эту линию ресницы, а потом снова пройтись подводкой. В этом есть логика: подводка поможет скрыть основания пучков, особенно если вы не совсем ровно их наклеили. Обязательна ли она? Нет, но, если вам нужен очень аккуратный или классический макияж, этот прием пригодится.

Самое сложное с ресницами-лентами — наклеить их симметрично на оба глаза. Поможет практика. Обычно советуют начинать с внешнего уголка или с середины. Следите, чтобы «ресница» смотрела не вниз, для этого ее лента должна приклеиться перпендикулярно веку, а не под другим углом.

ОСТАЛЬНЫЕ НАКЛЕЙКИ

Кроме ресниц на лицо можно прикрепить блестки (глиттер), жемчужины, стразы, поталь (имитацию золота), переводные татуировки и другие наклейки. Их выпускают такие бренды, как NYX, M.A.C., Make Up For Ever, Essence, INGLOT.

Такие штуки проще найти в магазинах для творчества вроде «Леонардо», но помните: если на средстве написано «не наносить на лицо», делать это нельзя. Если ничего не написано, используйте его на свой страх и риск, но хотя бы протестируйте на внутреннем сгибе локтя за двое суток до часа икс. Особенно осторожны будьте с областью вокруг глаз и губ — это слизистые, они больше подвержены повреждениям. (Подробнее об этом — в главе 10.)

НА ЧТО КЛЕИТЬ

Надолго прикрепить к коже все перечисленное можно с помощью клея для накладных ресниц. Его делают на латексной и безлатексной основе. Второй подойдет тем, у кого на латекс аллергия. Обычно производители пишут о содержании латекса прямо — это для покупателей очень важно.

Клей бывает темным и бесцветным (обычно он белый, а при высыхании становится прозрачным). Первый подходит, если вы крепите ресницами поверх черной или темной стрелки (или, наоборот, не хотите ее рисовать), а также если у вас очень темная кожа или черные ресницы.

Иногда клею надо дать подсохнуть, прежде чем прислонять ресницы к векам, — на воздухе он становится более липким. Обычно хватает 15–30 секунд; для ускорения процесса можно помахивать ресницами до тех пор, пока клей не станет прозрачным. Так, например, нужно обращаться с бестселлером DUO Eyelash Adhesive.

Для век подойдет либо специальный праймер (NYX Glitter Primer), либо клей. Но блестки на клей крепить не надо, только если вы не наносите их на веко. Дело в том, что они и так очень неохотно сходят с кожи, а с клеем и подавно. Проще помазать участок кожи бальзамом, вазелином или блеском для губ и присыпать его блестками.

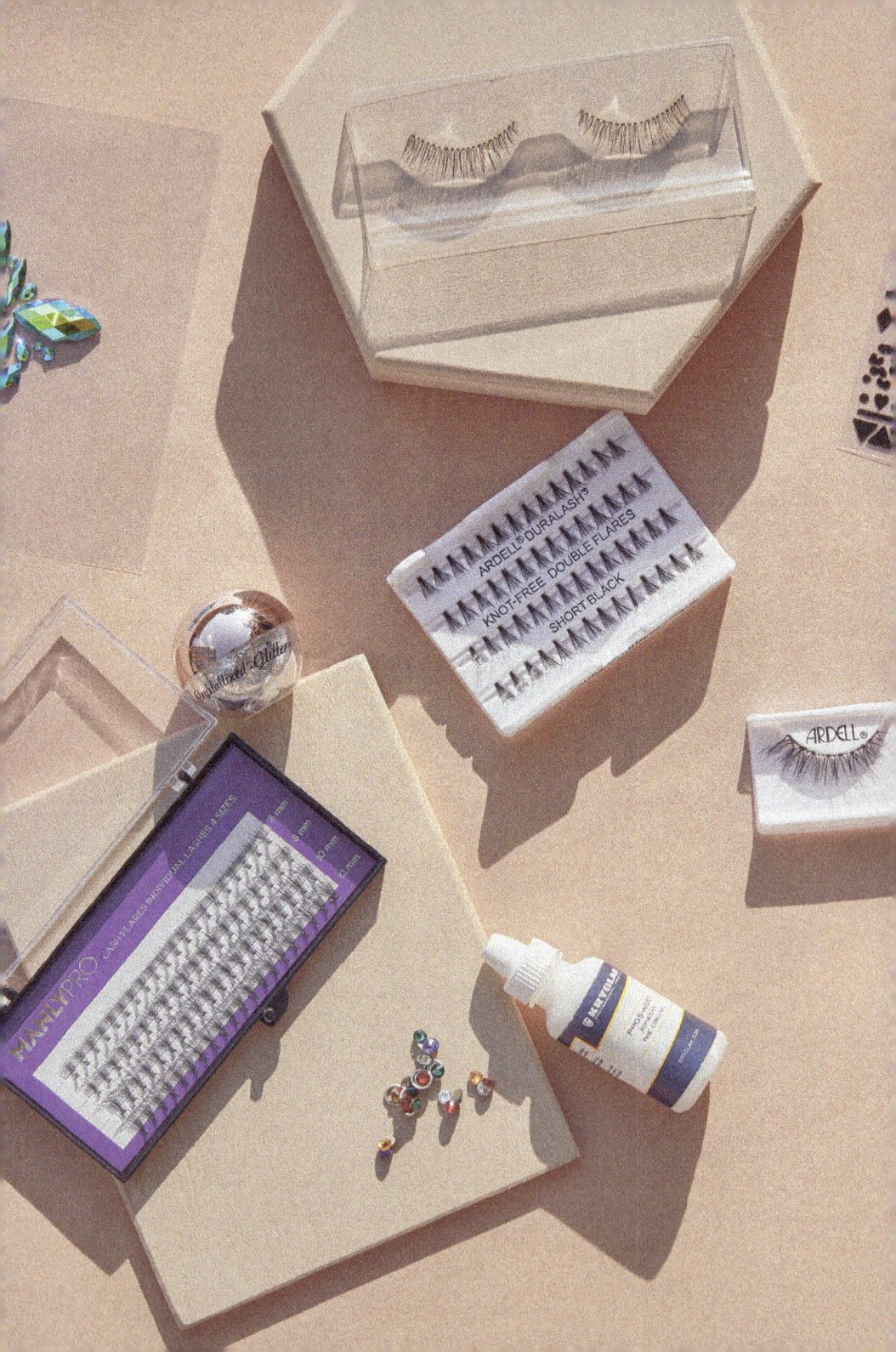

Совет → после того, как наклеите глиттер на веки, смахните не приклеившиеся блестки пушистой кистью, чтобы они не попали в глаза.

Сейчас появились ресницы, которые держатся на магнитах. Это перспективный концепт, но исполнение пока неидеально: выглядят фальшиво, про стойкость единого мнения нет.

ПРИМЕРЫ

Знаменитый гримерский клей Pros-Aide трудно достать, но марка Kryolan продает похожий в России, называется **Kryolan Prosthetic Adhesive Pros-Aide**. В отличие от других он не засыхает, пока вы не прислоните его к коже или предмету. Это полезно, например, когда надо заклеить участок кожи стразами: не придется постоянно наслаивать клей и можно подольше повозиться с аппликацией.

Самый доступный клей для ресниц DUO продается и с кисточкой, называется **DUO Brush On Striplash Adhesive**. Ею можно нанести немного средства только на узелок или ленту, не испачкав ресницы.

Серия **Ardell Soft Touch** — это мягкие и легкие ресницы, которые подойдут для чувствительных глаз. Они из искусственного материала; есть разных форм, густые и не очень. Есть и пучки

Double Individuals, которые объединяют много ресничек и поэтому дают заметный объем.

Benefit Real False Lashes — мягкие и легкие ресницы, которые комфортно носить весь день. Самый натуральный вариант — Daily Darling.

Часто продаются наборы пучков разной длины. У недорогой российской марки **Manly Pro** есть такой с ресницами по 8 и 10 миллиметров.

Глиттер **LASplash Crystallized Glitter** стоит относительно дешево, доступен в 30 оттенках и красиво блестит. Как и любой другой глиттер, при макияже глаз лучше клеить его на клей, чтобы не попал на слизистую.

Разноцветные стразы есть у **Make Up For Ever**. Клеить их лучше на клей для ресниц, так они будут держаться весь день.

Макияж

Наклейки **Twinkle Daughters** — один из самых быстрых способов сделать очень заметный макияж. Они на клейкой основе, которую можно использовать несколько раз, если промыть теплой водой. Похожие, но в размерах поменьше выпускают бренды масс-маркета в линейках для маникюра, например **Essence**.

У британского бренда **Eyelure** всегда есть интересные формы накладных ресниц, даже «уголки» делают нескучными (смотрите коллекцию Eylure x Emma Willis). Удобно, что клеить их быстрее, чем пучки, но они не выглядят так мощно, как полноценные ленты.

Самые нарядные, гламурные ресницы выпускает **Huda Beauty**. Покупатели говорят, что они «драматичные», но тяжелые.

ПОМАДЫ, БЛЕСКИ, ТИНТЫ И КАРАНДАШИ ДЛЯ ГУБ

Спойлер:
нынешние помады и блески редко пахнут розами и доступны в массе оттенков, помимо розового и красного. Их можно смешивать, носить вместо румян и иногда даже теней.

Бо́льшая часть любой помады — масла и воски. Еще есть консерванты, красители и вещества, которые помогают все это равномерно распределить. Принципиальной для покупателя разницы между составами помад, блесков и тинтов нет: в них содержится примерно то же самое в разных пропорциях. В блесках больше масел, в помадах — восков, а тинты могут быть даже на воде.

Свинец и некоторые другие металлы, которые считают канцерогенами, действительно есть в продуктах для губ, но, во-первых, в неопасном для здоровья количестве, а во-вторых, их не добавляют в косметику специально. Они оказываются в ней просто потому, что содержатся в исходном сырье (тех же восках) и убрать их совсем невозможно. Если вас это все-таки пугает, примите во внимание аргумент Австралийской академии наук: солнце — тоже канцероген, но никто не думает из-за этого жить в бункере.

Пожалуй, самое важное, что стоит помнить о составах средств для губ, — их редко можно использовать на глазах (как и любую другую не предназначенную для этого косметику, но именно помады и карандаши для губ любят наносить на веки). Причина проста: глаза — особенно чувствительная зона, которой подходят не все ингредиенты, особенно красители.

Некоторые красители можно добавлять в помаду, а в тени — нет. Именно поэтому палетки вроде-бы-теней производители называют пигментами, чтобы не нарушать законодательство страны-производителя (то, как их переводят в других странах, — вопрос).

Как тогда понять, чем красить глаза? Все просто: на упаковке должна быть надпись, разрешающая это, например «suitable for eyes» или что-то в этом роде. Если вы давно носите какой-то пигмент или карандаш на слизистой и все нормально — замечательно, но накопительный эффект никто предсказать не может, плюс не ждите, что у вашей подруги или друга тоже не будет реакции на него.

> Совет → помады и даже тинты можно использовать вместо румян. Но есть нюанс: пигмента в них всегда больше, так что самого продукта надо меньше. Особенно это касается тинтов: они быстро и надолго впитываются, так что подцепляйте немного на пушистую кисть для теней и наносите, едва касаясь кожи и не втирая. Если сомневаетесь, порепетируйте на руке: увидите, сколько на кисти краски и как она ее наносит. С помадами так церемониться необязательно — растушевать по щекам получится и пальцами.

В некоторых помадах есть SPF-фильтры. Чаще всего их немного — 5–15 единиц. Для полноценной защиты губ от солнца этого недостаточно. Во-первых, потому что SPF дает защиту только от одного вида лучей (UVB), а во-вторых, помаду, как и любой санскрин, нужно было бы наносить очень плотно. Что делать? Мазать губы гелевым или наименее жирным санскрином (после того, как бальзам для губ впитается, если вы им пользуетесь), а потом — помадой или блеском. И обновлять в течение дня, если проводите на улице несколько часов.

ЭФФЕКТЫ

Помады бывают матовые и увлажняющие (питательные). Возможно, со временем такое деление устареет, но пока за эти качества отвечают ингредиенты с противоположным действием. Общее правило такое: чем больше в формуле увлажнителей и чем меньше пигмента, тем комфортнее помада ощущается на губах (и наоборот). Поэтому в популярных жидких помадах, которые любят за плотность и стойкость, ухаживающих компонентов мало. Да, матовая помада А может быть комфортнее матовой помады Б, но по сравнению с какой-нибудь питательной они обе сушат губы.

> Совет → чтобы сделать любую помаду — кроме самой жирной — матовой и стойкой, промокните ее салфеткой, а потом «прибейте» прозрачной пудрой. А если нанесете поверх помады тени или румяна в тон, будет красивый бархатный эффект.

Между этими двумя типами есть масса промежуточных: полупрозрачные покрытия с блестками и без, помады-бальзамы, матовые помады в стиках и жидкие плотные помады-блески. Особняком стоят тинты; их еще называют «стейны», или «чернила для губ».

Тинты впитываются в верхний слой кожи и смываются только маслами. Въедливость характерна и для некоторых «обычных» помад, но со стейнами они не сравнятся. Тинты бывают на водной, гелевой, кремовой и даже масляной основах; первые два вида поярче, зато остальные немного увлажняют. Все выглядят естественно и не меняют текстуру кожи, за что их любят в азиатском макияже.

Некоторые стейны создают на губах пленку, которую нужно отрывать. Выглядит устрашающе, но ничего опасного нет: средство не так сильно приклеивается, чтобы навредить губам. Правда, при шелушениях и на очень чувствительной коже их использовать не стоит.

Интересный факт про проявляющиеся помады (и румяна), которые вроде как подстраиваются под оттенок кожи. На самом деле в них работает краситель, который реагирует на уровень pH и увлажненность кожи. Как только стик касается губ, он превращается в розовый. Поэтому то, каким будет результат на губах, зависит только от их природного цвета: у некоторых — теплее и темнее, у других — холоднее и светлее.

Блески и помады, увеличивающие объем губ, тоже работают просто. В них добавляют слегка раздражающие ингредиенты вроде экстракта красного перца или корицы, которые вызывают небольшую припухлость. Она держится пару часов и выглядит естественно. Это безопасно, если у вас нет аллергии на конкретные ингредиенты.

КАК НАНОСИТЬ

Единственного правильного способа нет, есть более удобные лично вам. Популярная схема с крестиком на верхней губе — лишь один способ прокраски. Необязательно вырисовывать графичную галочку, можно заходить за контур, чтобы скрыть асимметрию и визуально увеличить рот. Полупрозрачные помады можно наносить не глядя, яркие обычно требуют внимания.

> Совет → когда рисуете графику, обопритесь локтем о твердую поверхность или рукой о собственный подбородок — так проще получить ровный контур.

Плоской кистью, стиком или спонжем рисуют четкий контур, пушистой кистью для теней или пальцем — растушеванный. Карандашом пользоваться необязательно, но, если вам с ним удобнее, подбирайте из расчета один карандаш на несколько помад. И заштриховывайте всю поверхность губ, чтобы помада или блеск «съедались» равномернее. Прозрачные карандаши работают как праймер: нанесите их за контур, и помада не растечется.

Перед использованием любого средства лучше увлажнить губы и потом промокнуть бальзам салфеткой: губам будет комфортнее, а пигмент ляжет лучше. Наслаивать текстуры стоит от самой стойкой к менее стойкой. То есть сначала — карандаш (или праймер), потом — помада, в конце — блеск. Под жидкую матовую помаду карандаш не нужен (она и так стойкая), а под обычную можно нанести тинт похожего оттенка: даже если она пропадет с участка губ, тинт останется на месте. Помады и блески одинаковой текстуры можно смешивать — прямо на губах, на ладони или палитре.

> Совет → матовые жидкие помады настолько пигментированы, что зачастую на обе губы нужна одна порция. Лучше прокрашивать с центра губ: даже если переборщите с продуктом, сможете равномерно распределить его до уголков.

ПРИМЕРЫ

Кремовый тинт **M.A.C. Versicolour Stain** выпускают в ярких и телесных оттенках. Если нанести густо, будет похож на блестящую помаду, а если тонко (или подождать, пока сотрется), станет типичным стейном.

Увлажняющий блеск-уход Librederm 5-в-1 с эффектом «жидкого стекла» и мелкими неразличимыми блестками, из-за которых сияет еще сильнее. Можно носить отдельно, поверх помады и даже вместо хайлайтера.

Жидкая помада **Sorme Nonstop Liquid Lipstick** высыхает примерно на 90%, но при этом почти не отпечатывается. По сравнению с остальными матовыми комфортна на губах, хотя все равно немного подсушивает.

Bourjois Rouge Edition Velvet — недорогая полуматовая помада классических оттенков. До конца не высыхает и кожу почти не сушит, что для подобной формулы редкость.

Все помады **NUDESTIX** сделаны в форме карандаша. У **Gel Color Lip + Cheek Balm** полупрозрачная текстура, мягкий блеск и оттенки, которые смотрятся натурально на губах и щеках.

Матовые помады **Shu Uemura Rouge Unlimited Supreme Matte** по текстуре больше похожи на пудру для губ. Они максимально тонко ложатся, придают губам только цвет, а не сияние. Можно нанести и совсем прозрачно, и ярко.

В недорогой линейке **Sephora Collection Lipstories Lipstick** найдутся и привычные, и редкие цвета вроде зеленого, лилового и синего. По своим свойствам это в хорошем смысле обычная помада. Отличает упаковка — картонная.

Классические негелевые карандаши для губ есть у многих брендов масс-маркета, главная разница между ними — в оттенках. Один из хороших примеров — **Bourjois Levres Contour Edition Lip Liner**.

Помада в забавной упаковке **Lancôme Matte Shaker** ложится плотно, оставляет немного блеска. Благодаря мягкому спонжу ее можно сразу нанести, размыв контур губ — это немного их увеличивает.

У **Lime Crime Plushies** более щадящая формула, чем у классических жидких помад бренда. Они ложатся тоньше, меньше пигментированы и не так сильно сушат. Оттенки тоже другие, больше естественных.

Макияж

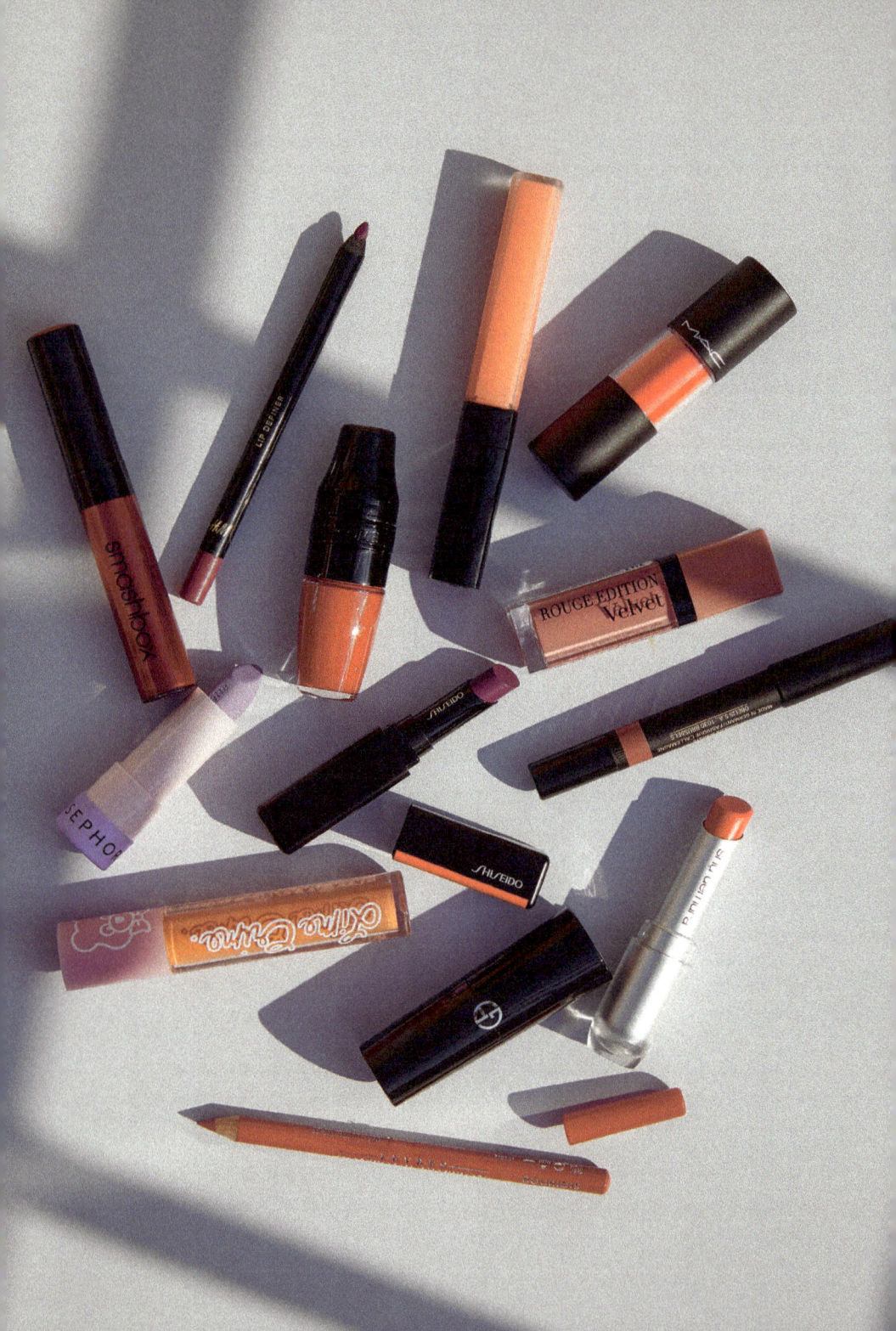

Жидкая помада **Smashbox Be Legendary Liquid Lipstick** — один из немногих продуктов, которые дают и зеркальный блеск, и насыщенный цвет. Удобный заостренный аппликатор помогает нанести средство ровно, а сама помада отлично держится на губах — как если бы на стойкую матовую вы нанесли прозрачный блеск.

Chanel Rouge Coco Lip Blush — это полупрозрачные, свежие и натуральные оттенки, которые сойдут и за румяна, и за помаду. Тинт почти не меняет на вид текстуру кожи, разве что придает немного сияния — и цвета, конечно.

Shiseido VisionAiry Gel Lipstick, в отличие от многих других помад, практически не ощущается на губах. Придает слабый блеск, немного увлажняет, а цвет ложится плотно.

Помады **Giorgio Armani Rouge d'Armani Lipstick** в полную силу проявляются только на лице, поэтому надо пробовать. У них красивые сложные оттенки, мелкий шиммер и разная плотность. И конечно, все атрибуты люксовой косметики: упаковка, запах, исполнение.

Гелевые карандаши для губ **Provoc Semi-Permanent Gel Lip Liner** хорошо пигментированы и легко наносятся, будто сами скользят по коже. Быстро фиксируются, но за полминуты вы успеете растушевать их кистью или ватной палочкой. Карандаши **H&M Lip Definers** на них похожи.

ГЛАВА 8
ВСЁ ДЛЯ ТОНА

ТОНАЛЬНЫЕ ОСНОВЫ

Спойлер:
правильно подобранная основа вернет
лицу свежесть: выровняет его цвет, уберет
болезненную желтизну, добавит то самое
«сияние изнутри», скроет слишком
яркий румянец, заматирует, замаскирует
шелушения — зависит от того, что вам нужно.

Нам привычно название «тональный крем», но не все маскирующие средства имеют текстуру крема: есть сыворотки, муссы, спреи, стики, пудры в конце концов. Общее название для них — «основы» (foundations). Они делают так, чтобы кожа на лбу, щеках, подбородке, возле носа и на шее была одного оттенка и выглядела здоровой.

От консилеров и корректоров тональные отличаются относительно слабой плотностью. Представьте вуаль телесного цвета, которая закрывает лицо: сквозь нее все отчетливо видно, но на коже будто выгодный фильтр. Такой эффект и дает основа. Она не должна быть настолько пигментированной, чтобы полностью замазать покраснения или веснушки.

* * *

Современные тональные не только не вредят коже, но и немного за ней ухаживают. Так что нормально ждать от них комфорта в нанесении и носке, легкого увлажнения и питания, а также частичной защиты от ультрафиолета и сухого воздуха. Но от привычного ухода даже с суперкрутым тоном отказываться не нужно: он один не может (и не должен) заменить тоник, эссенцию, сыворотку, крем и другие средства, которыми вы пользуетесь.

Есть мнение, что дешевые тональные вредны для кожи. Это не так: вся современная сертифицированная косметика, независимо от цены, проходит ряд тестов, вредные ингредиенты в нее не добавляют, а базовые компоненты у дешевых и дорогих тонов примерно одинаковые. Недорогие тоны не всегда идеально сияют и наносятся, просто упакованы и могут банально не подойти для конкретной кожи, но объективных причин избегать их нет. Пользоваться ими нужно так же, как и дорогими: мыть аппликаторы (и руки), тщательно смывать перед сном, следить за сроком годности.

ТЕКСТУРЫ ТОНАЛЬНЫХ

Раньше основы делили на масляные, водные и силиконовые — в зависимости от базы. Сейчас тяжелых масляных тонов почти не осталось, а граница между водными и силиконовыми размылась. Поэтому полезнее понимать разницу между текстурами и то, для чего каждая нужна.

> Совет → если для вас важно, чтобы тон был на водной основе, смотрите состав: на первых пяти позициях не должно быть силиконов (их добавляют почти во все основы, но в водных они на последних позициях).

Пигментированность тона (то есть его кроющая способность, которая зависит от количества пигмента) тоже бывает разная. Слабопигментированные тоны слегка выравнивают цвет лица и не скрывают текстуру кожи. Среднепигментированные почти замазывают веснушки, синяки под глазами и покраснения. Плотные тональные скрывают все по максимуму, но они делают лицо на вид плоским (так как обычно они без всякого блеска). На каждый день обычно выбирают первый или второй вариант.

1. *Жидкие тоны (liquid foundations)* часто называют сыворотками или флюидами и продают во флаконах с пипеткой (хотя есть исключения вроде знаменитого Chanel Vitalumiere Aqua и спрея Dior Diorskin Airflash). Увлажняющие тоны-сыворотки точно подойдут для сухой, обезвоженной и так называемой зрелой кожи, а матовые — для жирной.
   Пигментированность: обычно — от слабой до средней; есть исключения.
   Нанесение: кистью с синтетическим или двойным ворсом (дуофиброй) либо ладонями (натуральный ворс и спонжи впитают слишком много жидкого тона).

Примеры: Glossier Perfecting Skin Tint, Giorgio Armani Power Fabric, Shiseido Perfect Refining Foundation, Dior Backstage Face And Body.

2. Особняком стоят *жидкие тоны для аэрографа (airbrush foundations)*. Аэрограф — это устройство, которое равномерно и очень тонко распыляет тон, румяна, хайлайтер и яркие пигменты. Особенность основ для него — большое количество силиконов и пигмента в составе. За счет этого они держатся дольше остальных и красиво выглядят; их часто используют для свадебного макияжа и на выход. Главное — тщательно смывать масляным средством (обычное для умывания не справится).
Пигментированность: высокая.
Нанесение: аэрографом (можно кистью или руками).
Примеры: M.A.C. PRO Performance HD Airbrush Makeup, TEMPTU PRO Perfect Canvas Hydra Lock Airpod Foundation.

3. *Кремовых тональных (cream foundations или просто foundations)* больше всего. В них в том или ином объеме добавляют ухаживающие компоненты вроде гиалуроновой или салициловой кислоты и масел, а также светоотражающие частицы.
Кремы бывают густыми и питательными или похожими на сыворотки, с влажным эффектом или матовым. Со степенью их пигментированности разобраться непросто: иногда производители указывают ее в названии или описании (Tarte Amazonian Clay 12-hour Full Coverage Foundation SPF 15), но чаще, к сожалению, нет.
К тому же понимание пигментированности у каждого бренда свое: то, что бренд А позиционирует как среднюю степень маскировки, у бренда Б продается как плотный тон. Выход есть: сравнивайте с кремом, плотность которого знаете, или изучайте свотчи (фотографии косметики, нанесенной на кожу).
Пигментированность: от слабой до высокой.
Нанесение: любой удобной кистью, влажным спонжем или руками.
Примеры: Bourjois Healthy Mix Serum, La Prairie Skin Caviar Concealer Foundation SPF 15, Clinique Stay-Matte Oil Free Makeup.

4. *Тонированные кремы (tinted moisturizers)* — это смесь базового и тонального крема. Они не содержат большого количества активных ингредиентов, поэтому сухую или обезвоженную кожу могут недостаточно увлажнять, но для нормальной, жирной и комбинированной, скорее всего, подойдут. У них полупрозрачное покрытие и часто есть немного UV-фильтров, так что это хороший вариант для лета: не будет ощущения тяжести и дополнительная защита от солнца не повредит. Использовать тонированные кремы вместо санскрина не стоит: придется наносить толстым слоем, который в случае с тональными средствами неприемлем. К слову, есть именно тонированные санскрины, которые уже можно носить самостоятельно, поверх всего ухода, вроде SkinCeuticals Physical Fusion UV Defense SPF 50. Правда, пока у них скудный выбор оттенков.
Пигментированность: слабая.
Нанесение: кремы — кистью с искусственным ворсом или руками, санскрины — руками.
Примеры: Laura Mercier Tinted Moisturizer Broad Spectrum SPF 20, Bobbi Brown Extra SPF 25 Tinted Moisturizing Balm, Supergoop! Daily Correct CC Cream SPF 35.

Кушоны (cushions) выглядят как пудреницы с пропитанной губкой. Тона в них намного меньше, чем в обычных флаконах, и он почти всегда дает влажное покрытие (сказывается азиатское происхождение: на Востоке любят очень сияющую кожу). В кушонах всегда есть особый плоский спонж (его надо мыть не реже раза в неделю), поэтому это отличный «походный» вариант.
Пигментированность: от слабой до средней.
Нанесение: спонжем в комплекте, кистью или пальцами.
Примеры: Laneige BB Cushion, Lancôme Miracle Cushion, Yves Saint Laurent Le Cushion Encre De Peau, Maybelline Dream Cushion Fresh Face Liquid Foundation.

5. *Тоны в стике (stick foundations)* сильно пигментированы, но хорошо поддаются растушевке. Наносить их можно сразу на лицо или сначала на пальцы (во втором случае средство разогреется и тоньше ляжет на кожу). Очень важно хорошо увлажнить лицо перед использованием, иначе пигмент будет трудно распределить. Стикам аналогичны компактные кремовые основы вроде RCMA Makeup 5 Part Palette — с той

лишь разницей, что прямо из упаковки на лицо их не нанесёшь.
Пигментированность: высокая.
Нанесение: руками, кистью с плотным или средней плотности ворсом либо влажным спонжем.
Примеры: Cle de Peau Beaute Radiant Stick Foundation SPF 17, NARS Velvet Matte Foundation Stick, Tom Ford Traceless Stick Foundation.

6. *Концентрированные тоны (boosters, essences)* содержат максимальное количество пигмента. Их не используют отдельно, а по капле добавляют в увлажняющий крем или другую базу. Это позволяет варьировать степень маскировки от лёгкой до сильной. Чаще всего концентраты продаются с пипетками. Иногда у марок бывают хайлайтеры и бронзеры в таких же форматах, которые можно смешивать с тоном или кремом.
Пигментированность: самая высокая.
Нанесение: руками, кистью с плотным или средней плотности ворсом либо влажным спонжем (предварительно необходимо смешать тон с базой).
Примеры: Rouge Bunny Rouge Skin Soul Drops Foundation Essence, Cover FX Custom Cover Drops, Kevyn Aucoin The Sensual Skin Enhancer.

7. Не все пудры выравнивают цвет лица, но есть настоящие *сухие тональные (powder foundations)*. Пудры прошлых поколений смотрелись на коже довольно неестественно, но у современных основ тонкий помол, куча оттенков и правильные ингредиенты, поэтому они выглядят натурально. Сухие тональные идеальны для жирной кожи, потому что почти не содержат масел и маслоподобных веществ, а в жарком климате и поверх санскрина использовать их можно и для других типов кожи.
Пигментированность: от слабой до высокой.
Нанесение: сухим или влажным спонжем либо кистью из натурального или искусственного ворса.
Примеры: Urban Decay Naked Skin Ultra Definition Powder Foundation, Rimmel Stay Matte Pressed Powder.

8. *Минеральные основы* стоит выделить отдельно. Чаще всего они представляют собой пудры из молотых минералов или

кремы, в которые добавляют еще ухаживающие и связующие компоненты. Минеральную косметику считают наименее аллергенной из-за скромного состава, но реакция на нее все равно может быть. Чаще всего — на оксид-хлорид висмута (bismuth oxychloride).

Еще нужно помнить, что средства с содержанием минералов и средства только из минералов имеют совсем разные составы. Так что, если у вас чувствительная кожа и вы хотите опробовать минеральную косметику, обращайте внимание на этикетку.

Пигментированность: от слабой до высокой.

Нанесение: пудры — сухим или влажным спонжем либо кистью из натурального или искусственного ворса; кремы — руками, синтетической кистью или влажным спонжем.

Примеры: Jane Iredale Liquid Minerals A Foundation, bareMinerals Original Foundation SPF 15, Clarins Skin Illusion Loose Powder Foundation.

ПОДТОНЫ КОЖИ

Три главных подтона — холодный, нейтральный и теплый. Они не зависят от яркости: самая темная и самая светлая кожа может быть как первого, так и второго или третьего подтона.

Если вам кажется, что ваша кожа ни к одному из них не относится, это нормально: только в идеальном мире она может быть одного понятного цвета. В реальности кожа бывает зеленоватой (это называют оливковым подтоном), красноватой или сероватой.

Многие думают, что оливковая кожа может быть только смуглой, но на самом деле это не так. Найти подходящие тональные для нее сложно. Хорошие оттенки есть у NARS и Make-Up Atelier. А еще существует оливковый разбавитель косметики (в России его проще всего найти в линейке Manly Pro). К сожалению, просто желтые тоны на оливковой коже смотрятся не более естественно, чем розовые.

Красные, желтые и серые цветовые пятна особенно заметны на темной и очень темной коже. Если из-за них вы не можете найти подходящий тон, проще использовать средства цветокоррекции, которые слегка меняют цвет участка кожи (подробно о них — в части «Консилеры и корректоры»).

Возвращаясь к подтонам: есть масса приемов для их определения, но ни один не дает на 100% правильного ответа. У вас могут быть зеленоватые на вид вены и кожа с розовинкой, и правило «зеленые вены — теплый подтон» не сработает. Так что выяснять его лучше всего методом проб. Это непросто и может занять не один день, но в какой-то момент вы точно поймёте, какой оттенок вам подходит.

> Совет → для придания коже свежего вида часто советуют выбирать тональный порозовее и посветлее. Важно, чтобы в этом случае основа была светлее максимум на один тон и на лице не было покраснений или много розового в целом. На тёмной коже холодные розовые тона могут выглядеть серо, поэтому стоит выбирать тепло-розовые.

Прежде чем идти в магазин за тестерами, попробуйте определить подтон на глаз. Для этого рассмотрите лицо при естественном освещении (но не на солнце). Если кожа в общем желтоватая, подтон тёплый; если розовая — холодный; а если главный оттенок определить сложно, то нейтральный.

Сразу обратите внимание на кожу шеи и плеч: после макияжа они должны быть одного тона с лицом. Если шея желтоватая, а лицо розоватое, нужна тёплая, жёлтая тональная основа. Она скроет лишнюю красноту, и кожа на всём теле будет одного оттенка.

ЦВЕТА ТОНАЛЬНЫХ

Как определить соответствующий коже подтон основы? К счастью, некоторые производители прямо об этом говорят и иногда даже выносят в название. Например, у всех тональных NARS есть нейтральный Siberia, желтоватый Gobi и розоватый Mont Blanc; все они очень светлые. У Chanel холодные оттенки обозначают буквой R (rose), а тёплые — B (beige); у M.A.C. — C (cool) и NC (neutral cool) для холодных, W (warm) и NW (neutral warm) для тёплых, а для нейтральных — N.

Бывает маркировка сложнее. У основ Estee Lauder она состоит из трёх знаков, например 1C1 или 3N2. Первая цифра тут — яркость (светлый тон или тёмный), буква — теплота (холодный C и нейтральный N), а вторая цифра — интенсивность теплоты (явно или не очень выражен подтон). Запоминать всё это вряд ли нужно, просто попросите консультанта в магазине объяснить, как в конкретной линейке обозначают подтоны.

Иногда их вообще не указывают: у Bourjois Healthy Mix Serum названия вроде «Vanille Clair 51» и «Hale Fonce 58» ничего конкретного не сообщают, но по цифрам можно ориентироваться хотя бы в том, что касается яркости. При этом «ваниль» у одного производителя может быть совсем не похожа на «ваниль» же у другого. Так что запоминайте, как выглядит тон на коже, когда будете искать ему замену (или смотрите много свотчей). Лучше всего брать с собой в магазин уже имеющийся тон, чтобы было с чем сравнивать новые.

Свотчи сами по себе — дело хорошее, по ним можно определить текстуру средства и цвет. Но тест в магазине даст больше информации. Попросите консультанта продезинфицировать тон, если он компактный (или сделайте это сами, например спиртовой салфеткой вроде BeautySoClean), и нанесите его на нижнюю челюсть под щекой (так удобно сравнивать оттенок сразу с лицом и шеей). Общее правило такое: если шея светлее лица, тон тоже должен быть светлее. И наоборот.

> Совет → кожа на руках суше, чем на лице. Поэтому, если на кожу рук тон ложится хорошо, он, скорее всего, хорошо ляжет и на кожу лица.

Многое в восприятии оттенков зависит от освещения. Так что не пренебрегайте советом выйти из магазина на улицу и посмотреть, как ведет себя тон при дневном свете. В идеале перед покупкой тестировать тон весь день или хотя бы пару часов: так вы сможете понять, собирается ли он в морщинках, «проваливается» ли в поры и как выглядит и держится в целом.

> Совет → красьтесь при естественном и ярком свете. Зимой по утрам его найти сложно, так что подойдет хорошо освещенная комната (лучше, если искусственный свет будет не сильно теплым или холодным — так он не будет искажать цвета).

Это полезно еще и потому, что некоторые тоны темнеют на лице. Главным образом это зависит от жирности кожи и компонентов ухаживающей косметики. Иногда влияет и климат: в очень влажной среде тоны тоже могут темнеть на лице. А есть тональные, которые в принципе склонные темнеть (то есть дело в них, а не в химии кожи), — например, Urban Decay All Nighter Liquid Foundation.

Такой процесс часто называют окислением, но автор нескольких книг о косметике и основательница бренда Paula's Choice Пола Бегун говорит, что это неверно: окисляться тональный может в упаковке без помпы (да и то через полгода-год), а на лице он темнеет, потому что пигменты в нем намокают. Она советует выбирать средства с дозаторами и в непрозрачных флаконах (или хранить их в темном месте).

> Совет → есть белые тоны и консилеры, которыми можно высветлить слишком темный тон. Они без проблем смешиваются с большинством основ и не уменьшают их пигментированность. Вот несколько примеров: консилер Kat Von D Lock-It Concealer Crème White Out, база NYX Pro Foundation Mixer White, а также тоны M.A.C. Pro Face and Body Foundation White и Illamasqua Skin Base Foundation SB01 White.

> Совет → предотвратить потемнение тона на лице иногда помогает праймер или фиксирующий спрей: они создают на коже пленку, которая не дает себуму пропитать пигменты в тоне.

КАК ВЫБРАТЬ

Единого стандарта «правильно» выглядящей кожи нет, но современные визажисты ратуют за натуральность. Даже с одними естественными оттенками можно долго экспериментировать, так что вполне достаточно иметь несколько подходящих тональных. Один — лёгкий, другой — плотнее; один — с большим количеством светоотражающих частиц, другой — почти матовый; зимой — питательный и светлый, летом — лёгкий и потемнее.

В большинстве случаев нужны тональные с лёгкой (sheer, light) или средней (medium) плотностью. Они выглядят естественно, почти всегда без проблем наслаиваются, так что контролировать результат просто. Отдельные покраснения и пигментацию замазывают точечно поверх них. Получается здоровая кожа с естественной текстурой, а не слишком накрашенное лицо. Основы с плотным покрытием (full coverage) есть, но они нужны, если вам нравится макияж а-ля Худа Каттан или хочется много чего и быстро замазать. Для средневосточного типа внешности (назовём его так), как у Амаль Клуни, больше подходят плотные тональные (лёгкие попросту не будут видны).

По эффекту (finish) тоны делятся на матовые, полуматовые (естественные) и сияющие. В натуральном макияже для сухой, обезвоженной и зрелой кожи точно нужны не матовые: они не будут сушить и дадут здоровый лоск, который с возрастом пропадает. Для нормальной кожи подойдут все варианты, а для жирной — матирующие, так как они не усилят блеск.

Совет → бьюти-директор Estée Lauder Виолетт советует не наносить тон на нос (если на нём надо что-то замазать, точечно нанесите консилер). Она говорит, что это помогает сделать вид, что всё лицо не очень накрашено. Потому что нос — самая выдающаяся часть лица, по которой глаз считывает состояние кожи. Но не забудьте привести кожу носа к одному «финишу»: если пудритесь — припудрите его, наносите хайлайтер — на него он тоже должен попасть.

С комбинированной кожей посложнее: один и тот же тон на разных участках может держаться по-разному. С сияющим быстрее заблестит Т-зона, с матовым щекам может быть сухо. Выход — использовать праймеры, пудры и салфетки для контроля блеска или наносить на сухие участки кожи питательный крем или базу. Не обращать внимания на блеск — тоже хороший вариант.

КАК НАНОСИТЬ

Главное — не наносите сразу много тона, при необходимости его лучше наслоить. Для начала выдавите на ладонь половину горошины и распределите ее по Т-зоне и яблочкам щек — именно в центре лица больше всего неровностей и пятнышек (если не говорить об акне), которые нужно маскировать. Растушевывайте тон к периферии — это поможет свести на нет его границу с кожей там, где растушевывать как следует уже неудобно.

Руками растушевывать, пожалуй, проще всего: сначала тонко-тонко распределить тон по ладонями, а затем похлопать ими по лицу. Спонжем тоже легко: делать впечатывающие движения там, где нужно больше пигмента, и смахивающие — для растушевки. Спонжи идеальны при шелушениях: они не подчеркивают их, а помогают «прибить» к поверхности.

> Совет → когда переборщили с тональным, промокните лицо влажным спонжем — он вберет излишки. Если прижмете к коже пальцы, будет похожий эффект.

Кисти с натуральными ворсом используют в основном визажисты: они впитывают много тона и из-за этого быстро изнашиваются, зато красиво разносят тон. Попробуйте пушистые синтетические с плоским или округлым срезом и дуофибры (кисти с двойным ворсом). Требований к размеру кисти тоже нет; он зависит от ваших привычек и времени, которое вы готовы тратить на макияж. Большими кистями работать быстрее, но маленькими можно подлезть в труднодоступные места вроде крыльев носа и точечно нанести дополнительный слой.

Понять, какими движениями наносить крем, можно, только попробовав это сделать, а не прочитав про текстуру или посмотрев свотчи. Попробуйте наносить тон круговыми движениями, легко касаясь лица, — до тех пор, пока он совсем не сольется с кожей. Если на нижней челюсти останется заметен, растушуйте его вниз по шее. Не забудьте пройтись кистью с остатками тона по ушам, чтобы они не отличались по цвету. Ниже — шпаргалка по типам аппликаторов и движений (но это не значит, что нельзя наносить по-другому).

> Совет → тональными удобно контурировать лицо. Понадобятся как минимум два оттенка: один — в тон кожи, а второй — на один или два светлее. Если хорошо растушуете, тень будет выглядеть очень естественно.

Если вы хотите пригладить пушковые волосы, воспользуйтесь спонжем, чтобы впечатать тон в кожу. Выбирайте нематовые тональные с влажным, а не пудровым «финишем» (он не подчеркнет волоски, а скорее приклеит их к коже). В любом случае наносите косметику не против роста волосков и не припудривайте их.

Аппликатор	Нанесение	Движения
Пушистые синтетические и натуральные кисти (растушевочные)	От легкого до среднего	Смахивающие и круговые
	Более плотное	Вбивающие
Плоские язычковые кисти	Плотное	Смахивающие
Влажный спонж	От легкого до среднего	Впечатывающие
	Плотное	Вбивающие (идеальны при маскировке воспалений)
Маленькие кисти с тонким кончиком	Плотное	Точечные
Пальцы	От легкого до среднего	Смахивающие и вбивающие

ПРИМЕРЫ

Действительно светлый, сияющий и даже слегка увлажняющий ВВ-крем **NoTS 28 Remedy Juvenile SUN BB** с самым высоким фактором защиты от солнца. Экономичен, поэтому, если пользоваться им не вместо санскрина, прослужит долго.

Bourjois Healthy Mix BB Cream — очень легкий крем как по текстуре, так и по степени пигментированности. Слегка

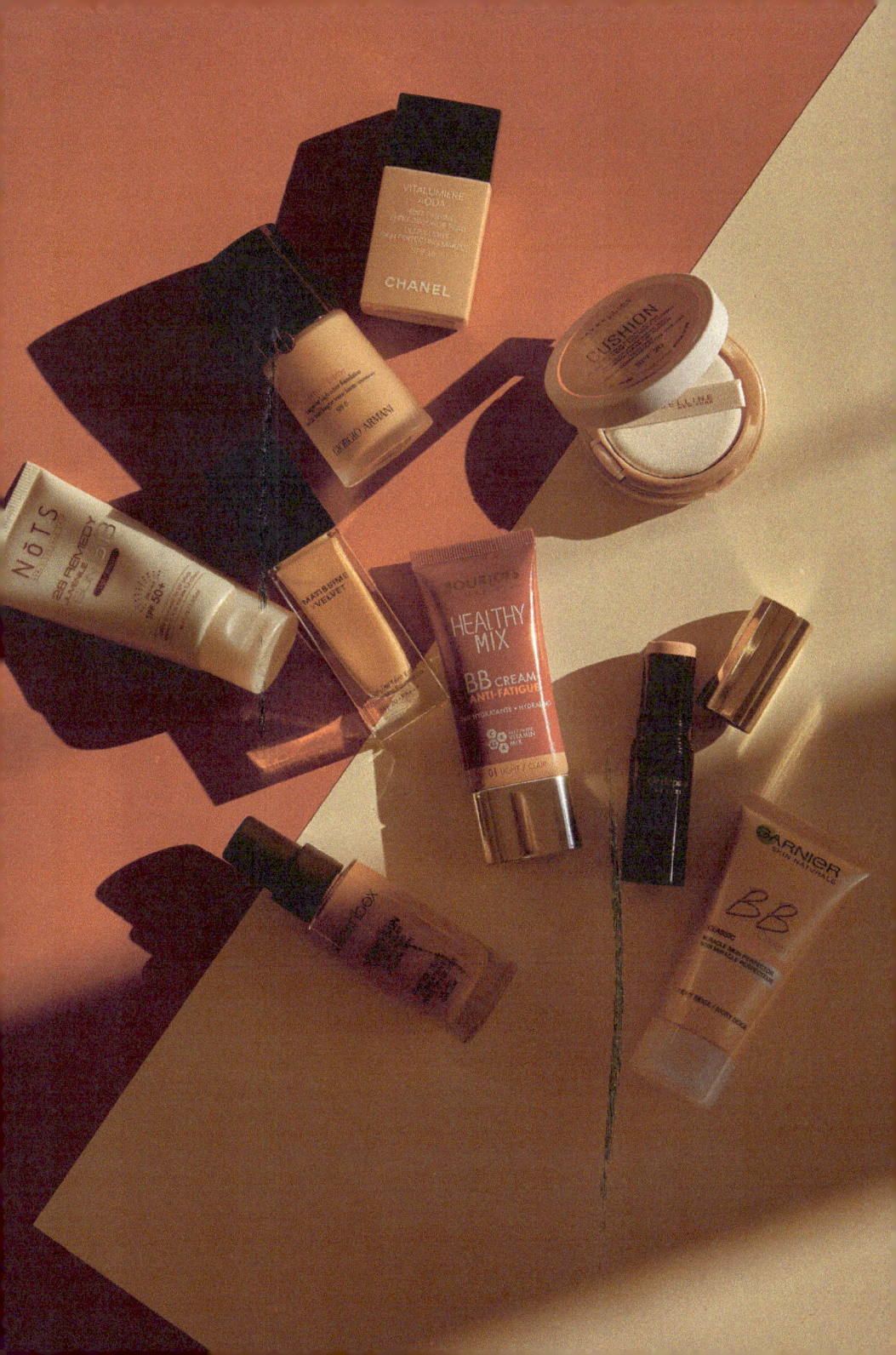

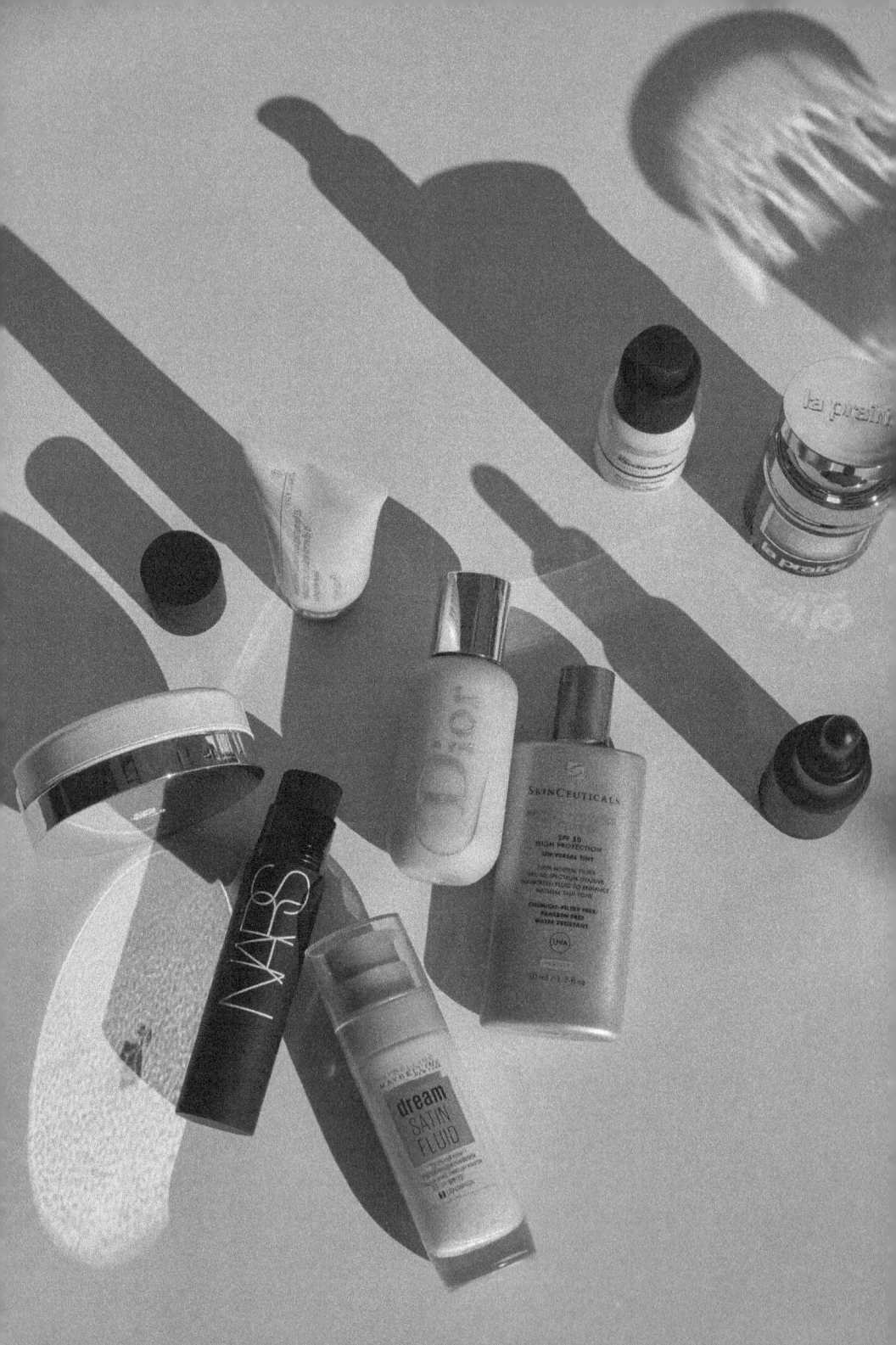

выравнивает тон, придает симпатичный блеск. Благодаря плоской упаковке удобно носить с собой.

Стойкий фиксирующийся тональный **Smashbox Studio Skin 15 Hour Wear Hydrating Foundation** позиционируется как увлажняющий, но на самом деле он просто приятно ощущается и не обезвоживает кожу, как это раньше делали подобные средства.

Ставший классикой недорогой BB-крем **Garnier BB Cream Classic** особенно хорошо смотрится на сухой и зрелой коже. Для жирной есть вариант с салициловой кислотой.

Maybelline New York Dream Cushion Fresh Face Liquid Foundation — относительно стойкий, недорогой кушон, который называют одним из лучших. Естественно выглядит, немного поблескивает, пигментированность средняя.

Дорогой **Clé de Peau Beauté Radiant Stick Foundation SPF 20** отличается от многих тонов в стиках: он не плотный и водянистый на ощупь (это редкий приятный эффект). Немного сияет на коже, наслаивается.

По-современному матовый тон **Givenchy Matissime Velvet Radiant Mattifying Fluid Foundation SPF 20** — комфортный, стойкий; не делает лицо нездорово матовым, а просто не придает ему дополнительный блеск.

Про тональные основы **Giorgio Armani** многие визажисты говорят, что они помогают нарисовать самую красивую кожу. С ними действительно можно быстро получить выдающийся результат, не обладая особыми навыками. **Power Fabric Longwear High Cover Foundation SPF 25** оседает матовой вуалью, которая явно выравнивает кожу. Покрытие получается плотное.

Chanel Vitalumiere Aqua Ultra-Light Skin Perfecting Makeup SPF 15 — не новый, но достойный тон, который дает эффект легкой припудренности. Скрывает небольшие покраснения, долго держится, на лице незаметен.

Недорогой тональный крем **Maybelline Dream Satin Liquid Foundation** с эффектом сияния. У него средняя плотность, комфортная и относительно стойкая текстура, а также востребованная в России палитра.

NARS Velvet Matte Foundation Stick — компактный вариант легкого матового тонального, который просто выравнивает тон и хорошо держится. В упаковку встроен спонж для нанесения.

Dior Backstage Face & Body Foundation — стойкий тональный крем для лица и тела. Чуть плотнее аналогов, подойдет скорее для комбинированной и жирной кожи или для отлично увлажненной сухой.

У кушона **Lancôme Miracle Cushion** средняя пигментированность, но он не делает лицо плоским на вид (все из-за мягкого сияния). Если нужно быстро получить идеальный тон, это хороший вариант.

La Prairie Skin Caviar Concealer Foundation SPF 15 — очень дорогой комплект тонального крема и консилера (он в крышечке), который ни в чем нельзя упрекнуть. Ухаживает за кожей, насколько это может делать декоративная косметика, не подчеркивает шелушения и морщинки, придает невлажное, холеное свечение.

Aveda Inner Light Mineral Tinted Moisture lotion SPF 15 — одна из немногих минеральных (но неполностью) основ, которые можно купить в России. Должна понравиться тем, у кого чувствительная кожа.

Капли **Rouge Bunny Rouge Skin Soul Drops Foundation Essence** нужно вмешивать в базу или увлажняющий крем, чтобы получить тон желаемой плотности. Пригодится тем, кто любит экспериментировать с макияжем, а не краситься на бегу.

Отличный тонированный санскрин **SkinCeuticals Physical Fusion UV Defense SPF 50 Tinted Sunscreen** заменяет легкий тональный крем. Не раздражает глаза, поэтому им можно замазать и синяки. Подойдет для не самой светлой кожи.

The Ordinary Serum Foundation SPF 15 — простой тон без «спецэффектов». У него низкая пигментированность, но можно наслоить до средней. Важный плюс — богатая палитра оттенков от очень светлых до очень темных. И цена.

КОНСИЛЕРЫ И КОРРЕКТОРЫ

> Спойлер:
> консилеры и корректоры делают то, что не может тональный крем, — замазывают покраснения, синяки и пигментацию. Действуют немного по-разному, и их часто путают. Запомнить проще по английским словам: «to conceal» — скрывать, «to correct» — исправлять.

КОНСИЛЕРЫ

В принципе это суперконцентрированные тональные. Они всегда телесных оттенков, можно их использовать поверх тона или самостоятельно. Строгой зависимости между пигментированностью и текстурой нет, но обычно стики скрывают все лучше, чем кремовые средства.

Увлажняющие консилеры хорошо использовать на сухой/обезвоженной коже и под глазами (но даже с таким консилером нужно подобрать адекватный уход). Матирующие подходят для жирной кожи, лоснящейся Т-зоны и для прыщей: они не блестят и поэтому не подчеркивают рельеф.

Чаще всего и те и другие нужно фиксировать пудрой, чтобы они лучше держались и не скатались в морщинки, — особенно вокруг глаз и рта, где активная мимика. Но есть консилеры, которые сами фиксируются на коже, их припудривать не надо. Об этом редко говорится прямо в названии (Maybelline Super Stay 24h Concealer), обычно — в описании. Растушевывать их нужно быстро, чтобы они не успели схватиться, пока вы не распределили их равномерно.

КОРРЕКТОРЫ

Кожа не бывает одного оттенка. Как снег, про который мы с детства думаем, что он белый, а на самом деле он серый, бежевый, желтоватый и так далее. Так и лицо может быть где-то желтее, краснее, серее и так далее. Если хочется придать ему максимально ровный вид, надо убрать все «неправильные» оттенки.

Делать это лучше именно корректором: на один «неправильный» оттенок кожи в нем много «правильного» (в отличие от подходящего вашему цвету кожи консилера). Как часто бывает в косметике, «корректор» — это довольно размытый термин: так можно назвать и слабо пигментированную базу, и кремовый пигмент. Главное — принцип действия: такие средства нейтрализуют нежелательные цвета.

Как понять, какая плотность консилера вам нужна? Зависит от того, что надо спрятать. Легкую красноту замаскирует даже желтоватый консилер (изначально их делают для кожи с теплым подтоном) или полупрозрачная база под макияж того же оттенка. А вот для явного покраснения подойдет пигментированный корректор.

К счастью, базу от корректора легко отличить по названию: марки их называют base/primer и corrector/cc-concealer. Но полагайтесь в первую очередь на тесты и свотчи средства: какой-то консилер может быть настолько оранжевым, что подойдет как корректор, и наоборот.

> Совет → консилеры с разными формулами можно смешивать и наслаивать. Например, поверх увлажняющего нанести стойкий. А плотный — смешивать с более «тонким».

Важно: чем светлее кожа, тем светлее должен быть корректор. То есть корректор от кругов под глазами для бледной кожи будет персиковым, а для темной — оранжевым. Иными словами, чем темнее кожа, тем меньше в корректоре должно быть белого пигмента и больше — яркого цвета. Далее — таблица, которая поможет понять, как должна меняться светлота корректора.

Светлая кожа

Цвет пятна		Цвет корректора	
Фиолетовый, синий, коричневый	●	Лососевый, персиковый	●
Розовый, красный	●	Светло-желтый (зеленый даст серость)	●
Темно-коричневая пигментация	●	Белый (или просто консилер светлее кожи)	●
Желтый	●	Светло-розовый (персиковый, если кожа с оливковым подтоном)	●

Темная кожа

Цвет пятна		Цвет корректора	
Коричневый, серый	●	Оранжевый	●
Темная пигментация	●	Оранжевый, желто-оранжевый	●

КАК И КУДА НАНОСИТЬ

Корректоры и консилеры надо наносить локально, а не на все лицо, если вы хотите максимальной естественности. Есть сотни видео, где их мажут плотно под глаза, на лоб и нос. Эта техника имеет право на жизнь (как и любая другая), но будьте готовы к тому, что с ней макияж будет заметнее.

Базовая схема работы такая: выровнять цвет лица тональным кремом; точечно нанести консилер на пятнышки, которые надо закрыть; припудрить Т-зону или все лицо (чтобы крепко зафиксировалось, наносите пудру влажным спонжем). Если после этого тон все еще неровный, добавьте корректор нужного цвета: на круги под глазами, на веки, вокруг носа, на щеки — везде, где не устраивает оттенок кожи.

> Совет → используйте продукта меньше, чем кажется нужным на первый взгляд. Корректоры/консилеры сильно пигментированы, так что их действительно нужно каплю. Наслоить их всегда можно, а вот аккуратно убрать труднее.

Конечно, если в качестве корректора у вас база под макияж, использовать ее стоит до тонального (тоже не на все лицо, а на пятна). Но, если до тона нанести не самофиксирующийся консилер, он, скорее всего, смажется и придется наносить по новой.

Тени под глазами действительно лучше замазывать не просто по периметру синяка, а растушевывая чуть ниже его. Поставьте на нижнее веко три-четыре кляксы корректора/консилера и легкими смахивающими движениями распределите по всему синяку и ниже. Не забудьте замазать пятнышки на переносице (там обычно видна венка) и у внешнего уголка — он обычно темный и «опускает» глаз.

Припухлости под глазами тоже можно слегка скрыть консилером со светоотражающими частицами. Для этого нанесите его на залом и растушуйте — так вы сгладите впадину. Самой припухлости светоотражение не нужно, подойдет матовая текстура.

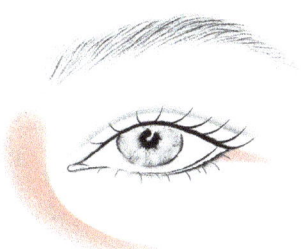

РИСУНОК 5
Куда наносить корректор/консилер

ЧЕМ НАНОСИТЬ

Способы нанесения корректора/консилера такие же, как тонального, поэтому советуем вернуться к соответствующей таблице на с. 246. Вкратце: для разных текстур и маскируемых частей подойдут разные аппликаторы.

> Совет → суховатые консилеры/корректоры лучше сразу наносить пальцами, а не кистью: текстура чуть нагреется и тоньше ляжет. Жидкие для этого нагревать не нужно, так что подойдет спонж и кисть.

Так что, если вас не устраивает, как корректор/консилер ведет себя с кистью, попробуйте спонж, пальцы (или и то и другое). И главное — не наносите сразу много, лучше потом добавить еще.

> Совет → если после кисти или спонжа «припечатать» консилер пальцем, он чуть подтает и лучше «усядется». Это подойдет для зоны вокруг глаз, а вот воспаления пальцами трогать не надо: вы растопите консилер теплом от пальца и смахнете его.

Плюс и минус консилера: он замазывает пятна разных цветов, но не до конца. Плюс и минус корректора: он замазывает пятно

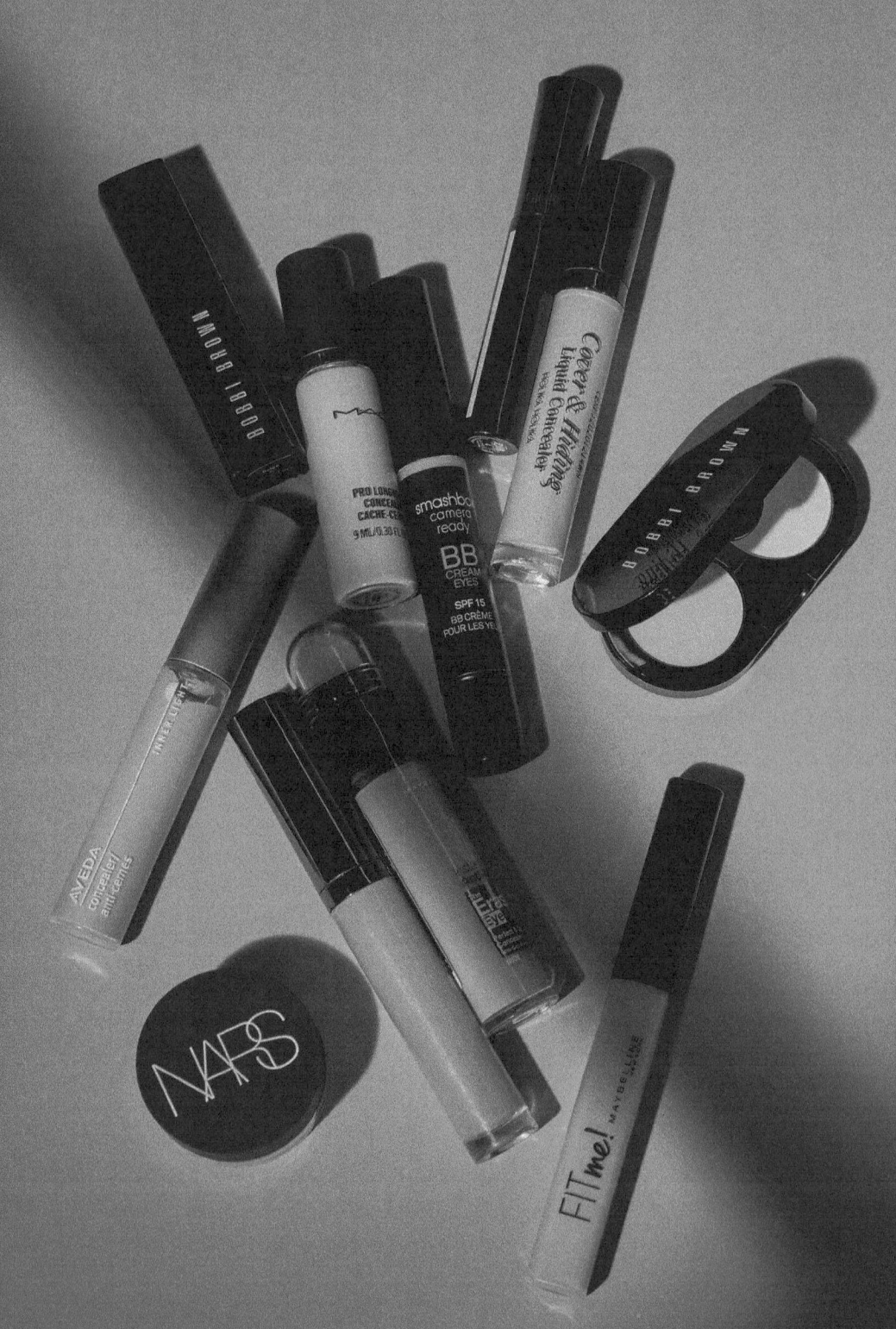

до конца, но определенного цвета. Как вы понимаете, «замазать не до конца» — это не приговор. Никто не обязан скрывать круги под глазами или акне (если хочется, можно ходить только с тоном или консилером или вовсе без них). Но, если замазать все-таки надо и консилер с этим не справляется (или дает серый оттенок), пробуйте корректор.

Еще плюс современных корректоров и консилеров: они «умные». Во-первых, в них есть мелкие светоотражающие частицы, которые помогают маскировать пятна и даже визуально сглаживать рельеф. Во-вторых, корректор «от синяков» чаще всего может замазать и фиолетовые, и синие, и коричневатые пятна под глазами. В-третьих, можно купить консилер, который хорошо наслаивается, чтобы тонким слоем перекрывать незначительные пятна, а толстым — прыщики. Иными словами, все зависит от свойств конкретного средства — может быть, оно окажется универсальным.

ПРИМЕРЫ

NARS Soft Matte Complete Concealer — плотный и пигментированный, но легко растушевывается. Он умеренно матовый, идеален для маскировки прыщиков и на остальных участках кожи тоже незаметен. Большая палитра оттенков, как и у всех тональных средств марки: найдутся и очень светлые, и очень темные.

Ухаживающий **Bobbi Brown Intensive Skin Serum Corrector** не заменит крем или сыворотку для век, зато не высушит тонкую кожу. Позиционируют его именно как средство маскировки синяков под глазами, но, если у вас очень темная кожа и есть серость вокруг рта, он может сработать и там.

Гибридное средство **YSL Touche Éclat Face Highlighter Pen** — корректор с большим количеством светоотражающих частиц. В зависимости от оттенка им можно скрыть синяки под глазами, убрать желтые пятна, подсветить выступающие части лица (то есть он может быть хайлайтером). Не так давно появился в тонах для темной кожи.

Консилер/корректор **Maybelline Instant Age Rewind Eraser Dark Circles Treatment Concealer** укомплектован спонжем, поэтому им удобно поправлять макияж вне дома. Спонж периодически надо мыть. Средство средней пигментированности, подойдет для маскировки и синяков, и легких покраснений.

Знаменитый **Tarte Shape Tape Contour Concealer** понравится тем, кто любит плотное покрытие. У него большой объем, так что это выгодная покупка.

M.A.C. Pro Longwear Concealer — один из самых стойких, фиксируется сам. В зависимости от оттенка может быть корректором и консилером; покрытие матовое средней плотности (можно наслоить).

Недорогой **Holika Holika Cover & Hiding Liquid Concealer** — один из лучших в масс-маркете. Жидкий, хорошо растушевывается, не сушит. Сероватый оттенок успешно маскирует покраснения.

Giorgio Armani High Precision Retouch Concealer снабжен очень тонкой кисточкой, благодаря которой трудно переборщить с количеством средства и удобно наносить его на самые маленькие пятнышки. Из других преимуществ: естественно выглядит, хорошо держится, легко растушевывается. У марки есть корректор в таком же формате — **Master Corrector**.

Если вы ищете жидкий, но плотно пигментированный консилер, это **Maybelline Fit Me Concealer**. Недорогой, сам фиксируется, есть очень светлые оттенки.

Smashbox Camera Ready BB Cream Eyes Broad Spectrum SPF 15 — отличный корректор для зоны вокруг глаз. Оттенки классно маскируют именно синяки, само средство не пересушивает тонкую кожу, не подчеркивает морщинки и нормально держится.

Почти матовый, сильно пигментированный консилер **Aveda Inner Light Concealer** в первую очередь предназначен для чувствительной кожи. Справится и с воспалениями, и с синяками.

У **Bobbi Brown Creamy Concealer Kit** два средства в упаковке: корректор/консилер и пудра мелкого помола, которой можно его зафиксировать. Текстура плотная, становится податливой, если наносить пальцами.

Консилер **BECCA Aqua Luminous Perfecting Concealer** хорошо выглядит даже на сухой коже, чуточку подсвечивает и не перебивает текстуру кожи. Растушевывается легко.

ПРАЙМЕРЫ

Спойлер:
праймеры, или базы под макияж, различаются между собой, но главная функция у них одна — подготовить кожу к нанесению другой декоративной косметики. Можно носить базу и отдельно, если вам нравится эффект. Но, вообще, это необязательная штука, многие визажисты ее не используют.

Праймеры создают барьер между ухаживающей косметикой (и себумом) и декоративной, это помогает продлить жизнь макияжу и предотвращает потемнение тонального на лице. Чаще они гелевые, но встречаются кремы, стики, бальзамы, спреи. Бывают масляные праймеры, но их скорее наносят вместо ухаживающих кремов, чтобы на лице не было слишком много косметики.

> Совет → сияющие или подсвечивающие базы можно смешивать с тональным кремом, чтобы слегка его разбавить и придать коже легкий блеск.

В некоторых базах больше ухаживающих компонентов (увлажняющих, матирующих, смягчающих и отчасти солнцезащитных), в других — декоративных (пигментов, силиконов и светоотражающих частиц). Их состав и эффект во многом зависят от того, что бренд понимает под идеальной кожей.

Серьезный уход праймеры пока заменить не могут, большая часть из них дает именно визуальный эффект. Да и не доказано, могут ли ингредиенты базы проникнуть сквозь слой ухода и в каком количестве.

КАКИЕ БЫВАЮТ

*Продлевающие стойкость,
матирующие и выравнивающие рельеф*

Праймеры выравнивают текстуру кожи, это помогает тональным средствам лучше распределяться и держаться. Часто в праймерах гладкость достигается за счет силиконов (в которых нет ничего плохого, если хорошо их смывать и если ваша кожа не реагирует именно на них). Но они могут показаться тяжелыми по ощущениям. Выход простой: попробовать наносить поменьше или не на все лицо, а локально. Если это не поможет, есть смысл попробовать другую базу.

Примеры: Skindinavia The Makeup Primer Spray, Tarte Clean Slate Poreless 12-Hour Perfecting Primer, Marc Jacobs' Under (cover) Perfecting Coconut Face Primer, Mally Perfect Prep Poreless Illuminating Primer, Lancôme La Base Pro Perfecting Makeup Primer.

Почти все праймеры немного матируют, но есть те, у которых это главная функция. Они нужны жирной коже или для Т-зоны, когда она сильно лоснится и вам это не нравится. На них часто пишут «oil free» или «mattifying».

Примеры: NYX Shine Killer, Laura Mercier Foundation Primer Oil Free, Givenchy Mister Mat — Matifying Foundation Primer, Boots No7 Shine Free Make-Up Base, Hourglass Veil Mineral Primer.

Конечно, базы не заполнят морщины и поры доверху, но видимый эффект «блюра» от них будет. Обычно их так и называют — «филлеры» или «для уменьшения пор» — и наносят локально, где есть неровности. Их нужно немного: важно, чтобы база «сцепилась» с кожей, а не лежала на ней отдельным слоем.

Примеры: Milk Makeup Blur Stick, Benefit Pore Eraser, Maybelline Baby Skin Instant Pore Eraser, Clarins Instant Smooth Perfecting Touch, Tony Moly Egg Pore Silky Smooth Balm.

Подсвечивающие и цветокорректирующие

Некоторые базы слегка окрашены в персиковый, розовый, белый или фиолетовый. Они почти невидимы на коже, делают ее на вид чуть здоровее и помогают растушевывать тональный крем. Их можно наносить на все лицо. В других больше светоотражающих частиц, ими можно покрывать выступающие части или все лицо — зависит от того, нравится вам сияющая кожа или нет, а также от ее жирности.

> Совет → жирной коже базы со светоотражением не нужны: у нее и так достаточно своего сияния, которое дает себум.

Примеры: Becca First Light Priming Filter, Benefit «That Gal» Brightening Face Primer, Dior Glow Maximizer Light Boosting Primer, Clinique Superprimer Universal Face Primer.

> Совет → в некоторых базах так много сияния, что их используют вместо кремового хайлайтера. Наносить их можно под тональный крем на отдельные участки или на все лицо; в последнем случае будет любимый в Азии эффект холеной, «стеклянной» кожи.

Пигментированные «цветные» праймеры нужны только там, где кожа «неправильного» оттенка, покрасневшая, например. Они обычно менее плотные, чем корректоры, так что с ними проще работать. Про то, какие цвета косметики нейтрализуют нежелательные оттенки, мы уже писали в части «Консилеры и корректоры».

Примеры: NYX Color Correcting Liquid Primer, Smashbox Photo Finish Color Correcting Foundation Primer, Makeup Forever Color Corrector Primer.

Ухаживающие
Во многих современных базах есть ухаживающие ингредиенты, которые могут помочь увлажнить кожу, подлечить воспаления, защитить от обезвоживания и солнца (но они не заменят уход полностью). Такие праймеры необязательно будут цепко держать тональный крем — рассматривайте их скорее как легкий гель, который препятствует испарению влаги из кожи и дает пару приятных визуальных или косметических эффектов.

Примеры: REN Perfect Canvas Skin Finishing Serum, It Cosmetics No. 50 Serum Anti-Aging Collagen Veil Primer, Smashbox Photo Finish More Than Primer Blemish Control, SENNA Moisture Drop Gel Primer, Dermalogica Skinperfect Primer SPF 30.

Для глаз, ресниц и губ

Праймер для век здорово помогает: тени на нем лучше лежат, дольше держатся и ярче выглядят. Особенно это важно для нависающих век и жирной кожи, с которых все быстро скатывается.

> Совет → если вас мучает, что консилер скатывается на нижнем веке, обратите внимание на праймеры именно для этих участков кожи, например Smashbox Photo Finish Hydrating Under Eye Primer. Можно попробовать и просто базу для теней.

Хороший праймер может «вытянуть» даже средние тени. Химики блога «The Beauty Brains» советуют выбирать базы в тюбиках с ограниченным доступом воздуха: подсыхая, они хуже выполняют свою функцию[1]. Если ваш любимый праймер — в баночке, просто закрывайте ее сразу, как наберете порцию, или переворачивайте горлышком на стол.

Примеры: NARS Pro-Prime Smudge Proof Eyeshadow Base, Urban Decay Eyeshadow Primer Potion, ARTDECO 3in1 Eye Primer, Laura Mercier Eye Basics.

Праймеры для ресниц помогают туши легче и равномернее оседать. Они утолщают волоски, а иногда даже немного окрашивают, так что их можно носить сами по себе. Часто праймеры помогают держать завиток после подкручивания кёрлером. Стоит дать им подсохнуть на ресницах, прежде чем наносить тушь.

Примеры: Dior Diorshow Maximizer, Lumene Nordic Secret Volume Lash Primer, Urban Decay Subversion, Benefit They're Real! Tinted Primer, blinc Lash Primer.

Праймеры для губ разглаживают кожу, чтобы даже сухая помада просто наносилась, а нестойкая не растекалась (особенно это актуально, если есть морщинки). Плюс они не дают коже сохнуть под помадой. Прозрачные карандаши для контура — это тоже, по сути, праймеры: можно заштриховывать ими всю поверхность.

> Совет → праймер для губ наносите не только в пределах контура, но и за ним, обрисовывая губы. Это нужно, чтобы помада не растекалась.

Примеры: M.A.C. Prep + Prime Lip, e.l.f. Lock On Lip Primer, Rimmel Moisture Renew Universal Transparent Lipliner, Essence Lipliner 13 Transparent.

КАК И КУДА НАНОСИТЬ

Количество и место нанесения зависят от кожи и самого средства. При комбинированной коже матирующий праймер имеет смысл использовать только на склонной к жирности Т-зоне, а при жирной — везде. При сухой и обезвоженной можно наносить увлажняющий праймер на все лицо. Ухаживающие праймеры — промежуточное звено между уходом и макияжем — тоже предполагается использовать на всем лице.

> Совет → когда в глаза попадает глиттер, это неприятно и может быть даже опасно. Есть базы специально для блесток, которые держат их на месте (например, NYX Glitter Primer). После того, как блестки зафиксируются на базе, проведите по векам пушистой кистью, чтобы смахнуть неприклеившиеся частицы.

В любом случае базы не нужно много. На все лицо хватит около половины горошины, а на отдельные его участки и того меньше. Если переборщите, макияж будет скатываться.

Наносить праймеры советуем пальцами: так они слегка нагреваются и их можно тоньше распределить. Плюс пальцами же вы можете «впечатать» уже нанесенный праймер (это поможет ему закрепиться).

Плотные и мягкие синтетические кисти-бочонки (buffing brush) идеально подходят, чтобы круговыми движениями «отполировать» кожу

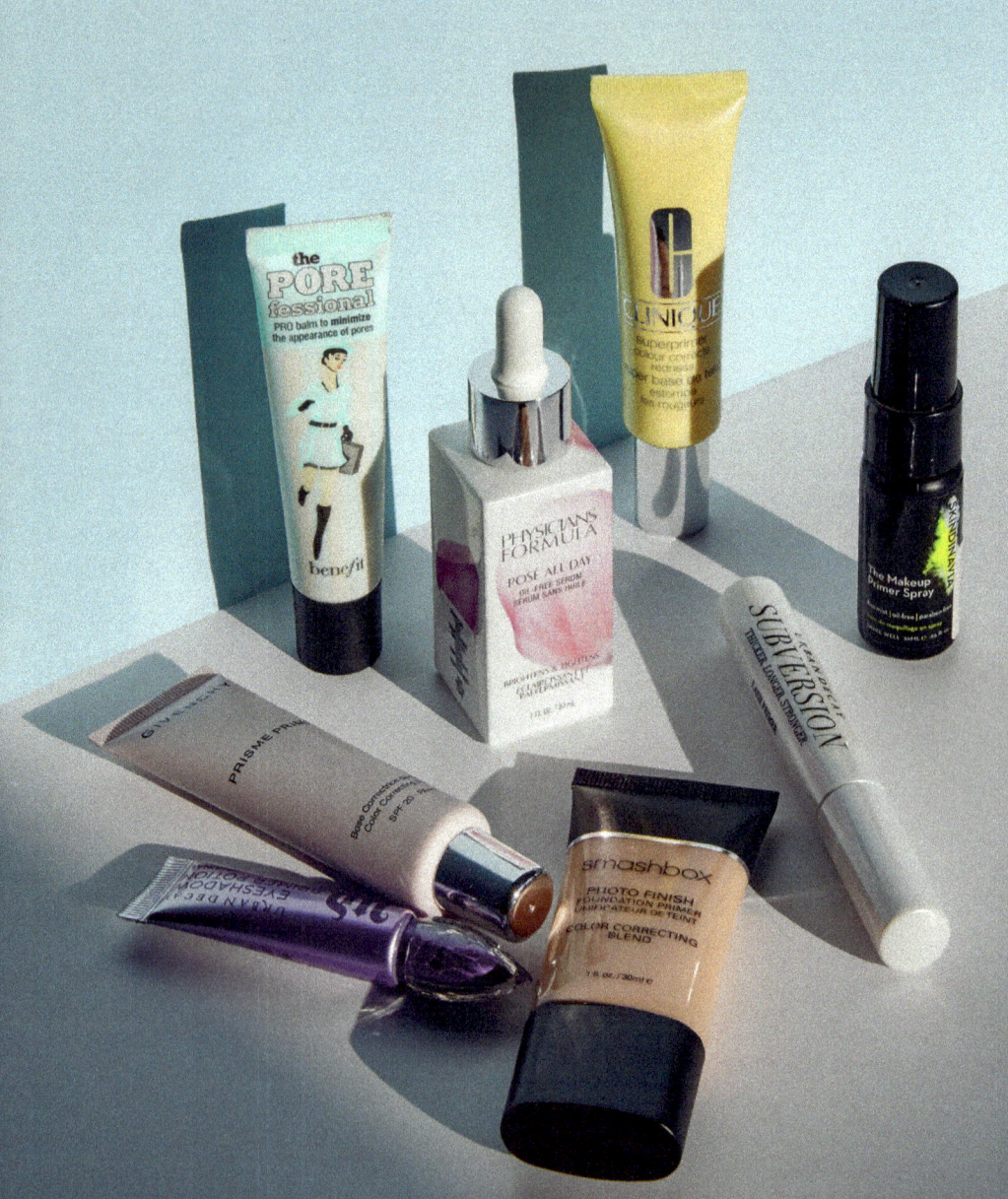

с расширенными порами (и проложить их праймером). Заполнять филлером явные морщины удобно небольшой пушистой кистью с искусственным ворсом, хотя и в этом случае стоит разровнять его пальцами.

> Совет → если тон плохо «приклеивается» к определенному участку кожи, разотрите на нем чуть-чуть праймера. Он должен закрепиться лучше.

ПРИМЕРЫ

Почти прозрачный персиковый праймер **Smashbox Photo Finish Color Correcting Foundation Primer Blend** выравнивает тон, скрывает поры и продлевает стойкость макияжа. Его можно носить вместо очень легкого тонального.

Жидкий праймер **Physicians Formula Rose All Day Oil-Free Serum** слегка подсвечивает, немного увлажняет, помогает легче растушевать тон и чуть продлевает его стойкость.

Полупрозрачная желтая база **Clinique SuperPrimer Yellow** подойдет для маскировки обширных покраснений. В отличие от зеленой, ее необязательно перекрывать тоном — она не дает серости.

Редкий праймер — в спрее **Skindinavia The Makeup Primer Spray Oil Control**. Трудно переборщить, не нужна кисть для нанесения. Макияж с ним держится намного лучше.

Главная функция **Benefit The POREfessional** — скрывать поры, он это делает отлично. Даже при ежедневном использовании хватит надолго.

Urban Decay Subversion Lash Primer заметно утолщает ресницы, помогает сохранить изгиб и быстрее накраситься тушью.

Тепло-розовая база **Givenchy Prisme Primer Rose** нейтрализует желтизну и немного защищает от солнца. Ее тоже можно носить вместо тонального.

Urban Decay Eyeshadow Primer Potion — одна из лучших баз для теней: в разы усиливает яркость и стойкость. Аппликатор — спонж, им же можно растушевать (но лучше пальцем).

Макияж

ПУДРЫ

Спойлер:
пудры бывают прозрачные и оттеночные,
с блестками и без, рассыпчатые
и прессованные. Все они матируют,
то есть впитывают кожный жир или
масла из тонального крема. Но у них есть
и дополнительные свойства.

Раньше пудра была одним из основных средств макияжа, сейчас она не считается необходимой (как и все остальные декоративные средства в принципе). Если вас устраивает стойкость тонального или консилера, цвет или блеск кожи, пудра не нужна.

Нематирующих пудр нет. Если вам нужно скорректировать тон кожи или визуально ее сгладить и при этом не убирать себум, нужно искать непудровые средства: праймеры, корректоры, тональные и так далее.

Пудры иногда выглядят белесыми, если фотографироваться со вспышкой. На самом деле такой эффект (flashback) может дать и тональный крем. Мишель Вонг, автор научно-популярного блога о косметике «Lab Muffin», объясняет его наличием диоксида кремния (silica) в составе[2]. Он не всегда отсвечивает настолько, чтобы выглядеть белым, так что пудры придется тестировать. Виновниками белесого эффекта часто называют солнцезащитные фильтры и слюду, но подтверждений этому нет.

Совет → чтобы еще в магазине понять, будет ли пудра белесой при съемке, нанесите ее на руку и сфотографируйте со вспышкой. Предварительно можно посмотреть и на YouTube, например у блогера Каримы МакКимми[3]:

она вставляет в видеообзоры фотографии тональных и пудр со вспышкой, и на них видно выбеливание.

КАКИЕ БЫВАЮТ

Четко разделить пудры по категориям нельзя: они могут выполнять сразу несколько функций, а производитель может использовать любое название. Проще понять, какие задачи пудры могут решить, и искать именно те, что подходят под ваши требования.

Пудры бывают прессованными или рассыпчатыми. В последних обычно меньше компонентов (не нужно добавлять связующие вещества), что может понравиться людям с чувствительной кожей. Еще рассыпчатые пудры обычно тоньше ложатся, но качественные компактные при грамотном нанесении тоже не будут заметны на коже.

Компоненты в дорогих и дешевых пудрах используют более-менее одинаковые, но на их качество влияет еще и качество помола. Чем он мельче, тем естественнее смотрится пудра — и тем дороже стоит.

Замена тональному (powder foundations)

Такие пудры заменяют тональный крем, потому что в них много пигмента. Используют их чаще на жирной коже, так получается убить двух зайцев — и тон выровнять, и заматировать. Плюс такими пудрами удобно поправлять тон лица в течение дня. Важно: они часто темнеют из-за впитанного жира, так что между светлым и темным оттенком есть смысл выбрать первый.

Примеры: Clinique SuperPowder Double Face Powder, Clarins Skin Illusion Loose Powder Foundation, Urban Decay Naked Skin Ultra Definition Powder Foundation.

Фиксация и цветокоррекция
(fixing/setting powders, translucent powders)

Главным образом продлевают стойкость макияжа. Прозрачные пудры можно наносить поверх тона, консилера, кремовых теней, румян и даже помады — они не поменяют цвет, а просто впитают жир и дополнительно «размоют» растушевку.

Пудра с телесным оттенком чуть корректирует цвет лица, поэтому, если нанести ее поверх румян или теней, она приглушит их оттенок. «Цветные» пудры нужны для разных целей. Лососевая поможет скрыть синяки под глазами (использовать ее надо на консилер), а желтая, так называемая banana powder, — покраснения.

Бывают пудры «странных» оттенков: зеленые, фиолетовые, белые, синие. Они нужны для цветокоррекции (подробнее об этом мы писали в части «Консилеры и корректоры»). Чаще всего их продают вместе, чтобы покупатель не ломал голову над тем, какие цвета в какой пропорции смешивать. В рассыпчатой Givenchy Prisme Libre Loose Powder, например, четыре оттенка: белый, сиреневый, зеленый и голубой; почти те же цвета — в компактной Guerlain Meteorites Compact Clair.

Примеры: NARS Light Reflecting Pressed Powder, Laura Mercier Translucent Loose Setting Powder, Ben Nye Banana Powder, RCMA No-Color Powder.

Сглаживание рельефа
(finishing, translucent, HD powders)

Прозрачные финишные пудры (translucent powders) выглядят в упаковке белыми. Почти все они визуально сглаживают рельеф кожи или, говоря по-простому, «блюрят» ее, делают поверхность равномерной на вид. Еще их используют, чтобы сгладить границы растушевки: под тонким слоем пудры она выглядит еще более равномерной. Иногда в такие пудры добавляют едва различимый шиммер, который незаметен на коже, а иногда — явный, так что пудра превращается в хайлайтер.

HD-пудры изначально создавали для съемок, где камера ловит все неровности тона, а яркий свет заставляет лицо блестеть больше обычного. Поэтому в них очень мелкий помол, который не виден на лице даже при съемке мощной техникой. В обычной жизни HD-пудры тоже можно использовать, главное — наносить тонким слоем. Иначе они будут заметны и даже могут отсвечивать белым — как на тех самых «неудачных» фотографиях знаменитостей с красных дорожек.

Примеры: NYX High Definition Finishing Powder, Bobbi Brown Brightening Finishing Powder, Fenty Beauty Invisimatte Blotting Powder.

* * *

Почти все пудры взаимозаменяемы: вы можете использовать HD как фиксирующую и финишную; оттеночную — как фиксирующую;

финишную с блестками — как хайлайтер; а пудровую основу — как фиксирующую, если вам нужно очень плотное покрытие. Звучит сложно, но вывод такой: просто пользуйтесь пудрой, которая вам нравится и удобна.

КАК НАНОСИТЬ

Главное — наносите мало. Даже тонкий слой хорошо впитает жир, а если его будет недостаточно, всегда можно добавить. Если делаете это кистью, отряхните ее, прежде чем прислонять к лицу. Кстати, необязательно использовать большую: если вы пудрите только Т-зону или веко, на которое предварительно нанесен консилер, подойдет маленькая пушистая кисть для теней или веерная.

Делайте впечатывающие движения кистью или спонжем: они не повредят слой тонального или консилера. Для финишной пудры подойдут круговые (buffing) движения: они отполируют поверхность, а это главная задача.

Популярный в Instagram прием с сильным запудриванием лица, бейкинг (baking), раньше использовали в театре и в макияже дрэг-квин (женских импресонаторов). Его суть в том, что толстый слой пудры запечатывает толстый слой консилера — это выравнивает кожу и делает макияж ультрастойким. Для ежедневного применения бейкинг ни к чему, хотя на красных дорожках, когда нужно выглядеть почти неестественно хорошо, его применяют.

> Совет → нежелательный блеск можно убирать не только пудрой, но и матирующими салфетками и даже обычными тонкими вроде Kleenex. В отличие от пудры, они просто снимают излишки жира, а не впитываются в кожу. Так что, если вы привыкли пудриться в середине дня, попробуйте сначала промакивать кожу салфеткой — пудра ляжет ровнее, а может, даже не понадобится.

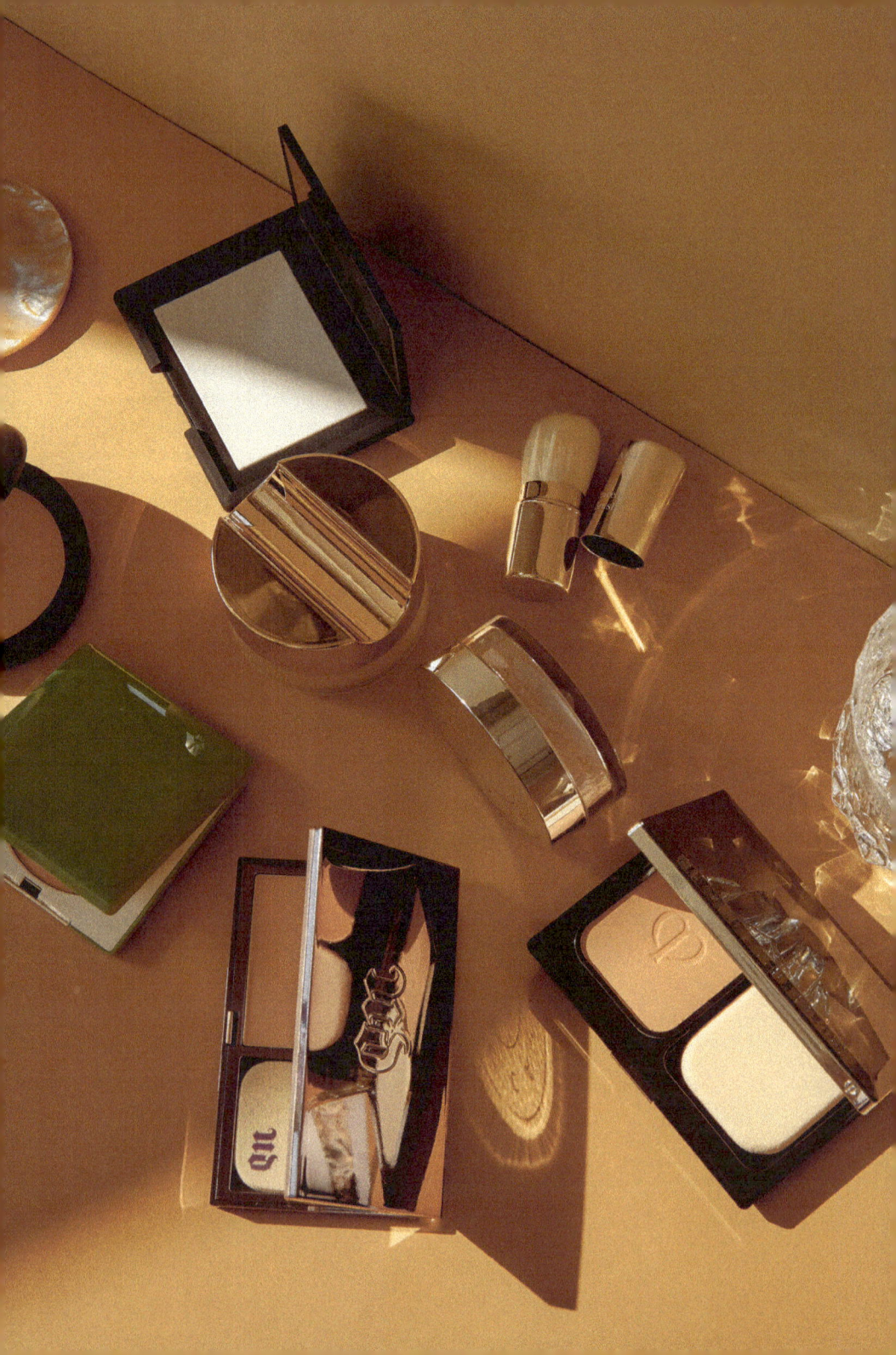

ПРИМЕРЫ

Большое зеркало, легкая упаковка, спонж с двумя текстурами, средняя пигментированность и тонкий помол — таковы плюсы отличной сухой основы **Urban Decay Eyeshadow Primer Potion**.

Минеральную тональную основу **Clarins Skin Illusion Loose Powder Foundation** называют одной из лучших в своем роде. К ней прилагается кисть на магните — чтобы не потерялась.

Рассыпчатая прозрачная пудра **BECCA Hydra-Mist Set & Refresh Powder** парадоксально ощущается на коже — как что-то жидкое. Тем не менее она хорошо матирует. Упаковка продуманная: чтобы содержимое не высыпалось даже в сумке, есть специальная заслонка.

Прозрачную пудру **NARS Cosmetics Light Reflecting Pressed Setting Powder** хвалят за то, что она не подчеркивает морщинки даже под глазами. В комплекте — тонкий спонж, который надо носить в отдельном чехле.

Если вам не нравится ни матовая кожа, ни явный блеск, подойдет **M.A.C. Next to Nothing Powder**: она создает полуматовое свечение. Как будто вы только что умылись и ничего не нанесли на лицо.

Clinique Stay-Matte Sheer Pressed Powder — надежная пудра без «спецэффектов». Хорошо держится, слегка маскирует покраснения, убирает блеск. В упаковке — спонж.

Невесомая, немного сияющая сухая основа **Clé de Peau Beauté Radiant Powder Foundation** отлично выравнивает тон, имеет SPF 23 и не заметна на лице. Дорогая, но можно покупать в рефилах.

Макияж

РУМЯНА

Спойлер:
их используют как для натурального эффекта, так и для особых техник (вроде дрейпинга). Хорошие румяна сливаются с кожей, а не лежат на ней отдельным слоем. Но то, как они будут смотреться, зависит не только от формулы, но и от растушевки.

Как и тональные, консилеры, хайлайтеры и бронзеры (то есть то, чем красят кожу), румяна выпускают в разных текстурах. Принципы работы с ними те же: сухие хорошо работают с сухими, жидкие — с жидкими. Это значит, что на пудровую тональную основу надо наносить пудровые румяна, а на кремовую или жидкую — кремовые или жидкие (хотя, если ее припудрить, можно и сухие).

Сейчас бум на кремовые румяна. Их просто наносить, они дают модный эффект напитанной, влажной кожи и быстро освежают лицо. Они идеально подходят для кожи с явными признаками старения: она суше, чем молодая, поэтому за счет легкого сияния и текстуры кремовые румяна будут растушевываться и смотреться на ней свежее.

Кремовые румяна и помады вообще мало чем отличаются, так что одним можно заменить другое (но в помаде обычно больше восков, которые могут забить поры). Речь об «обычных» кремовых помадах, а не матовых жидких — в тех слишком много пигмента и мало ухаживающих компонентов, поэтому их сложно растушевать (но можно, особенно если смешать с питательным кремом).

Для создания естественного вида лучше брать помаду без шиммера и блесток, при этом влажной она может быть — блеск на коже сейчас в тренде. Цвет помады подойдет любой. Естественный румянец получится, если выбирать в промежутке между оранжевым и фуксией — оттенком розового (темные версии вроде терракоты и бургунди тоже считаются).

Кремовые румяна, кстати, есть, как и тональные, в кушонах; больше всего их пока у азиатских производителей. Иногда кушоном называют не встроенный аппликатор, а сам тип упаковки с пропитанной средством губкой (например, ArtDeco Cushion Blusher или Too Cool For School Dinoplatz Cushy Blusher).

Но с жирной кожи кремовые румяна «сползают» — ей нужны сухие или жидкие/гелевые, которые застывают на коже (фиксируются). Еще подойдут тинты для губ (про них мы писали в главе 7). Они не сушат, долго держатся и могут быть спасением в жарком климате. Главное — быстро и тщательно их растушевать, потому что после высыхания это невозможно. Не стоит использовать их при шелушениях — подчеркнете.

ЦВЕТА И БЛЕСТКИ

Румяна делают матовыми (то есть неблестящими), сияющими и сильно сияющими.

- *Матовые сухие* вроде Illamasqua Powder Blusher идеальны для жирной кожи — ей не нужен дополнительный блеск. Но на нормальной, комбинированной и даже сухой коже они тоже отлично смотрятся, если ее хорошо увлажнить: слой румян настолько тонкий, что он не может высушить кожу, скорее подчеркнет уже имеющуюся сухость. Не забудьте припудрить зону перед нанесением, если румяна сухие.
- *Сияющие румяна* вроде пудровых Charlotte Tilbury Love Glow Cheek и кремовых Glossier Cloud Paint — это еще не хайлайтер; будучи растушеванными, они дают здоровое и едва заметное свечение. Некоторые сияют совсем неуловимо (Dior Diorskin Rosy Glow), и их можно опробовать и на жирной коже тоже.
- *Сильно сияющие румяна* вроде Becca Beach Tint Shimmer Souffle — это гибрид хайлайтера и румян. Если вам нравится влажное на вид лицо, как в азиатском макияже, это подходящий продукт. Но с ними нужно быть осторожными тем, у кого жирная кожа или явные неровности на лице: такие румяна усилят блеск и подчеркнут рельеф вроде прыщиков и шрамов. Матовые этого не сделают.

Строгих правил по выбору оттенка нет. Если у вас бледная кожа, проще работать с пастельными розовыми и персиковыми румянами. Оттенки темнее и ярче тоже будут хорошо смотреться, но их будет сложнее растушевать (впрочем, с кремовыми формулами и неплотно сбитыми кистями будет полегче).

Темной коже, наоборот, нужны насыщенные румяна. На совсем темной, как у Люпиты Нионго, видны только сильно интенсивные вроде NARS Exhibit A, а на средней, как у Рианны, — уже большинство тех, что выпускают. Светлые такую кожу будут выбеливать.

Стоит ориентироваться и на подтон кожи (об этом — в части «Тональные основы»). Совпадающие по подтону румяна выглядят естественно, а противоположные — контрастно. То есть, если у вас теплая кожа и вы хотите свежий и максимально натуральный вид, нужны теплые румяна. А если намереваетесь сделать на румянах акцент, выбирайте холодные — или просто темные и насыщенные вроде Colour Pop Super Shock Blush Fruit Stand.

> Совет → можно сочетать несколько оттенков румян. Например, светлый растушевать по всей скуле, а в центр лица нанести более насыщенный или контрастный.

«Безопасные» приглушенные оттенки в больших количествах бывают у марок люкс-сегмента: средства формулируют так, чтобы с их нанесением было трудно ошибиться. Если ищете яркие, взрывные цвета, проще их найти в сегменте профессиональной косметики или у независимых марок. У азиатских производителей много светлых, нежных румян с тонкой текстурой.

Сочетать румяна с остальным макияжем проще, чем кажется. Особых правил здесь нет, так что вы можете краситься полностью холодными тонами или теплыми, выбрать контрастные теням или подводке румяна (например, синий — персиковый, зеленый — розовый).

> Совет → если вы переборщили с одним цветом, например сделали макияж в коричневой гамме, разбавить его и освежить лицо помогут контрастные холодные румяна.

Чем меньше контрастов и чем менее яркие и насыщенные оттенки в макияже, тем спокойнее общий вид. Скучные на первый взгляд румяна невнятных оттенков вроде Tarte Amazonian Clay Blush Exposed смотрятся очень натурально и в то же время украшают, так что не стоит их недооценивать. Принято считать, что светлые румяна выглядят мило, а темные или яркие — драматично.

КУДА НАНОСИТЬ

У всех разное строение лица, поэтому одной правильной техники нанесения румян нет. Стандартное правило про яблочки щек подходит далеко не всем. Подобные рекомендации (как и многие другие в макияже) полезны, но не гарантируют идеальный для вас результат. Так что пробуйте их, чтобы понять, что нравится, а что нет, и адаптируйте. Или спросите мнения у визажиста, которому доверяете.

Румянами можно достичь как минимум двух эффектов: придать лицу более здоровый вид и скорректировать его форму.

Здоровый вид — это когда вы выглядите как после тренировки. Лицо краснеет в районе щек, носа, подбородка и даже лба; вспомните себя после первой длинной пробежки. Пунцовое лицо обычно никто не имитирует, так что нужна его «облагороженная» версия. Для этого румяна можно наносить на те же места, но сбавить интенсивность: основной цвет сконцентрировать на щеках и слегка тронуть нос, веки, подбородок, лоб и губы.

Еще можно накрасить только щеки, и в данном случае «щеки» — это круглая область примерно под центром зрачка и ниже начала кости под глазом, в двух-трех сантиметрах от носа. Звучит сложно, так что лучше посмотрите видео «Minimal Makeup Tutorial — Rosy Flush»[4] Лизы Элдридж — она наносит румяна именно туда.

> Совет → если растушевать румяна не как обычно (на верхней и средней части щек или скул), а треугольником вниз, как на показе 5 Marc Jacobs FW2011, будет трогательный детский вид. У некоторых людей именно такой румянец появляется сам собой.

Если просто свежий цвет лица вас не устраивает, можно использовать румяна для коррекции его формы. При этом румянец все равно будет выглядеть естественно, просто лицо станет восприниматься как лицо не «без косметики», а «с минимальным украшающим макияжем».

Как ни странно, принципы коррекции румянами простые: чем у́же и длиннее лицо, тем более вытянутым по горизонтали должен быть румянец. И наоборот: румянец, растушеванный по диагонали или даже по вертикали, вытягивает.

- Удлинить круглое лицо можно, если наносить румяна по диагонали, по скуле. Раньше румянами затрагивали не только скулы, но и виски — рисовали букву V, обрамляющую глаз. Сейчас так тоже можно делать.
- Визуально подтянуть черты лица («лифтинг» особенно актуален для зрелой кожи) получится, если растушевать румяна в верхней части скул или щек движениями вверх.
- Длинное худое лицо будет выглядеть пропорциональнее (овальнее), если нанести румяна горизонтально, не поднимая их к вискам.
- Круглая растушевка на яблочках или на их верхней части должна визуально сгладить углы квадратного лица.
- Эти принципы можно комбинировать: «подтянуть» и скруглить длинное лицо с явными признаками старения можно, расположив румянец в средней части щек и растушевав его наверх.
- Если вы довольны своей формой лица, это круто, можно наносить румяна куда и как хочется — хоть прямо под глаза, как это делают в Корее.

КАК И ЧЕМ НАНОСИТЬ

Кремовые румяна — самые простые в использовании: их удобно наносить пальцами, кистями, спонжами. Подойдут похлопывающие и растирающие движения пальцами и спонжами, при работе с кистями — легкие круговые и смахивающие.

Для кремовых румян попробуйте использовать небольшие кисти, с радиусом примерно как у пятирублевой монеты, — будет проще контролировать площадь нанесения. Обычно их маркируют как кисти для румян, контуринга или для хайлайтера. Хорошие примеры таких кистей — Real Techniques Contour Brush, It Cosmetics Heavenly Luxe Complexion Perfection Brush No. 7, Make Up For Ever Blush Brush 160. Все они с искусственным ворсом, хотя натуральный тоже отлично растушевывает небольшое количество кремовых продуктов. Одна проблема — считается, из-за кремовых румян натуральный ворс быстрее портится.

Если кисть, пальцы или спонж стирают тональный крем или консилер, можно исправить положение, вбив консилер поверх румян.

Визажист Карима МакКимми для этого смешивает румяна с тональным кремом или консилером: так они приобретают нужный кроющий пигмент и формулу, которая точно не будет конфликтовать с тоном (такое бывает — иногда косметика не хочет «приклеиваться» поверх другой).

Пудровые румяна спокойных и близких к коже цветов наносить тоже просто. Главное — припудрить зону перед нанесением, иначе весь пигмент наверняка прилипнет к тональному крему и его не удастся распределить. То есть, прежде чем растушевывать румяна по щекам или скулам, пройдитесь по ним прозрачной или другой пудрой. Если использовали не тональный крем, а сухую тональную основу, пудриться не надо.

С интенсивными сухими румянами надо быть осторожными. Лучше выбрать мягкую, неплотно сбитую кисть: она наберет мало продукта и тщательно размоет границы. Одни из самых удачных — M.A.C. Long Blending 137 и Wayne Goss The Air-Brush. Для румян побледнее подойдут более плотные кисти вроде Chikuhodo Z-2 и Zoeva 105 Luxe Highlight.

Жидкие и гелевые румяна обычно наносят дуофиброй (например, Morphe M457) или кистью с синтетическим ворсом, который в отличие от натурального не впитывает жидкости и масла, а потому «отдает» то же количество продукта, что и набрал (и «живет» дольше). Это важно при работе с несухими румянами: нужно понимать, сколько средства на кисти, чтобы не поставить яркую кляксу, которую придется стирать вместе с тоном.

На нанесение влияет не только текстура, но насыщенность и цвет румян. С близкими к цвету кожи особенно церемониться не надо, а вот с интенсивными сложнее. Их особенно важно наносить тонкими слоями и добавлять при необходимости.

> Совет → кричаще яркие румяна вроде красных RMS Beauty Lip2Cheek Beloved или Ben Nye Powder Rouge Fuchsia цвета фуксии смотрятся не экстравагантно, если нанести их тонко и тщательно растушевать. С ними стоит повозиться, если вам не хватает бодрости «скучных» румян.

Кремовые румяна лучше набрать подушечкой пальца, поставить отпечаток на лице и потом растушевать чистыми пальцами (кистью или спонжем). Сухих достаточно легко коснуться кистью, встряхнуть ее или даже стереть излишки о ладонь и только потом наносить на лицо. Не бойтесь оставить весь пигмент на ладони — он нелегко сходит с ворса, так что получится как раз нужное количество. Так можно наносить и бледные румяна, если боитесь и с ними переборщить.

Кистям-дуофибрам жидкие, гелевые и кремовые текстуры не страшны, даже если часть ворса у них натуральная. Длинный ворс (он всегда искусственный) подбирает пигмент, а короткий натуральный растушевывает. При этом на него попадает так мало краски, что никакого вреда не будет.

Совет → слишком насыщенный румянец можно приглушить вплоть до того момента, пока вы не зафиксировали его пудрой. Подойдут кисть или спонж с остатками тона или даже чистые. С их помощью легкими движениями сотрите или чуть закрасьте румяна.

ПРИМЕРЫ

Знаменитые **Dior Rosy Glow** продаются в одном розовом оттенке. Он хорошо смотрится на светлой и средней коже (темную может выбеливать). Если ищете простые в использовании и эффектные «морозные» румяна, это тот случай.

Тинт **Benefit Benetint** был одним из первых среди стойких жидких румян, которые появились в массовой продаже. Они вишневые и матовые, можно наслоить, растушевывать надо быстро. Другие оттенки у марки тоже есть: Posietint, Cha Cha Tint, Lollitint. Заменить их могут любые тинты для губ.

Кремовые румяна в стике **Clinique Chubby Stick Cheek Colour Balm** можно наносить прямо из упаковки. Приглушенные цвета, легко растушевываются, естественно выглядят.

У **Chanel** большая коллекция от так называемых деликатных до ярких и странных оттенков;

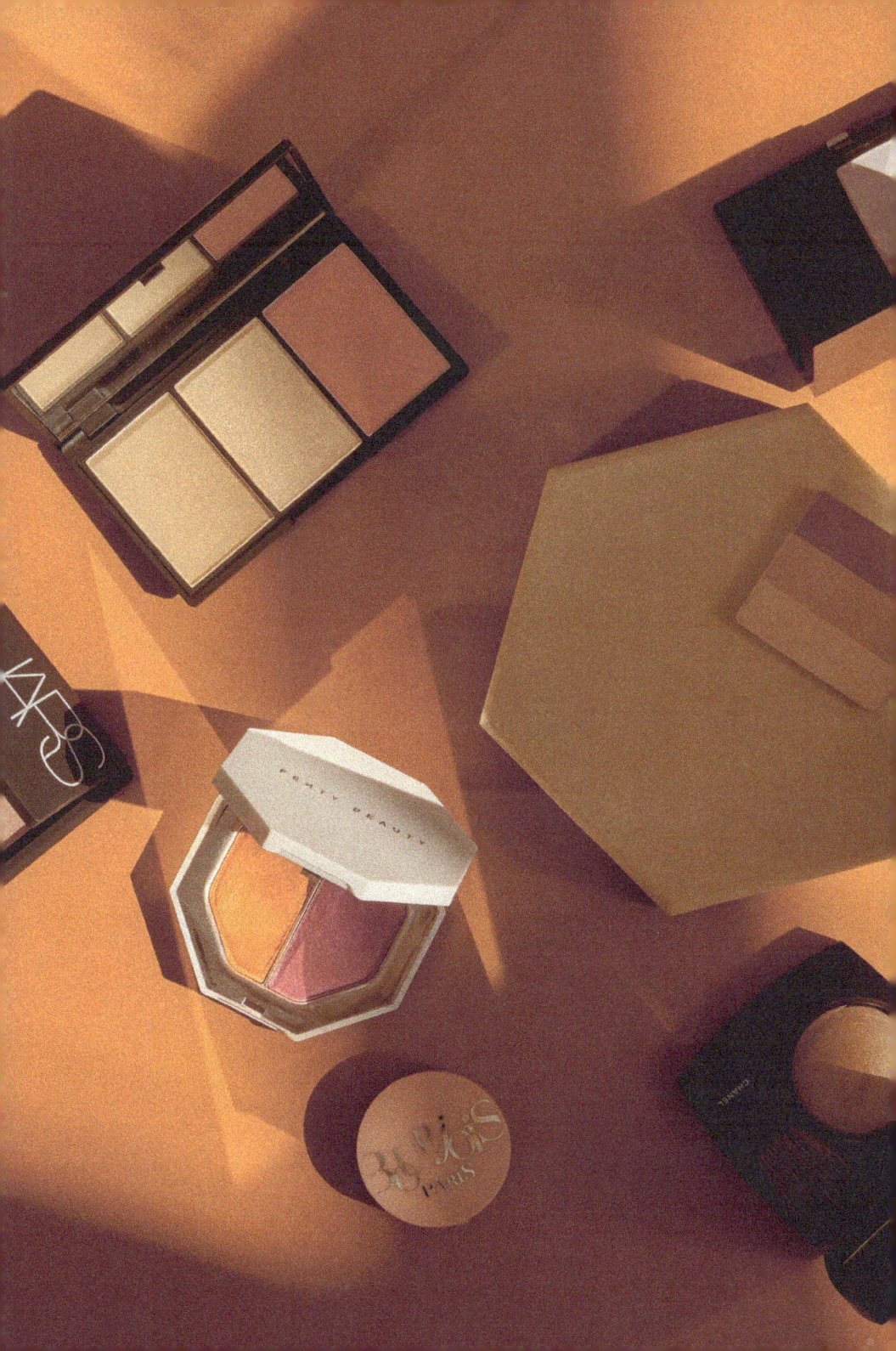

часто выходят лимитированные. **Joues Contraste** считают одними из лучших сухих румян. Правда, есть момент: у румян, произведенных для США, текстура податливее. А еще у американских и неамериканских румян одного оттенка может отличаться даже цвет.

Кремовые румяна **Stila Convertible Color** выпустили давно, но их все равно считают одними из лучших. Продаются в удобных плоских упаковках, которые совпадают по цвету с тем, что внутри. Советуют набирать средним пальцем: несколько раз постукать им в баночке, потом — об большой (это поможет разогреть пигмент и ровно распределить его).

Большинство румян **NARS** — пудровые, хотя их многочисленные мультифункциональные стики **The Multiple** тоже считаются. И у тех, и у тех много оттенков — от натуральных (для кожи разного цвета) до ультраярких. Есть матовые и сияющие.

Недорогая палетка **Sleek MakeUP Face Form Contouring Palette** объединяет румяна, хайлайтер и бронзер. Все три хорошо растушевываются, объем большой, есть зеркало. Румяна версии Light похожи оттенком на NARS Orgasm: тепло-розовые с золотыми частицами.

Хайлайтер **Fenty Beauty Killawatt Foil Freestyle Highlighter Duo** может сойти за очень блестящие румяна — настолько он насыщенный по цвету. Конкретно эти оттенки — Mimosa Sunrise и Sangria Sunset — точно подойдут для средней и темной кожи, а на светлой могут смотреться грязновато.

Запеченные румяна **Bourjois Paris Little Round Pot Blush** хорошо набираются кистью, удачно пигментированы и немного сияют. С ними без труда получается здоровый румянец.

Минеральные румяна **Aveda Petal Essence Face Accents** продаются в рефиле со спонжем. Три оттенка можно по-разному смешивать, рисовать ими дрейпинг или даже делать контурирование румянами: на низ скул наносить темный оттенок, а на верх — светлый.

У компактных **Givenchy Prisme Blush** яркие цвета, которые ложатся полупрозрачно и ровно даже с вложенной кистью. Еще внутри — слабо сияющий хайлайтер, который тоже подойдет для скульптурирования и смешивания.

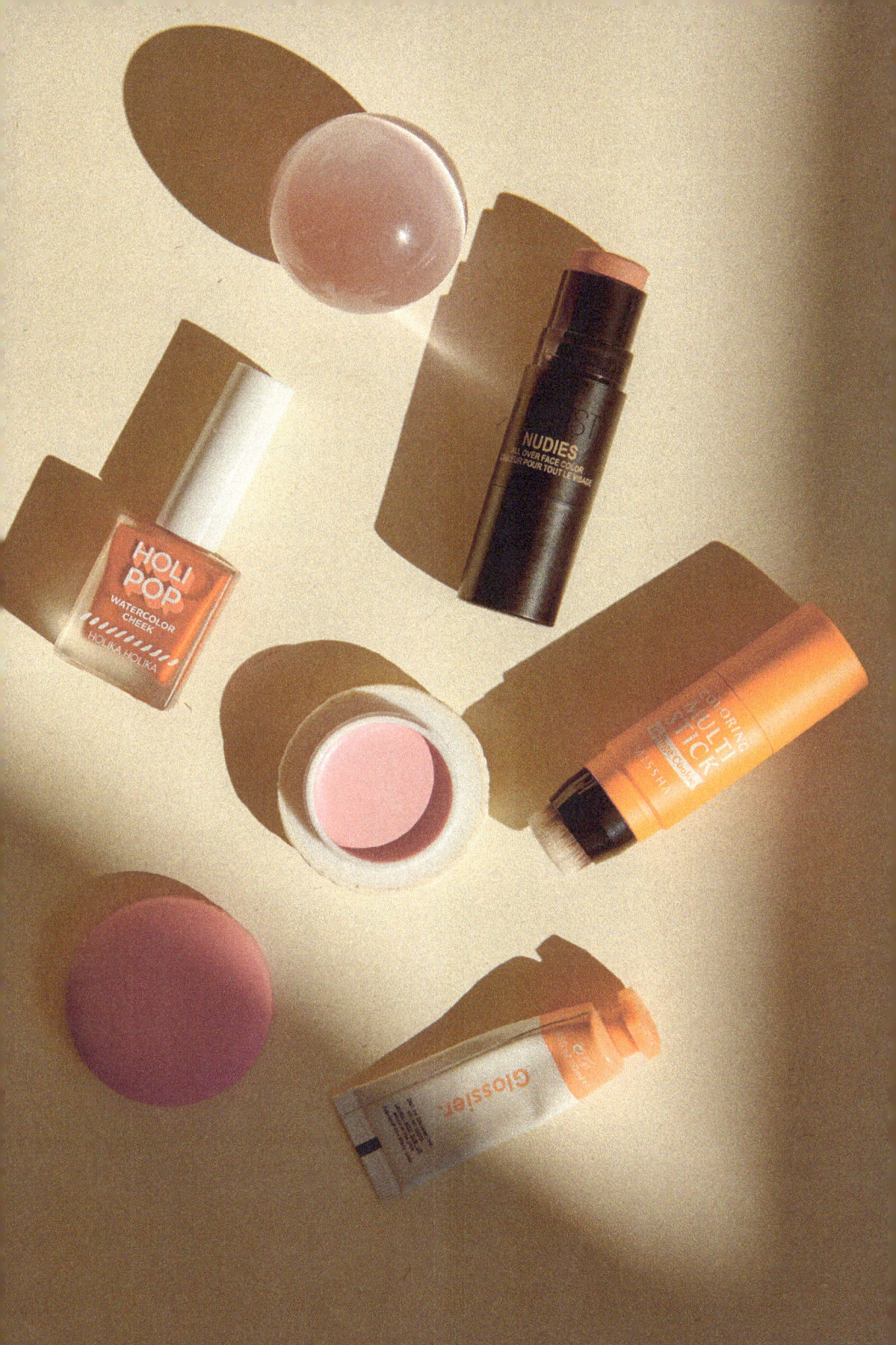

Полупрозрачные румяна с текстурой бальзама **Glossier Cloud Paint** понравятся тем, кто любит влажную на вид кожу. С оттенками ошибиться невозможно — так они сбалансированы.

Азиатские румяна часто бывают яркими, но у них всегда приятная и удобная текстура — на лице получается намек на цвет, который подойдет даже для натурального макияжа. **MISSHA M Soft Blending Stick Blusher** выполнены в формате стика с кисточкой на другом конце.

Очень похожий формат есть у **Nudestix Nudies All Over Face Color**. Это универсальный кремовый пигмент для лица, то есть помада, румяна и тени сразу. Все цвета приглушенные, усиливающие естественные краски лица.

Жидкие румяна **Holika Holika Holi Pop Water Color Cheek** в забавной упаковке будто из-под лака для ногтей (даже кисточка есть). Отлично подойдут для тех, у кого сухая кожа, и всех, кто любит сдержанное сияние.

Нежные оттенки **It's Skin Macaron Cream Filling Cheek** смотрятся трогательно. Легкую упаковку можно носить с собой; для нанесения не нужен специальный аппликатор — подойдут пальцы.

ХАЙЛАЙТЕРЫ И СРЕДСТВА КОНТУРИНГА

Спойлер: чтобы понять принцип действия хайлайтеров и средств контуринга, стоит провести параллель с рисованием. Темно окрашенные предметы кажутся расположенными дальше, светло окрашенные — ближе. Хайлайтеры выделяют выступающие части лица (и те, которые надо такими сделать), а контурирующие средства — усиливают и имитируют тени, прячут объемы. Все это помогает сделать лицо скульптурнее или скорректировать его черты.

ХАЙЛАЙТЕРЫ

Хайлайтерами (*highligher, illuminating powder/cream*) выделяют скулы, нос, пространство под бровью, контур губ, центр верхнего века и так далее. Еще хайлайтер не только усиливает рельефность лица, но и имитирует здоровый блеск кожи.

Если ваш тональный дает влажное покрытие или кожа после ухода блестит, она уже будто в хайлайтере. Любой бальзам для губ или жирный крем для лица вроде Weleda Skin Food тоже можно использовать как хайлайтер, прямо поверх тонального крема (но не пудровых средств). В них нет светоотражающих частиц, поэтому блеск будет самый натуральный.

В естественном макияже хайлайтером может быть все, что натурально блестит (бальзам для губ, база под макияж, атласные тени) или слегка высветляет (тон на оттенок светлее). Когда естественность не важна, подойдут любые блестящие штуки: тени, радужные хайлайтеры, сияющие пудры.

> Совет → хайлайтеры можно использовать и на теле, например в зоне декольте, на плечах или на ногах. У Benefit даже есть специальный для тела — «take a picture… it lasts longer…». Увлажняющие лосьоны для тела с блестками тоже подойдут.

Хайлайтеры делают пудровыми, жидкими, кремовыми/гелевыми и в стиках. Эти текстуры ведут себя так же, как другая косметика: сухие дольше держатся и хорошо ложатся на припудренную кожу, а непудровые больше подходят для сухой/обезвоженной. Их можно наслаивать и смешивать (как хайлайтеры разных марок, так и разных формул).

Хайлайтеры бывают разных оттенков — натуральных и не очень. Реалистично смотрятся белые, бежевые, золотистые, персиковые (если в них некрупные блестки). Голографические и другие дуохромы естественно выглядеть не могут, но дают легкий цветовой акцент и подчеркивают рельеф.

СКУЛЬПТУРИРУЮЩИЕ/КОНТУРИРУЮЩИЕ СРЕДСТВА

Англоязычные названия: sculpting powder/cream, contouring powder/cream, shading powder/cream. Ими затемняют естественные впадины (под скулой, у висков, под челюстью), убирают объем там, где он не нужен. Вы наверняка видели, как в Instagram рисуют темные полоски по обеим сторонам носа, чтобы его сузить, — примерно так и работают скульптурирующие средства. Но, чтобы эффект был натуральным, важно подобрать правильный оттенок, нанести его в нужное место и хорошо растушевать.

> Совет → деликатная коррекция получается, если использовать тональные на тон светлее и темнее кожи. Первый — как хайлайтер, второй — как «скульптор».

Скульптурирование бывает слабым и интенсивным. Слабое помогает сделать лицо неплоским, но при этом не меняет его черты. Для него используют разные продукты: бронзеры, «скульпторы» и даже румяна; они могут быть с теплым подтоном. Интенсивное контурирование как раз меняет черты лица, для него выбирают продукты с холодным подтоном, чтобы нарисовать явную тень.

Конечно, есть масса других техник, но помнить эти две стоит, чтобы знать, куда наносить телесные румяна вроде M.A.C. Powder Blush Gingerly, куда — холодный «скульптор» Dolce & Gabbana Luminous Cheek Colour Tan и какого эффекта от них ждать. Так как эта часть посвящена контурирующим средствам, дальше речь пойдет именно об интенсивном скульптурировании. Про то, как корректировать лицо с помощью румян, читайте выше.

Первый момент: «скульптор» должен быть **не рыжим**. Обычно рекомендуют серо-коричневые оттенки (в английском есть специальное слово «taupe»), но важно не переборщить с «холодностью». Лимитированные и снятые с производства румяна Chanel Ombre Contraste Notorious — выраженно серые, поэтому непрофессионалу с ними работать непросто.

В то же время не стоит использовать для интенсивного скульптурирования теплый бронзер — он нужен для имитации загара и в большинстве случаев слишком отдает в рыжий и блестит. Это второй момент: «скульптор» должен быть **матовым**, потому что все сияющие текстуры визуально придают объем, а не скрадывают его.

Как и тональные, «скульпторы» могут быть темнее или светлее, с выраженным холодным подтоном, нейтральными (правда, распознавать их надо самостоятельно, почти никто из производителей не разделяет «скульпторы» на подтоны). «Скульпторы» с теплым подтоном подойдут либо для очень теплой и несветлой кожи, либо для слабого скульптурирования. Подбирать их надо соответствующе, хотя с нейтральным подтоном — то есть с серо-коричневым оттенком — ошибиться почти невозможно.

> Совет → если вы переборщили с интенсивностью, уберите верхний слой с кожи и растушуйте границы чистой кистью (иногда используют ватный диск). Еще поможет кисть или спонж, которыми вы наносили тон, — они слегка закрасят яркие участки.

Пока правильных скульптурирующих средств не так много, как, скажем, красных помад, стоит обращать внимание на другие продукты нужных оттенков, например сухие и кремовые тени (M.A.C. Eye

Shadow Omega и Maybelline 24 Hour Eyeshadow Tough as Taupe), более темные тональные и консилеры и даже средства для бровей (Manly PRO Brow Tint). Всем этим можно сымитировать тень, просто от тонального на оттенок темнее она будет почти незаметной, а от разведенной помады для бровей — сильнее.

Изучите ассортимент малоизвестных и профессиональных марок: Senna Cosmetics, RCMA, Make-Up Atelier Paris, Make-up Designory Cosmetics и прочих. У них могут быть «несекси»-упаковки и бешеная пигментированность, но оттенки подходящие — иначе визажисты не работали бы ими.

КУДА НАНОСИТЬ

Простой ответ: ориентируйтесь на общепринятую схему скульптурирования. Вы наверняка с ней знакомы: затемняют низ скул, нижнюю челюсть, боковые стороны носа, виски, а высветляют верх скул, спинку носа, внутренний уголок и центр глаза, иногда подбородок. Это дает неплохой результат, но может быть не лучшим для вас вариантом — просто потому, что все лица разные.

Сложный ответ: ориентируйтесь на общепринятую схему контуринга, но с учетом особенностей вашего лица и ситуации. Можно делать частичное скульптурирование — использовать хайлайтер только на носу или подчеркивать только скулы. В современном макияже вообще не принято делать все по канонам.

> Совет → растушевывайте «скульптор» легкими и короткими движениями вверх и круговыми — это визуально приподнимет его овал (такой эффект на жаргоне визажистов называют «лифтинг»-макияжем). Звучит странно, будет проще понять, когда попробуете растушевать и вниз, и вверх.

Чтобы максимально удачно скорректировать рельеф лица, надо его сперва понять. Для этого лучше его ощупать. Наряду с пристальным рассматриванием себя в зеркале это поможет выяснить, что надо подкорректировать.

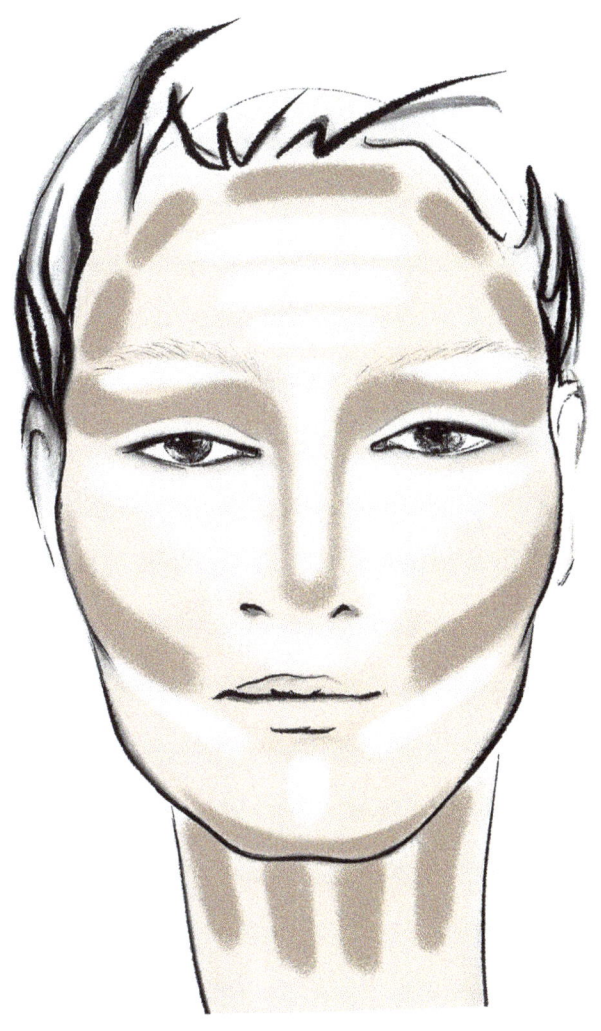

РИСУНОК 6
Общепринятая схема скульптурирования

Совет → если вам сложно нащупать и увидеть асимметрию лица, сделайте селфи и отразите его зеркально. Все сразу станет понятно. Так же можно проверять макияж на симметрию.

Например, может оказаться, что одна скула у вас ниже другой. Визуально это не так заметно, но при контуринге такую особенность стоит учитывать. Как? Нанесите «скульптор» полоской на низ «удачной» скулы и не растушевывайте. Теперь, глядя в зеркало прямо, нарисуйте полоску на той же высоте на другой стороне лица. Скорее всего, она будет чуть выше, чем низ другой, «неудачной» скулы, но именно это поможет ее визуально приподнять. По этому же принципу можно наносить на скулы хайлайтер и бронзер.

Стробинг — давняя техника скульптурирования, в которой коррекцию лица делают в основном за счет хайлайтера, кремового или жидкого. Он дает выраженное, но естественное влажное свечение плюс выделяет выступающие части лица. Пожалуй, это самый быстрый и удобный способ «вылепить» лицо и при этом не выглядеть чересчур накрашенно.

Совет → и хайлайтер, и «скульптор» должны быть хорошо растушеваны, будто это естественный цвет кожи. Вы не должны замечать «о, здесь начался хайлайтер» — по крайней мере если хотите естественности. Хорошая новость: растушевывать не так сложно, как кажется, особенно кремовые текстуры.

ЧЕМ НАНОСИТЬ

Зависит от текстуры. Средства в стиках можно наносить прямо на выступающие части лица и растушевывать пальцами, спонжем или густой кистью (негустая не сможет равномерно распределить плотную текстуру). Можно погреть их на тыльной стороне ладони и потом перенести на лицо или набрать из стика кистью или спонжем.

> Совет → очень быстро распределять кремовый «скульптор» или румяна можно выпуклостью под основанием большого пальца. Нанесите на нее средство, растушуйте той же частью другой руки и прижмите обе к низу или середине скул по обеим сторонам лица. При необходимости можно растушевать пальцами, кистью, спонжем.

Сухие обычно наносят кистью. Мягкие неплотные вроде M.A.C. Long Blending 137 дадут очень тонкий слой, густые, как Real Techniques Blush Brush, — плотнее. Размер кисти подбирайте под участок лица: под бровями, на спинке носа, вокруг губ удобно работать маленькими (Hakuhodo J5523 BkSL), а на скулах — средними (Wayne Goss The Air-Brush). Для создания более интенсивного блика можно набить хайлайтер пальцем или маленькой плотной кистью.

> Совет → прежде чем наносить хайлайтер или «скульптор» (румяна, бронзер, тени и так далее), отряхните кисть — вам не понадобится столько продукта, сколько на ней осело. Иначе поставите пятно, которое трудно будет растушевать.

Кремовые и жидкие «скульпторы» можно наносить спонжем, кистями, пальцами — зависит от конкретного средства и желаемого эффекта. Хайлайтеры можно подмешивать в тон, чтобы сделать его более сияющим и менее плотным (если хайлайтер у вас — это отдельное средство со светоотражающими частицами, а не просто светлый крем или пудра).

Важно: наносите все продукты для тона, в том числе и скульптурирующие, очень тонкими слоями — так они выглядят естественнее и лучше держатся. При необходимости их можно наслоить.

ПРИМЕРЫ

Хайлайтер **Fenty Beauty Diamond Bomb All-Over Diamond Veil** очень сильно сияет, но не придает коже никакого оттенка. Благодаря этому смотрится воздушно и не «спорит» даже с натуральным макияжем — скорее, дает ему новое измерение.

Хайлайтер в стике **NARS The Multiple Copacabana** называют одним из немногих, что подходит коже разных цветов (не смотрится белесым на темной и грязным пятном на светлой). Он дает очень естественное сияние, хватает его надолго.

Очень хрупкий, но давно себя зарекомендовавший пудровый **Bobbi Brown Shimmer Brick** — для кожи как в рекламе. В зависимости от оттенка может быть хайлайтером, бронзером или даже очень блестящими румянами.

Кремовый хайлайтер **M.A.C. Cream Color Base** — это уже классика. Оттенок **Luna** придает молочно-белое сияние, но есть и другие, в том числе для темной кожи.

Марку **BECCA** многие знают именно по хайлайтерам. Они придают лицу холеный, отдохнувший вид. Новый оттенок сухого **Shimmering Skin Perfector Pressed Highlighter Gold Lava** — хороший вариант, если хочется поэкспериментировать с золотом.

Недорогая палетка **Catrice Glowdoscope Highlighter Palette** сочетает все самые модные голографические хайлайтеры. Легкая, компактная, с ней можно сделать много разных макияжей.

«Скульптор» в стике **Fenty Beauty Match Stix** холодного оттенка **Amber** подходит для светлой кожи (но у марки есть еще три оттенка для средней, темной и очень темной). Матовый, отлично держится, хорошо растушевывается, но надо делать это быстро — иначе зафиксируется. Не требует припудривания, оттенок идеальный, наносить из стика удобно.

Пудровый «скульптор» **Estrade Mon Secret** в меру пигментирован, хорошо растушевывается и выглядит естественно. В линейке три оттенка: 201 и 214 — с теплым подтоном, 208 — с холодным; какой вам нужен, зависит от подтона кожи и задачи.

Еще один стик, но с хайлайтером на другом конце — **NYX Wonder Stick**. Все четыре оттенка скорее теплые, но в меру

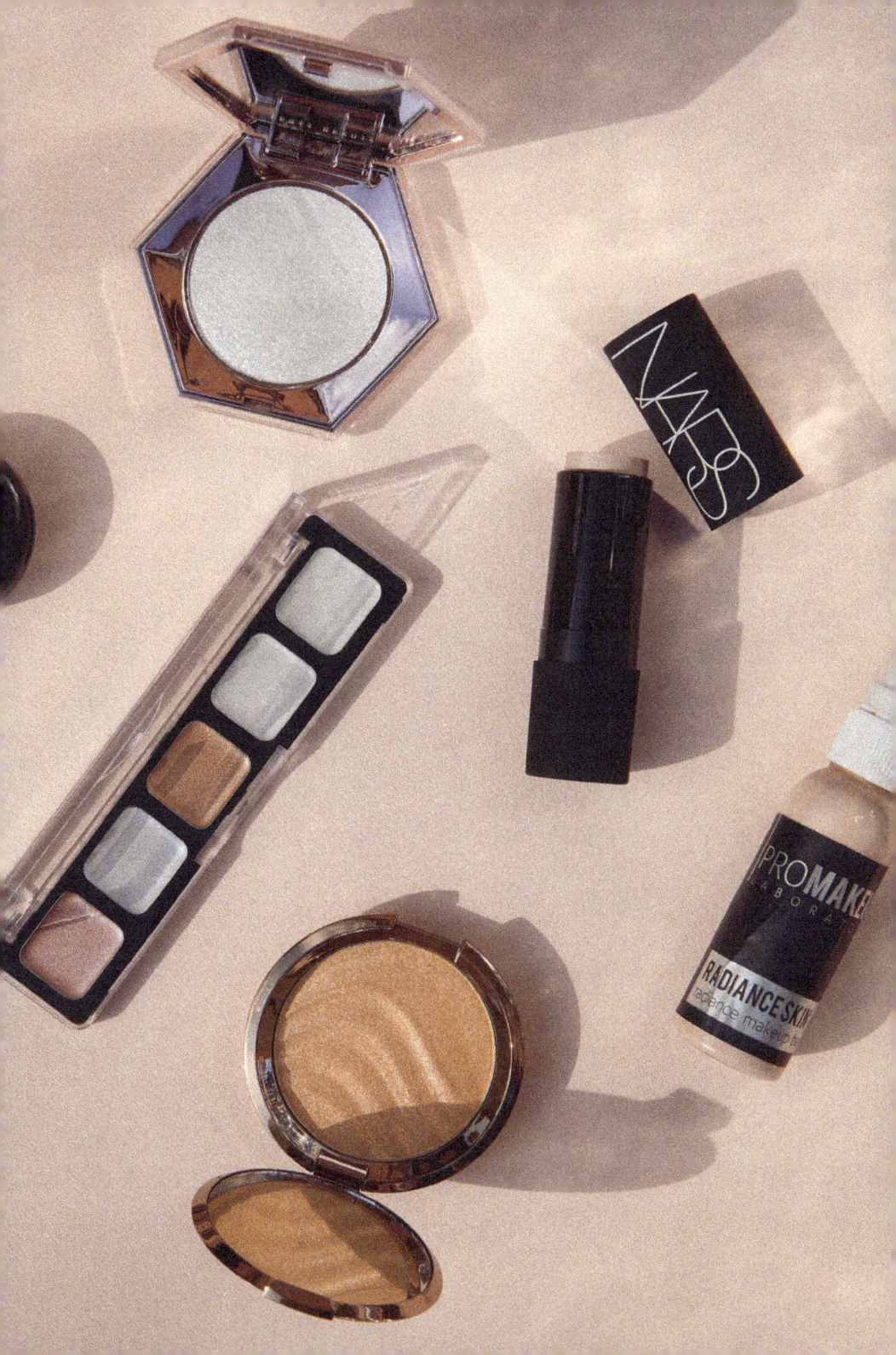

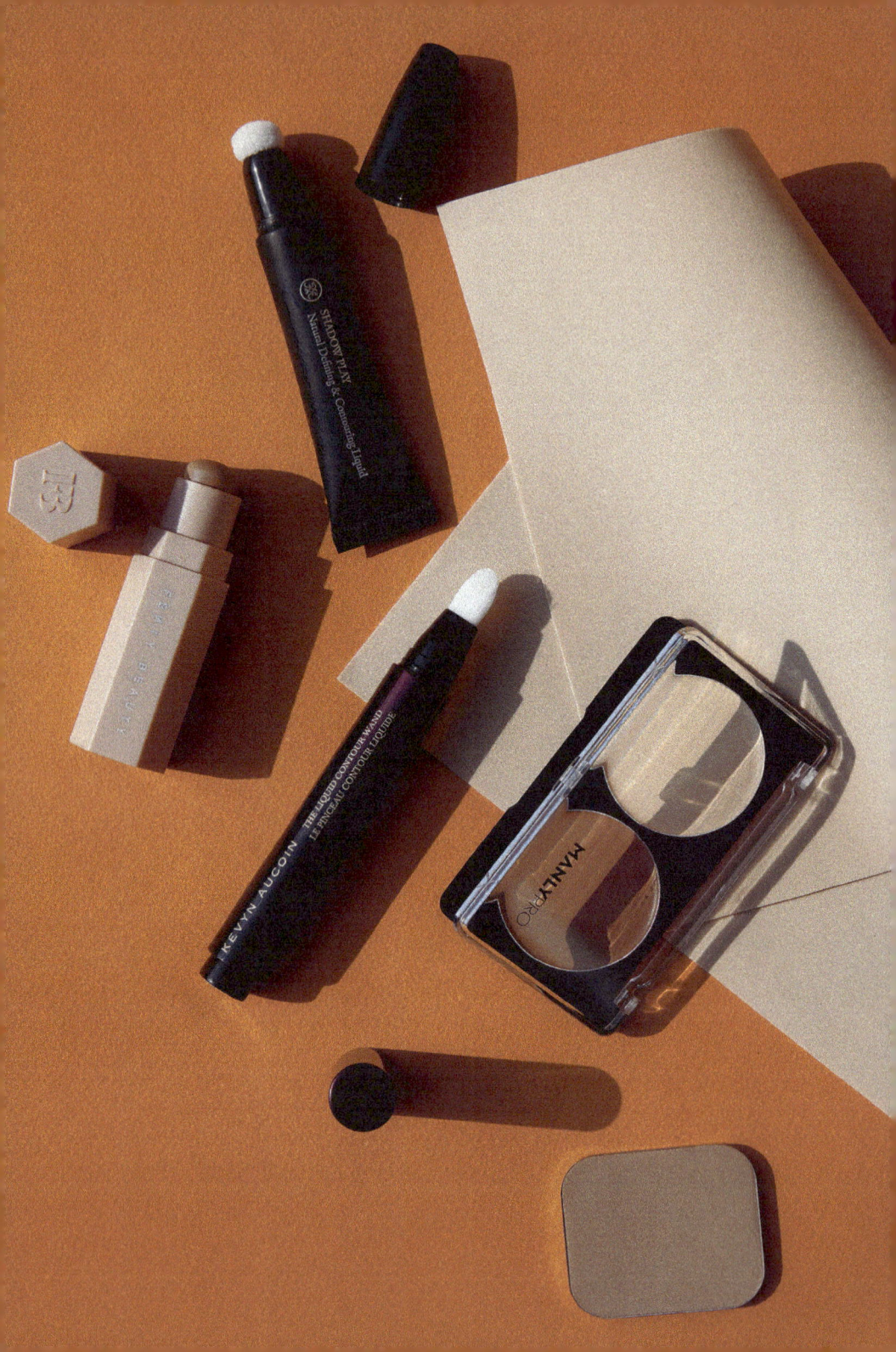

(могут не подойти людям с холодным подтоном кожи).

Палетка для кремового скульптурирования **Make Up For Ever Pro Sculpting Face Palette** содержит матовый и поблескивающий хайлайтер, румяна и средство для контуринга. Выпускают в разных оттенках.

Скульптурирующие средства в виде ручек удобны: в них уже есть аппликатор, которым можно и нанести, и растушевать. У **Kevyn Aucoin The Liquid Contour Wand** это мягкая синтетическая кисть. Еще из плюсов — сбалансированные, нерыжие оттенки и простая в обращении текстура.

Еще одна «ручка» — **Rouge Bunny Rouge Contouring Liquid**, но со спонжем. Для несильно выраженной тени — оттенки чуть теплые. Не забывайте закрывать клапан после использования, не то может вытечь.

У сухой скульптурирующей пудры **PROMAKEUP laboratory SKIN SCULPT** — одни плюсы: занимает очень мало места, ее надолго хватает, относительно недорого стоит, отлично растушевывается, есть в разных гармоничных оттенках.

Палитра кремовых корректоров для моделирования лица Manly Pro — это хайлайтер и «скульптор». Есть разные оттенки для создания более или менее выраженного рельефа. Аналогичный набор продается в сухой текстуре.

БРОНЗЕРЫ

Спойлер:
бронзеры — еще одно средство для имитации здорового цвета лица, а вернее — загара. В отличие от бронзаторов и автозагаров, это смываемый продукт макияжа.

КАКИЕ БЫВАЮТ

Есть мнение, что на светлой коже бронзеры смотрятся неестественно — но это не так. Все зависит от оттенка, количества и манеры нанесения. Обычно у марок есть два-четыре оттенка бронзера — от светлого до темного; для совсем темной кожи бронзеры по понятной причине не делают.

Иногда их различают по подтонам — холодному и теплому. Но любая кожа, загорая, становится теплее, так что подтоны бронзеров не так критичны, как у тональных и контурирующих средств. Плюс бронзеры наносят очень тонкими слоями, чтобы получилось не цветное пятно, а, скорее, намек на него. При мизерном количестве и хорошей растушевке даже терракотовые оттенки на светлой коже выглядят натурально, но, если вам не нравятся теплые, можно выбрать бронзер похолоднее.

Как и остальные средства для тона, бронзеры есть в разных текстурах — жидких, кремовых, пудровых; у каждой свои преимущества. Пудровые дольше держатся и хорошо растушевываются поверх сухих средств (тональных основ, финишных пудр, румян и так далее). Кремовые естественно выглядят на сухой коже, равномерно ложатся на неприпудренную. Жидкие удобно смешивать с жидкими тонами, базой или даже дневным кремом; часто они сами фиксируются.

Бронзеры бывают матовыми и со светоотражающими частицами. Последние придают цвет и сияние (поэтому кожа выглядит холеной), а первые — только цвет, что подойдет для и так блестящей жирной кожи или когда не хочется видеть лицо накрашенным от и до. Бывают бронзеры на жирной базе, которые придают влажное сияние (оно тоже смотрится натурально).

Пудровые бронзеры часто делают не однородными по оттенку, а с розовыми, персиковыми, золотистыми или жемчужными вставками, как у Guerlain Terracotta Light Bronzing Powder. Они нужны, чтобы освежить цвет лица, не делать его неестественно теплым (кожа при загаре не только рыжеет, но и чуть розовеет, да и легкое сияние делает лицо здоровее). При нанесении можно смешивать все оттенки прямо кистью в упаковке или использовать их по отдельности — любой вариант будет правильным, но даст слегка разный результат.

Бронзеры есть почти у каждой марки, и найти нужный оттенок довольно просто. Но вместо отдельного средства можно использовать тональный и пудру чуть темнее кожи. Или тени и помаду, но они будут сильно пигментированы, так что придется потрудиться с растушевкой.

Качество бронзера, как и других средств, зависит от его стоимости (но не прямо пропорционально): дорогие бронзеры обычно проще растушевываются, естественнее выглядят, сияют и даже пахнут, но дешевые бывают не хуже.

КАК НАНОСИТЬ

Нет правила, в какой момент наносить бронзер, — зависит от его текстуры и текстуры другой косметики на лице. Базовая последовательность с кремовыми средствами такова: тон, бронзер, румяна/хайлайтер; с сухими: тон с пудрой / пудровая тональная основа, бронзер, румяна/хайлайтер. Конечно, не обязательно использовать все эти средства — можно обойтись только тоном и бронзером или одним бронзером.

Аппликатор тоже выбирают ситуативно: кремовые растушевывают пальцами, спонжем, кистью; сухие — кистью; жидкие — тоже скорее кистью. Чем мягче и воздушнее кисть, тем тоньше слой и меньше вероятность испортить слой тона. Чтобы этого не произошло даже с не самой мягкой кистью, делайте ею похлопывающие, а не круговые и смахивающие движения. Так тон не сотрется.

> Совет → закрепить кремовый бронзер и придать ему чуть больше насыщенности можно с помощью сухого — просто растушуйте его поверх вместо фиксирующей пудры.

Так как бронзер призван имитировать загар, его распределяют по выступающим частям лица и тела — тем, которые солнце освещает в первую очередь. Это верх скул, верхняя часть лба у линии роста волос, нос, подбородок, ключицы, плечи. Стоит втушевывать бронзер в линию роста волос, чтобы «загар» выглядел естественно. Можно нанести его на веки средней или большой кистью — это слегка выделит глаза.

В любом случае лицо не должно сильно отличаться по цвету от шеи и тела, поэтому бронзер надо наносить тонкими слоями (так сложнее переборщить с интенсивностью оттенка). В конечном итоге лицо должно быть не явно загорелым, а скорее посвежевшим, поэтому лучше нанести меньше бронзера, чем больше. И важна хорошая растушевка: четкие границы «загорелой» и незагорелой кожи не должны считываться.

> Совет → выраженный эффект загара получится, если растушевывать бронзер не только по выступающим частям лица, а горизонтально от скулы до скулы, через нос. Но и в этом случае нужно совсем немного средства, иначе будет грязный вид.

Считается, что одна из самых частых ошибок при использовании бронзеров — это когда их принимают за средства для скульптурирования. Не все так однозначно. Для легкого скульптурирования, которое не меняет черты лица, а выделяет их, подойдет и бронзер. Не нужно пытаться нарисовать им скулы или явно сузить нос — для этого нужен «скульптор» с холодным подтоном. А вот если растушевывать остатки бронзера по бокам лица, низу скул и нижней челюсти, получится слегка подчеркнуть рельеф лица.

Не волнуйтесь, что средство с теплым подтоном для этого не подойдет: бронзер наносят таким тонким слоем, что считывается скорее его темнота (которая скульптурирует), а не цвет. Для более интенсивной коррекции рельефа нужны скульптурирующие продукты (подробнее о них — в части «Хайлайтеры и средства контуринга»).

> Совет → если с бронзером макияж получается слишком теплым, используйте холодные румяна или помаду — они разбавят гамму.

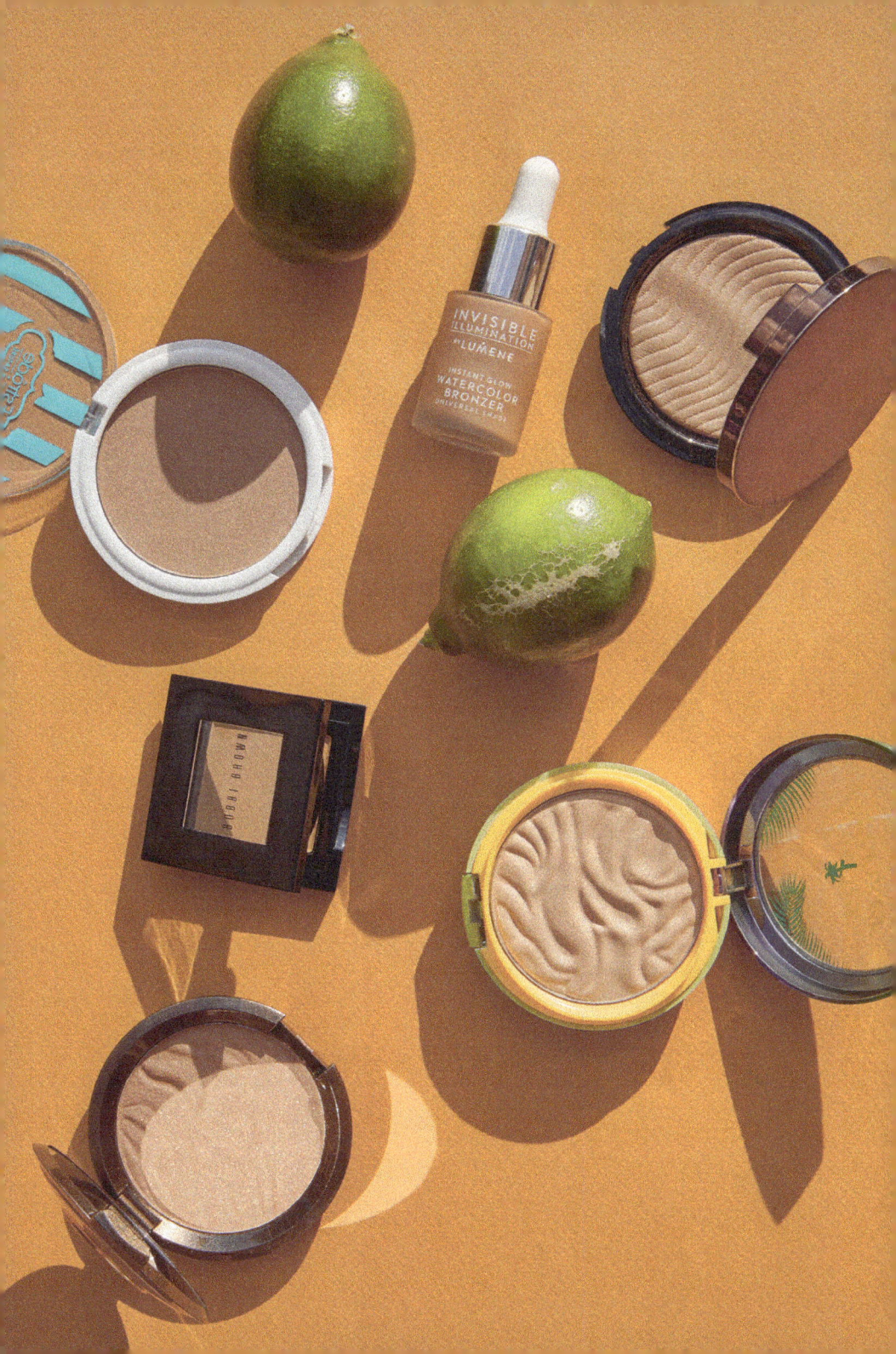

ПРИМЕРЫ

Суфле **Chanel Soleil Tan de Chanel** любят многие селебрити-визажисты. Его легко наносить, у него приглушенные оттенки, которые выглядят максимально натурально.

Lumene Invisible Illumination Watercolor Bronzer можно использовать как бронзер, а можно — как капли для изменения оттенка тонального средства на более теплый и темный.

Benefit Hoola — матовый бронзер без явной рыжины и с неплохой кистью. Выглядит натурально, его хвалят за «непыльную» текстуру и сбалансированный оттенок.

Полосатые **Cargo BeachBlush** — это сразу и румяна, и бронзер, и хайлайтер. Содержат мелкий шиммер, поэтому натурально поблескивают на коже. Цветовых варианта четыре.

Сыворотка **NIOD Photography Fluid Tan Opacity 8%** с золотым шиммером может быть хайлайтером для темной кожи или бронзером для светлой. Идеальна для вмешивания в тон, а вообще была создана как средство для тех, кто много фотографируется.

У **Estrade Bronze d'or** отличное соотношение цены и качества, а также приятный оттенок, сливочная текстура и большой объем.

Пример теней, которые могут быть бронзером, — **Bobbi Brown Eyeshadow Camel**. Если будете использовать двумя способами, сэкономите деньги и место в косметичке. Наносить лучше неплотно сбитой кистью, чтобы не переборщить.

Physicians Formula Butter Bronzer — один из лучших недорогих бронзеров. Тоже сливочная текстура и на редкость светлый оттенок **Light Bronze**, который подойдет даже для очень бледной кожи.

BECCA Sunlit Bronzer есть аж в пяти оттенках, чтобы любой человек мог найти нужный. Создает видимость загара и холеной кожи и, как и все текстуры марки, не сложен в нанесении.

Матовый и плотно спрессованный бронзер **Make Up For Ever Pro Bronze Fusion** подойдет тем, кто любит неочевидный загар. Кроме того, он очень стойкий.

СПРЕИ ДЛЯ МАКИЯЖА

Спойлер:
со спреями, как и с другой косметикой, существует небольшая путаница. Есть две большие категории: первые фиксируют макияж (fix), вторые помогают ему лучше выглядеть (set). Но производитель может назвать их как угодно: fixing, setting, finishing, long-lasting и так далее. Чтобы разобраться, надо вникнуть в состав.

Спреи-фиксаторы создают на коже тонкую и подвижную пленку из полимеров, которая продлевает «жизнь» макияжа и делает его отчасти водостойким. Принцип похож на действие лака для волос, но использовать тот вместо фиксатора не стоит: макияж не будет выглядеть естественно, да и для кожи не полезно (а вот закрепить лаком брови можно — надо просто нанести его на чистую расческу для бровей). Фиксаторы содержат минимум ухаживающих ингредиентов, распылять их надо на уже готовый макияж. Использовать их можно каждый день, главное — тщательно смывать, например гидрофильным маслом.

Спреи без полимеров (сеттинговые) не фиксируют (по крайней мере так же хорошо). Их главная задача — слегка растопить макияж и «склеить» его слои друг с другом, а также убрать лишнюю пудровость (caking). Это дополнительно размывает границы растушевки и помогает средствам слиться с кожей. Часто такие спреи придают едва различимый натуральный блеск. По сравнению с фиксаторами в них больше ухаживающих ингредиентов.

Главная трудность при покупке — понять, какой именно тип спрея перед вами. Названия иногда только путают. Например, знаменитый M.A.C. Prep + Prime Fix+ не фиксирует, а «усаживает» (set). Полимеров в нем нет, зато есть вода, глицерин и несколько полезных экстрактов. С другой стороны, фиксатор Urban Decay All Nighter называется Long

Lasting Makeup Setting Spray и дает ту самую водостойкую пленку, которая защищает макияж.

Автор научпоп-блога «Lab Muffin» Мишель Вонг советует обращать внимание на список ингредиентов: если в нем на первых четырех позициях полимеры (poly-), спрей, скорее всего, фиксирующий[6]. Она же говорит, что по названиям полимеров можно подобрать более дешевые аналоги дорогим спреям (сверяйте первые строчки составов).

> Совет → фиксирующими спреями можно разводить пигменты, использовать их при нанесении теней влажным способом и даже смачивать ими спонжи для тонального средства — все это тоже продлит стойкость. От сеттинговых эффект будет не такой явный.

Для качества любого «макияжного» спрея важно, насколько мелко и равномерно его распыляет пульверизатор. Чем мельче, тем лучше. Так что, если у вас остаются различимые капли на лице, это повод поменять упаковку или найти другое средство. Хороший пульверизатор орошает лицо мелкой водяной пылью.

> Совет → обычные тоники для лица (facial mists, toners) можно попробовать использовать как сеттинговые спреи, потому что в них часто бывают одинаковые ингредиенты. Главное — чтобы попался качественный распылитель.

КАК ИСПОЛЬЗОВАТЬ

Некоторые визажисты считают, что перед закреплением макияжа надо его «усадить» (то есть использовать спрей для сеттинга). Другие думают, что фиксирующий решает обе задачи. Можно пробовать и так, и так, зависит от ваших предпочтений и состава конкретного спрея.

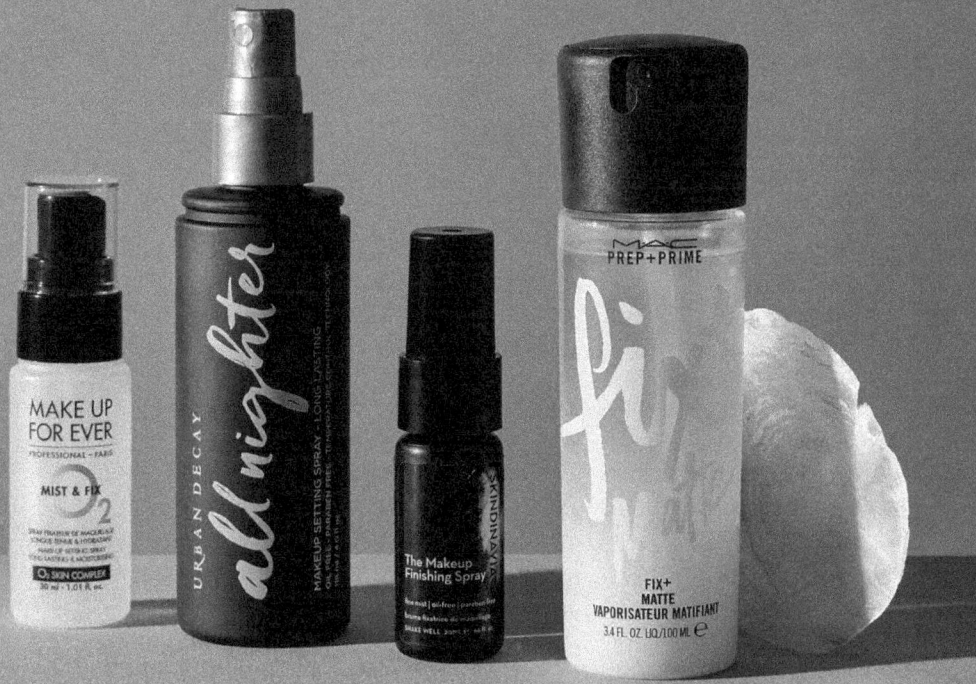

В любом случае спреями не стоит обливаться — это растопит макияж. Чтобы они сработали как надо, нужно довольно мало средства. Производители советуют распылять буквой «Т» (два нажатия на дозатор), а потом «Х» (тоже два нажатия) — это позволит охватить лицо со всех сторон.

Совет → сеттинговые спреи можно распылять между слоями макияжа. Например, так: тон — спрей — пудра — пудровые румяна — спрей. Важно дать жидкости высохнуть, а потом наносить новое средство (если только вы не магистр макияжа и не хотите все смешать). До макияжа их тоже можно наносить, для дополнительного увлажнения.

ПРИМЕРЫ

Skindinavia давно делают фиксаторы как для себя, так и для Urban Decay. Средства обеих марок считают одними из самых стойких, хотя обещание Urban Decay «держать под контролем температуру косметики на коже» удивляет. Бонус: и у **Skindinavia The Makeup Finishing Spray**, и у **Urban Decay All Nighter** есть версии в маленьких упаковках до 50 мл.

Фиксатор **Make Up For Ever Mist & Fix** не содержит спирта и может понравиться людям с очень сухой или обезвоженной кожей.

Фиксатор **e. l. f. Makeup Mist & Set** — один из самых дешевых, но его много хвалят. Без спирта, с полимерами.

Сеттинговый **M.A.C. Prep + Prime Fix+** советуют использовать как тонкий праймер для тона, увлажняющий тоник, средство для разведения плотных кремовых и пудровых текстур. У него отличный распылитель; полимерной стойкости спрей не дает. Его версия **Prep + Prime Fix+ Matte**, как следует из названия, матирует и для увлажнения не подойдет.

ГЛАВА 9
КИСТИ И ДРУГИЕ АКСЕССУАРЫ

КИСТИ ДЛЯ МАКИЯЖА

Спойлер:
есть кисти объективно хорошие
и объективно плохие. Но далеко не все
хорошие могут вам понравиться
и понадобиться.

СКОЛЬКО КИСТЕЙ НУЖНО

Универсальный минимум — это 5–7 кистей; они могут быть разных марок. Этого хватит, если у вас не очень много косметики и вы любите простой макияж. Даже небольшая деталь кисти может повлиять на удобство и способ использования, поэтому пробовать новые интересно, но подобрать идеальные сложно.

Набор может выглядеть так:
1. Ершик для бровей (Sigma E80 Brow and Lash Brush или вымытая щёточка от туши).
2. Для подводки (M.A.C. 263).
3. Для тона (Real Techniques Blush Brush или Real Techniques Expert Face Brush).
4. Для пудры (NYX Pro Dual Fiber Powder Brush).
5. Для румян (Wayne Goss The Air-Brush).
6. Для теней: одна пушистая и одна плоская (Mizuho CMP527 и Zoeva 234).

Конечно, у вас может быть другой набор — зависит от того, что и как используете.

Первый раз покупая кисти, вы все равно вряд ли подберете себе идеальную (даже с помощью консультанта и глубокого ресёрча), так что не грузитесь слишком сильно и полагайтесь на ощущения. Не тяжелая ли кисть? Хорошо ли лежит в руке? Для чего будете ее использовать? Не хочется ли ручку покороче? Не колется ли ворс? Можно попросить консультанта в магазине продезинфицировать тестовую кисть (о том, как это делают, — далее) и прислонить ее к лицу — поймете жесткость ворса.

Совет → иногда даже при заказе онлайн получается угадать характеристики кисти. Блогер-визажист Карима МакКимми подробно писала про свои[1]. У нее очень чувствительная кожа, поэтому она пользуется самыми мягкими — и даже их делит на категории. На сайте марки Chikuhodo ворс оценивают еще более детально: по мягкости, упругости, «отдаче» цвета[2].

Когда соберете сколько-то кистей, пробуйте использовать их с разной косметикой и для разных задач. Одна и та же кисть может хорошо растушевывать одни тени и плохо — другие; это нормально. Так что задача на первое время — понять, как ваши кисти работают и что могут вам дать. После этого станет яснее, какие стоит докупать и по каким параметрам их искать.

ДОРОГИЕ И ДЕШЕВЫЕ КИСТИ

Объективно хорошая кисть — это крепко склеенные части, понятные материалы (состав которых указан на упаковке) и не колючий ворс. Да, у всех кожа по-разному чувствительна, и то, что одному человеку покажется колючим, другому будет в самый раз. В любом случае в кисти не должно быть единичных жестких волосков (такое обычно случается с очень дешевыми).

Известность бренда прямо на качество кисти обычно не влияет, так что, если магазин и упаковка подозрения не вызывают, можно покупать. Некоторые кисти можно подобрать даже в художественном магазине, например тонкие для рисования стрелок или губ. А вообще, кисти есть почти у любой люксовой марки и у любой профессиональной; в масс-маркете тоже встречаются.

Хорошие недорогие кисти — у марок Zoeva, Morphe, Make Up Secret, Real Techniques, Manly Pro. Лучшими считаются японские: Chikuhodo, Hakuhodo, Mizuho, Suqqu (в Японии благодаря культуре каллиграфии умеют делать кисти). У них очень мягкий ворс, крепкая сборка, интересные формы, они легкие и с короткими ручками (это удобно).

> Совет → соавтор блога на vvasilina.com говорит, что один из самых удобных сайтов для покупки японских кистей — cdjapan.co.jp (он на английском, цены максимально близки к ценам производителя).

На японских заводах делают кисти и других марок, например Wayne Goss, «Л'Этуаль Selection», M.A.C. Но, конечно, достойные можно найти не только у японских производителей. Например, у It Cosmetics одни из самых мягких синтетических кистей, которые рекомендуют для чувствительной кожи. Искусственный ворс — и у всех кистей Make Up For Ever. M.A.C. тоже переходят на такой.

ТИП ВОРСА И АЛЛЕРГИЯ НА НЕГО

Раньше крутыми считали только кисти из натурального ворса, но современный синтетический делает почти все то же самое, а иногда даже лучше. За ним проще ухаживать, он долговечнее и дешевле. Плюс он веганский.

Некоторые компании, которые продают кисти из натурального ворса, говорят, что он добывается без вреда для животных. Что под этим имеют в виду? Единого ответа нет. Маркер cruelty free не регулируется законодательством, поэтому каждая марка может понимать под ним что-то свое.

Животных не убивают, чтобы получить с них ворс, но непонятно, в каких условиях их содержат, чтобы периодически состригать шерсть или вычесывать ее.

Еще ворс бывает побочным продуктом, и его можно купить. Если вам важно, чтобы животных точно не затрагивали при производстве кистей, покупайте те, что с синтетическим ворсом, или те, что отмечены знаком Leaping Bunny. Их много.

Известное правило «для сухих текстур — только натуральный ворс, для кремовых — искусственный» не такое уж и верное. Для кремов можно использовать натуральный ворс, но, во-первых, он будет впитывать жидкость из средства и крем будет слегка по-другому наноситься, во-вторых, быстрее из-за этого придет в негодность. А синтетическим можно растушевывать и пудры, и кремы. Так что лучший способ понять, на что способна ваша кисть, — опробовать ее с разными средствами.

Неоспоримый плюс синтетики — она гипоаллергенна, тогда как на натуральный бывает аллергия. Предсказать ее сложно, но Ольга Жоголева (кандидат медицинских наук, врач аллерголог-иммунолог и основатель медицинского центра Everyday Clinic) говорит, что вероятность выше, если есть аллергия на другие виды шерсти.

По ее словам, возникновение аллергии связано с генетической предрасположенностью; она может появиться внезапно при продолжительном контакте с шерстью. Особенно ей подвержены люди с атопическим дерматитом (экземой), потому что при нем повышается проницаемость кожи. Аллергия не может исчезнуть так же внезапно, как появилась, — она нарастает при повторении контакта (то есть реакция каждый раз будет сильнее) и проходит, только если аллергенным ворсом долго не пользоваться.

Производители иногда указывают, шерсть какого именно животного использовали в кисти: «голубая белка», «серая белка» и так далее. Жоголева говорит, что, даже если вы заметили аллергию на один тип, например шерсть козы, стоит избегать всех кистей из этой шерсти: «…Вероятность перекрестной аллергии очень высока… Можно оценить возможность возникновения аллергии на шерсть какого-то животного с помощью прик-тестов или анализа крови на специфические IgE (антитела. — *Прим. ред.*), но эти тесты могут говорить не о наличии или отсутствии аллергии, а о ее вероятности»[3].

Иными словами, если вы заметили покраснение, волдыри или зуд после кисти из натурального ворса, переходите на те, что из искусственного. И обязательно проинформируйте об этом визажистов перед началом макияжа.

Аллергия бывает не только на сам ворс, но и на краситель для него. Так что людям, склонным к аллергии, стоит выбирать неокрашенные кисти. Это касается и искусственного ворса.

ДЛЯ ЧЕГО КАКАЯ КИСТЬ НУЖНА

Кистями можно: растушевать, нанести плотно или тонко, а также нарисовать линию (это примерно все действия, которые нужны в макияже).

Движение	Назначение
Круговые, втирающие	Втирание (особенно тона на сильно пористой коже), растушевка линий и цветов
Взад-вперед или в одном направлении	Растушевка линий и цветов, втирание

Окончание таблицы

Движение	Назначение
Похлопывающие	Набивание цвета плотнее, нанесение чего-либо так, чтобы не повредить слой под ним (припудривание)
Отрывистые или линейные	Рисование стрелок и губ, имитация волосков брови

Совет → жесткость кисти для век можно проверить на губах (там кожа тонкая и хорошо распознает колючие волоски).

Что влияет на «способности» кисти:
1. **Происхождение ворса.** Синтетика из непонятного материала и колючий натуральный ворс — это плохо. Если у вас аллергия на натуральный ворс, выбирайте синтетику.
2. **Упругость ворса.** Чем менее упругий ворс, тем меньше продукта наберет кисть. Поэтому для рыхлых теней неупругий ворс подойдет, а для плотно спрессованных, скорее всего, нет. Еще упругий ворс хорошо работает с плотными продуктами, которые требуют какого-то усилия, чтобы их распределить (например, плотный консилер).
3. **Мягкость ворса.** Если повозить по лицу перышком, тон не пострадает, а вот жесткая щетка его сотрет. Конечно, все кисти более или менее мягкие, но очень мягкие действительно не портят слой косметики, если вы наносите ими второй. При этом для прокраски бровей, например, жесткий ворс незаменим.
4. **Количество ворса в кисти.** «Жидкая» кисть — это не плохо. Чем больше ворса, тем больше продукта она набирает. Если вам нужно нанести тон плотно, выбирайте плотно сбитую кисть, а если тонко — что-то вроде дуофибры. Вообще, воздушные неплотные кисти подходят, если нужно растушевать в вуаль что-то очень (или не очень) пигментированное.
5. **Форма сборки.** Если кисть очень плоская и плотная, ею, скорее всего, неудобно растушевывать. Например, кисть для помады сделает это хуже пушистой. Но отличия могут быть и не такими разительными: чуть более острый кончик, чуть меньше размер — и вот уже кисть по-другому наносит средство и становится незаменимой.

6. **Размер.** Большими кистями можно работать быстрее, маленькими — тщательнее. Общее правило такое: чем больше участок лица, тем больше может быть кисть. Поэтому кисти для пудры всегда большие, а для румян — поменьше. Хотя при желании можно «сделать» все лицо маленькой кистью для теней.
7. **Стригли ли ворс.** Более дешевым кистям придают форму стрижкой, поэтому они жестче. Самые мягкие кисти получаются, когда ворс собирают вручную и задают ему нужную форму (тогда кожи касаются самые тонкие и мягкие части волосков).

КАКИЕ КИСТИ ЧТО ДЕЛАЮТ

Форма	Для чего	Для какой текстуры	Ворс	Примеры
ГЛАЗА И ГУБЫ: тени, помады, консилеры, хайлайтеры и остальное				
Пушистая круглая, овальная, «копытцем» или факелообразная для теней	Для растушевки. Она делает границу между цветами плавной. «Факелы» и «копытца» особенно хороши для растушевки в складке века. Еще подходят для растушевки консилера, хайлайтера и помад	Для любой: сухой, кремовой (в том числе гелевой, жидкой)	Любой (натуральный, искусственный, комбинированный)	M.A.C. 217, Hakuhodo S142, Hakuhodo G515, Zoeva 227, Make Up Secret B119
Плоская и относительно жесткая с коротким ворсом для теней или «бочонок»	Для плотного нанесения. Если в сечении кисть тонкая, можно нанести тени по контуру ресниц. Чем пушистее, тем лучше растушует. Если хотите плотно нанести тени, втирайте в них кисть — так пигмент проникнет между волосками	Для любой	Любой	M.A.C. 239, Zoeva 234, M.A.C. 213

Продолжение таблицы

Форма	Для чего	Для какой текстуры	Ворс	Примеры
Скошенная	Для нанесения штрихов и прорисовки линий, для растушевки линий и для создания контура губ	Скорее для кремовой	Скорее искусственный	Zoeva 317, M.A.C. 263
Скошенная	Для растушевки линий и заполнения бровей тенями	Скорее для сухой	Скорее натуральный	M.A.C. 266
Тонкая; широкая или узкая; ворс короткий или длинный	Для прорисовки и растушевки линий (если широкая). Маленькие кисти подходят для точечной работы консилером.	Скорее для кремовой	Скорее искусственный	Morphe M410, Hakuhodo J521 D1
Кисть-карандаш, плотная и с коротким ворсом	Для растушевки стрелок или линий, для работы с внутренним уголком глаза	Для любой	Любой	M.A.C. 219, Sigma Pencil Brush E30, Hakuhodo G5548
Очень маленькая кисть с коротким или длинным ворсом	Для подводки, растушевки стрелок или карандаша. Идеальна для маленьких глаз и прорисовки деталей.	Для любой	Любой	Wayne Goss 08, Manly Pro K94
Расческа для ресниц	Для ресниц	—	Металл, пластик	Blink Lash Comb, Sephora Lift Off Lash Comb, Manly Pro K67
Ершик для бровей и ресниц	Для расчесывания бровей или ресниц без туши и для нанесения художественных мазков	Для любой	Любой	Sigma E80 Brow and Lash Brush
Маленький веер	Для нанесения мазков и туши	Скорее для кремовых	Скорее синтетика	M.A.C. 205

Продолжение таблицы

Форма	Для чего	Для какой текстуры	Ворс	Примеры
ЛИЦО: тональные средства, румяна, хайлайтер, бронзер и остальное				
Дуофибра средняя и большая, плоская и круглая	Для растушевки и очень тонкого нанесения всего	Для любой	Любой	M.A.C. 159 Duo Fibre Brush
Очень большая пушистая	Для быстрого припудривания и нанесения на большую площадь румян, хайлайтера или бронзера	Для любой	Любой	Make Up For Ever Powder Brush Large 130
Средняя, сплюснутая пушистая	Для растушевки всего или нанесения (оно будет чуть плотнее, чем у дуофибры)	Для любой	Любой	Make Up For Ever Flat Round Blush Brush 156, NYX Pro Dual Fiber Powder Brush
Большая и средняя, плотно сбитая (округлая, заостренная или с плоским срезом)	Для плотного нанесения или быстрой растушевки большого количества продукта (например, тона)	Для любой	Любой	Zoeva Buffer Brush 104, It Cosmetics Heavenly Luxe Flat Top Buffing Foundation
Округлая или скошенная, средняя пушистая	Для контуринга и нанесения румян	Для любой	Любой	e.l.f. Angled Blush Brush, Bobbi Brown Blush Brush, Sigma F25 Tapered Face
Неплотно сбитая с длинным ворсом	Для качественной растушевки, в том числе очень пигментированных средств	Скорее для сухой	Любой	M.A.C. 137, Morphe M501
Веерная	Для припудривания или нанесения только на выступающую часть лица			KIKO Face 12 Powder Fan Brush

Окончание таблицы

Форма	Для чего	Для какой текстуры	Ворс	Примеры
Плоская, непушистая, «язычком», большая или маленькая	Для плотного нанесения тона, консилера или помады (зависит от размера)	Скорее для кремовой	Скорее синтетика	NYX Pro Flat Foundation Brush, Sigma F75, Cozzette Flat Concealer Brush
Пушистая и очень широкая или кабуки	Для быстрой растушевки	Для любой	Скорее натуральный	Real Techniques B05 Soft Kabuki Brush, Japonesque Kumadori Blending Brush

Совет → в интернете часто пишут отзывы на кисти, так что, если вас интересует кисть определенной формы, вы можете выбрать ее в таблице выше, набрать что-то вроде «M.A.C. 213 brush dupes» и по картинкам найти аналоги.

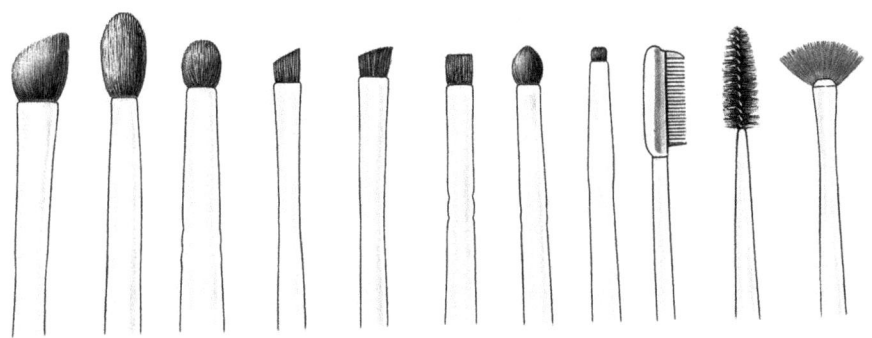

РИСУНОК 7
Кисти для глаз и губ: кисть «копытцем», факелообразная, «бочонок», скошенная для кремовых текстур, скошенная для сухих текстур, широкая для линий, кисть-карандаш, маленькая кисть, расческа для ресниц, ершик для бровей и ресниц, маленький «веер»

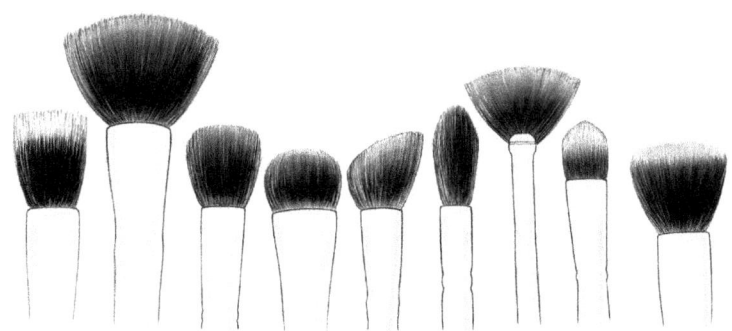

РИСУНОК 8
Кисти для лица: дуофибра, очень большая пушистая, средняя сплюснутая пушистая, средняя плотно сбитая, средняя скошенная пушистая, неплотно сбитая с длинным ворсом, веерная, плоская непушистая, широкая пушистая

ПРИМЕРЫ

Расческа **Manly Pro K67** с металлическими зубцами лучше всех разделяет ресницы. Пользоваться ею надо, пока тушь не высохла.

Manly Pro 134 — круглая у основания кисть факельной формы с синтетическим ворсом. Так как она сужается к кончику, ею удобно распределять тени в складке века и выводить угловатую растушевку.

Плоской натуральной **Manly Pro K24** можно растушевать любые кремовые и сухие тени, а еще консилер и даже помаду.

M.A.C. 239S формой очень похожа на **Manly Pro K24**, но сделана из синтетики. Благодаря плотности и упругости успешно растушевывает тягучие, плотные текстуры.

Классической скошенной **M.A.C. 266S** рисовать стрелки намного проще. Пригодится для работы с бровями и губами.

Небольшая факельная кисть **B119** недорогой российской марки **Makeup Secret**. Ею классно работать с маленькими глазами, нижним веком или в том случае, когда не хочется делать широкую растушевку. Ворс натуральный.

M.A.C. 205 — не самая необходимая кисть, но от аналогичных отличается самым удобным размером. Ею надо наносить тушь: эффект склеенных ресниц («паучьи лапки») получается за минуту.

Кисти **Wayne Goss** производят в Японии, и качеством они не уступают, например, более дорогим Hakuhodo. Факельная **04** — заостренная, мягкая, в меру упругая, круглая в основании; по размеру подойдет для большинства век. Натуральный ворс.

Плоская **Wayne Goss 06** — для растушевки теней. Справится даже с очень пигментированными, распределит их равномерной дымкой. Мягкая, с натуральным ворсом.

Небольшие кисти часто бывают жесткими или с одним раздражающим жестким волоском. **Wayne Goss 07**, к счастью, целиком мягкая. Здорово растушевывает карандаши, даже для век приятна. Ворс натуральный.

Недорогая **Sephora Collection Crease Shadow Brush #73** — для нанесения теней. Не подойдет для чувствительной кожи: волоски (натуральный ворс) обрезаны до нужной формы, поэтому жестковаты.

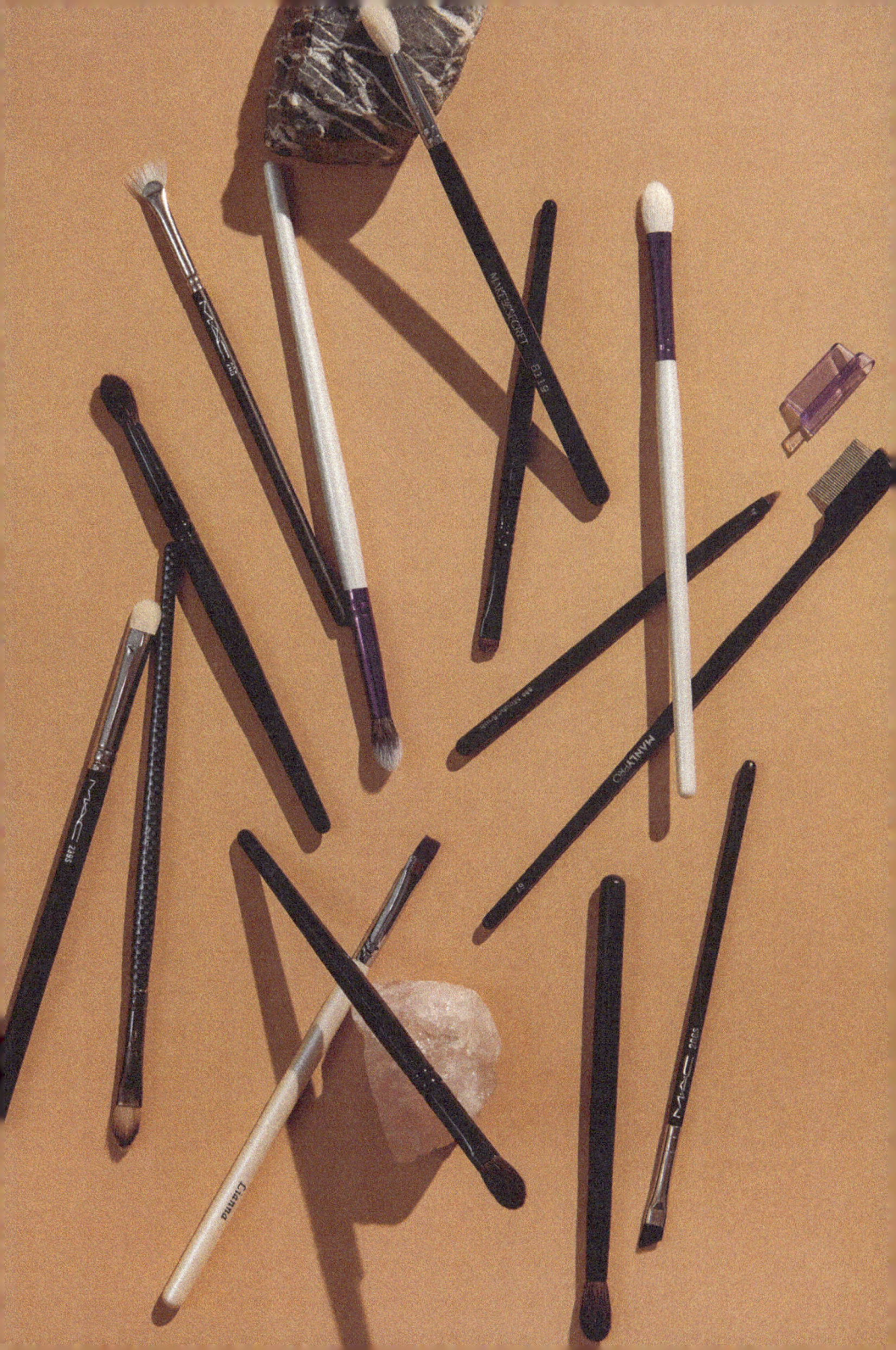

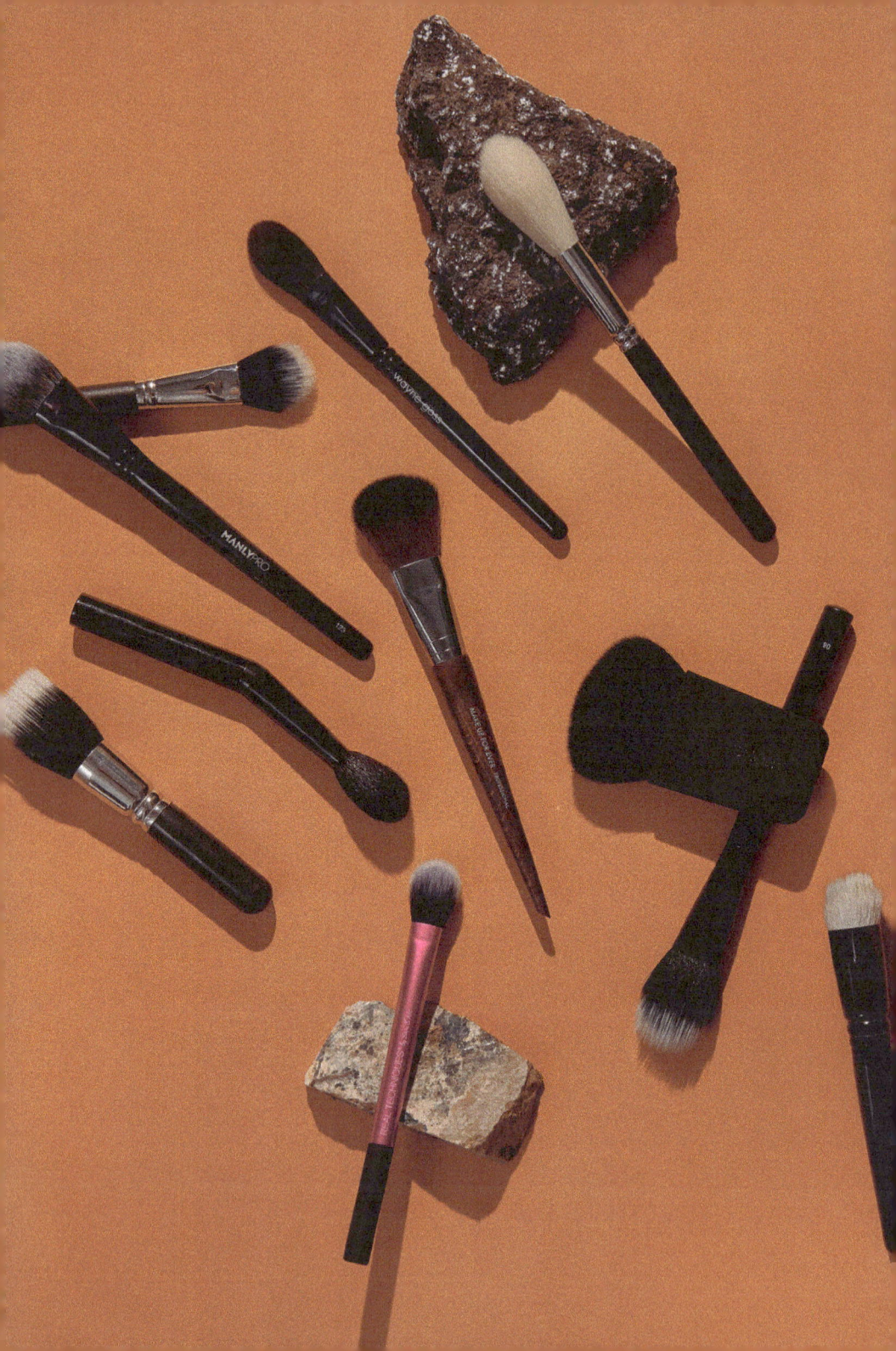

Безымянная **Lianna** не уникальна, но кисть такой формы стоит иметь всем, кто рисует графичные линии. Упругий синтетический ворс и прямой срез.

Крошечная синтетическая **Mizuho [CMP 531] Eye Liner Brush** предназначена для сухой или кремовой подводки, но пригодится и для точечной маскировки прыщиков.

Обычная язычковая кисть из художественного магазина — для тех случаев, когда нужно закрасить участок кожи чем-то кремовым или нанести глиттер (даже если он не вымоется до конца, недорогую кисть не так жалко).

Плотная, упругая, очень мягкая и чуть сплющенная **Manly Pro K123** за счет заостренной формы работает за две или три кисти сразу. Ею можно растушевать все и везде — от консилера на нижнем веке до тона на шее.

Wayne Goss The Airbrush — самая мягкая кисть бренда. Она понравится даже тем, у кого очень чувствительная кожа. Идеальна для припудривания и растушевки чего-то очень пигментированного. Ворс натуральный, форма сплюснутая.

M.A.C. 137S — синтетическая версия знаменитой кисти несколько уступает натуральной, зато гипоаллергенна. Предназначена для растушевки и с этой задачей справляется отлично.

Wayne Goss 01 — небольшая дуофибра из натурального и синтетического ворса. Густая, поэтому тонко растушевывает даже плотные кремовые текстуры. Яркие пигменты из нее вымываются с трудом.

Полностью синтетическая дуофибра **M.A.C. 159S** понравится тем, кто любит контролировать количество и место нанесения (все из-за небольшого размера).

Real Techniques Setting Brush — синтетическая кисть для пудры и других сухих текстур. Ею удобно прорабатывать и зону между бровей, и нос, и подбородок.

У **Make Up For Ever** большая коллекция кистей с мягким искусственным ворсом. **Flat Round Blush Brush** хорошо справляется с любыми кремовыми текстурами.

Долговечная **Japonesque Angled Blusher Brush** — из натурального ворса. Угловатая ручка должна помогать в растушевке, но и без того это очень достойная кисть.

Недорогая **NYX Dual Fiber Powder Brush** — сплюснутая дуофибра из синтетического ворса. Идеальна для припудривания и подчеркивания скул, а также нанесения тона.

Некоторые кисти **M.A.C.** продаются в тревел-версии, с короткой ручкой. Ими удобно краситься при близорукости, если вы не носите линзы (можно подойти близко к зеркалу).

187SH — это классическая дуофибра для нанесения тонального, румян и бронзера. Для «скульптора» и хайлайтера может быть крупновата. Синтетика.

За счет размера и формы **Japonesque Kumadori Blending Brush** быстро растушевывает хайлайтер, бронзер, румяна. Коррекцию формы лица ею можно сделать буквально за пару минут. Ворс довольно мягкий, натуральный.

КАК ЧИСТИТЬ КИСТИ И УХАЖИВАТЬ ЗА НИМИ

Визажисты очищают кисти после каждого клиента, потому что микроорганизмы на коже одного человека могут быть вредны для другого. Поэтому не стоит пользоваться кистями друзей и одалживать свои, не помыв их. Вы можете попросить визажиста при вас очистить кисти, инструменты и руки, если есть подозрение, что они грязные.

> Совет → если вы захотите использовать спирт для дезинфекции кистей (или косметики), помните, что это может сделать только 70%-й раствор: он дольше испаряется с поверхности и успевает ее обеззаразить, а 90%-й — нет. Если спирта меньше 50%, эффективность раствора резко падает.

Когда вы используете кисти только для себя, так часто мыть их не нужно. Нигде не зафиксированы стандарты очищения, но кисти из-под кремовых продуктов советуют мыть минимум раз в неделю (влажная среда идеальна для размножения бактерий), а если кожа склонна к акне, то как можно чаще. Кисти из-под сухих продуктов (если у вас нет предрасположенности к акне) — раз в две недели. Руки перед нанесением косметики тоже нужно мыть.

Есть два способа почистить кисти — с водой и без (у каждого свои плюсы и минусы). Считается, что из-за контакта с водой кисти с натуральным ворсом быстрее приходят в негодность, но не все визажисты с этим согласны. Зато мытье с антибактериальным мылом — это очень надежный способ очистки (для рук такое мыло вредно, а вот ворс дезинфицирует хорошо).

Как мыть кисти с водой...

Все довольно просто: опускаете ворс под струю теплой воды, намыливаете его гелем или мылом и аккуратно промываете руками. Можно с помощью силиконовой варежки или коврика: они ребристые, поэтому быстрее удаляют косметику с ворса. Мыло может быть просто антибактериальным или специальным для кистей; еще есть шампуни для кистей. Тщательно промойте ворс от мыла и промокните его салфеткой.

Главное — даже при мытье держать кисти ворсом вниз или в крайнем случае горизонтально. Это не даст воде размочить клей, который удерживает ворсинки, и кисть не распадется. Поэтому сушить кисти тоже лучше ворсом вниз. Для этого есть подставки вроде Sigma Dry'n Shape Spa. Если нет возможности ее купить, можно сушить горизонтально на полотенце.

> Совет → если после мытья ворс стал колючим, попробуйте на пару минут нанести на него кондиционер для волос и тщательно его смыть. Иногда это работает даже с новыми кистями.

Еще стоит использовать сеточки для ворса вроде The Brush Guard. Они не только сохранят ворс в изначальной форме (это важно для кисти), но и позволят сушить их ворсом вниз в обычном стакане. Надевать их надо на только что вымытую и отжатую кисть (через сетку она высохнет). Оригинальные The Brush Guard дороги, зато сделаны из плотной сетки и подойдут для кистей разных размеров; у марки De.Co. и даже на AliExpress есть варианты дешевле.

Устройство StylPro, которое быстро вращает кисти и таким образом их стирает, лучше не использовать: ворс для такого жесткого воздействия не приспособлен, он может начать отваливаться. Плюс вода может затечь в рукоятку, из-за чего ворсинки начнут выпадать. Кисти стоит беречь, тогда они будут служить долго.

...*И без воды*

Есть пропитанные раствором салфетки и жидкости для быстрой очистки кистей. Одним из самых надежных средств считают Cinema Secrets Brush Cleaner: оно удаляет косметику с кисти и дезинфицирует ее. Визажист-влогер Энджи Ди Баттиста, которая очень трепетно относится к гигиене, говорит, что единственный способ тщательно продезинфицировать кисть — это окунуть ее в емкость с жидкостью, подержать там несколько секунд и вытереть о салфетку[4].

Действительно, если просто орошать кисть спреем, как многие делают, он не доберется до волосков в центре кисти и не очистит их.

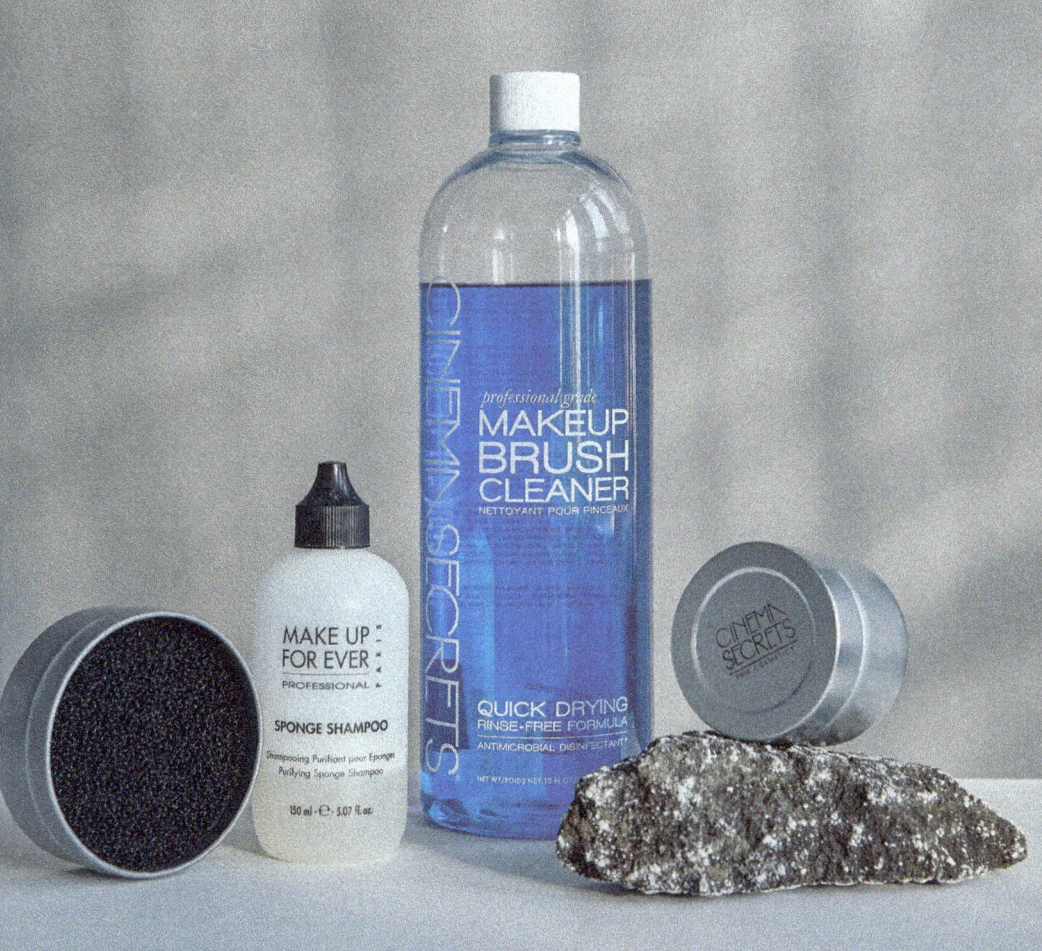

Не все жидкости дезинфицируют ворс, поэтому ищите именно такие, если хотите держать кисти в максимальной чистоте. В принципе такой жидкостью можно заменить мытье кистей с водой, но большинство визажистов все равно предпочитает очищать их с мылом. Хотя бы потому, что кремовые текстуры так растворяются лучше. В то же время очень мягкий японский ворс производители советуют мыть пореже (Wayne Goss, например).

Совет → если стойкая косметика не смывается с кисти, высушите ее и нанесите на ворс гидрофильное масло (другое не вымоется и испортит кисть). Некоторая косметика настолько сильно въедается, что вымыть ее почти невозможно (часто это бывает с тинтами для губ). Кисть от этого не страдает.

ПРИМЕРЫ

Губка для сухой очистки **Manly Pro** действительно снимает тени с ворса, надо только повозить кистью по пене. Конечно, это не дезинфицирует кисть, но, если вы используете кисть только для себя, сэкономит много времени.

Дезинфицирующей жидкостью **Cinema Secrets Brush Cleaner** надо пропитать ворс кисти, оставить ее мокрой на минуту-полторы, а потом вытереть о салфетку. Расход у средства большой, зато оно отлично вымывает любую косметику

и успевает продезинфицировать кисть. Стоит купить металлическую баночку **Makeup Brush Cleaner Tin** — в нее удобно макать кисть, и она завинчивается.

Шампунь **Make Up For Ever Sponge Shampoo** расходуется медленно, слегка пахнет цитрусовыми и очищает ворс даже от очень стойких красок. Доступен в России. Еще его удобно наливать в емкость с водой, чтобы замочить там спонжи (но не кисти).

СПОНЖИ

Спойлер:
спонжи — это альтернатива кистям. Ими можно наносить не только тональные средства, но румяна, помады, хайлайтеры и даже тени. Хороший спонж «умеет» равномерно распределять продукт и растушевывать его, то есть «делает» 90% макияжа.

Самое важное в работе со спонжами — правильно их мыть и сушить. Все из-за материала: в нем задерживается влага и быстрее, чем на кистях, разводятся бактерии (вспомните кухонные губки). Для кожи это, естественно, вредно. Но без паники: если мыть и сушить спонж после каждого макияжа, он будет в меру чистым и не вызовет воспалений. Спонжи из кушонов в идеале надо мыть каждый день; спонжи из пудрениц, если не мочите их, можно пореже.

> Совет → проще всего отмыть спонж, если предварительно замочить его в теплом мыльном растворе минут на двадцать.

Если вам неудобно мыть спонж сразу после использования, оставьте его на воздухе до утра или убедитесь, что упаковка воздухопроницаема (не зип-лок). Стирать прямо перед макияжем тоже можно (не надо будет отдельно смачивать). Мыла и шампуни есть специальные, но многие обходятся просто антибактериальными для рук. Менять спонжи надо раз в три месяца или раньше, когда начнут крошиться.

> Совет → можно завести сразу несколько спонжей, чтобы стирать их не ежедневно, а один раз в неделю.

КАК ИСПОЛЬЗОВАТЬ

Почти все спонжи нужно смачивать перед использованием: влажная губка впитает меньше средства и отдаст его в нужном количестве (то есть не нанесет больше, чем надо). Перед использованием спонж должен не сочиться водой, а быть слегка влажным. Именно для этого рекомендуют сперва отжать его руками, а потом через бумажную салфетку, которая впитает излишек влаги.

Есть два способа работы со спонжем. Похлопывания равномерно распределяют что-то по коже — тональный крем, пудру и прочее. Особенно удобно так перекрывать шелушения и прыщи. Кисть может стереть консилер, палец — забрать его на себя, а спонж равномерно покроет пятнышко и припечатает шелушение или пушок. Смахивающие движения нужны для растушевки (чтобы сгладить границы румян или, например, теней).

ФОРМЫ И МАТЕРИАЛЫ

Раньше спонжи были одноразовыми, поэтому производители с формой не заморачивались: дешевле и проще всего было делать треугольные (из которых гримеры вырезали нужные себе губки). После успеха многоразового Beautyblender стали появляться и другие фигурные спонжи.

Спонжи есть плоские и объемные. Плоские — подушечки как из пудрениц. Спонжи как из кушонов (IOPE Air cushion PUFF 3ea) можно купить отдельно на Amazon.com. Те самые одноразовые треугольные «нарезки» тоже плоские. Они удобны, если надо работать с большим потоком людей, — будет гигиенично и быстро.

Объемные спонжи — это яйца, конусы, бриллианты и остальные странные силуэты, которых сейчас полно. Покатой поверхностью проще наносить тон и консилер — не остается полосок и пятен. Заостренными кончиками легко добраться до труднодоступных участков вроде внутреннего уголка глаза или крыльев носа. Плоские срезы предназначены для контуринга, но и с покатым он получится не хуже.

То, насколько хорош спонж, зависит не только от формы, но и от материала. Качественный новый спонж мягок, податлив и не будет крошиться при мытье. А вот полинять может (это не слишком эстетично, но на использование не влияет).

Главная задача спонжа — вобрать в себя продукт и при легком нажатии отдать его в нужном количестве. Слишком пористые материалы «всасывают» средства и неравномерно их наносят, слишком тугие — не впитывают. Да, новые силиконовые «спонжи» вроде

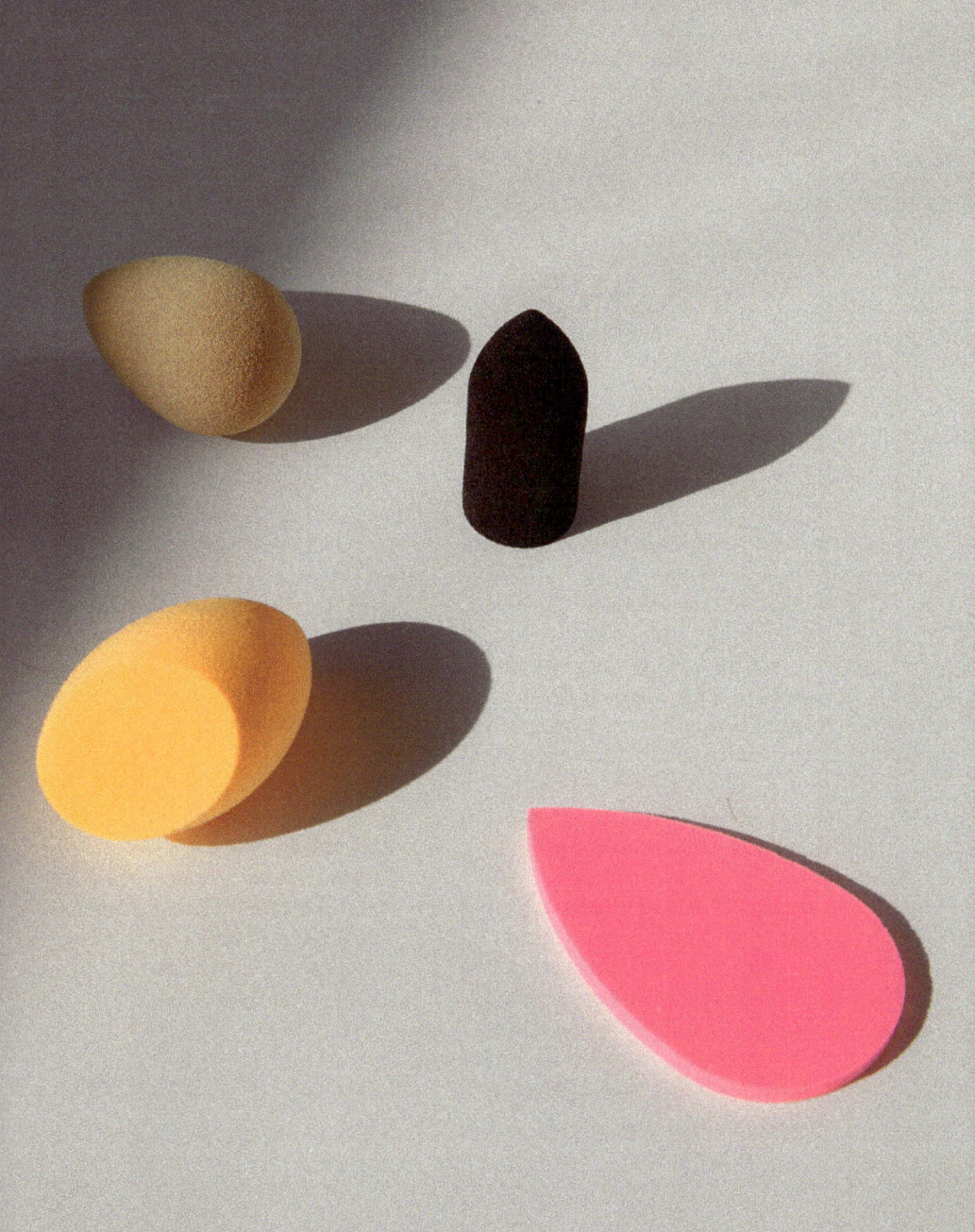

Silisponge ничего не впитывают, но и растушевывают посредственно. С тем же успехом можно наносить косметику яблоком.

Будьте внимательны: если у вас аллергия на латекс, губки тоже нужны безлатексные (производители это обычно указывают). Это правило касается даже тех спонжей, которые вкладывают в палетки теней.

> Совет → если вы переборщили с тоном или румянами или если лицо сильно блестит, пройдитесь по нему чистым влажным спонжем — он впитает излишки косметики и жира.

ПРИМЕРЫ

Знаменитый **Beautyblender** действительно хорош, хоть и дорог. Благодаря яйцевидной форме и удачному материалу наносит тон как аэрограф: равномерно, без излишков, ровно. Для первого знакомства выбирайте стандартный размер и бежевый цвет — на нем не так заметны пятна косметики, которую до конца вымыть сложно.

Спонжи **The Makeup Bullet** надеваются на палец, поэтому никогда не выскальзывают из рук. В меру мягкие, хорошо отдают косметику и проще отстирываются. Стоят почти в три раза дешевле Beautyblender.

«Лепестки» **Beautyblender Blotterazzi** нужно использовать вместо матирующих салфеток (они тоже хорошо впитывают жир). Но ими удобно наносить пудру и, если под рукой нет другого спонжа, тональную основу.

Большой и мягкий **Real Techniques Miracle Complexion Sponge** любят за плоский срез, который помогает рисовать жесткий контуринг. Остальная поверхность позволяет «бесшовно» наносить тон.

КЁРЛЕРЫ (ЩИПЦЫ ДЛЯ ЗАВИВКИ РЕСНИЦ)

Спойлер: если вам не нравятся прямые ресницы, их можно завить. Это визуально увеличит глаз и сделает лицо бодрее. Понадобится инструмент для завивки — тепловой или механический кёрлер. Они могут выглядеть устрашающе, но при правильном использовании безопасны и эффективны.

МЕХАНИЧЕСКИЕ

Обычно они выглядят как ножницы с изогнутыми (прорезиненными!) пластинами. Наличие резинок важно: за счет них ресницы закручиваются и не повреждаются. Радиус и диаметр пластин могут быть разными, на практике это значит, что можно выбрать подходящий кёрлер под глаза разных форм. Те, что прямее, подходят для азиатского века и миндалевидного разреза, а более круглые — для больших глаз. Чем ближе пластина прилегает к ресничному краю со всех сторон, тем равномернее она завьет ресницы.

Совет → резиновые прокладки из кёрлеров часто теряются, но их можно купить в магазинах MUJI или на Amazon.com.

При использовании нужно чуть откинуть голову назад и поднести кёрлер к самым корням ресниц (сквозь пластины). На деле проще, чем на словах: изгиб кёрлера повторяет изгиб века, так что вы точно поймете, как именно его расположить. Потом сожмите рукоятки кёрлера и попружиньте ими секунд пять.

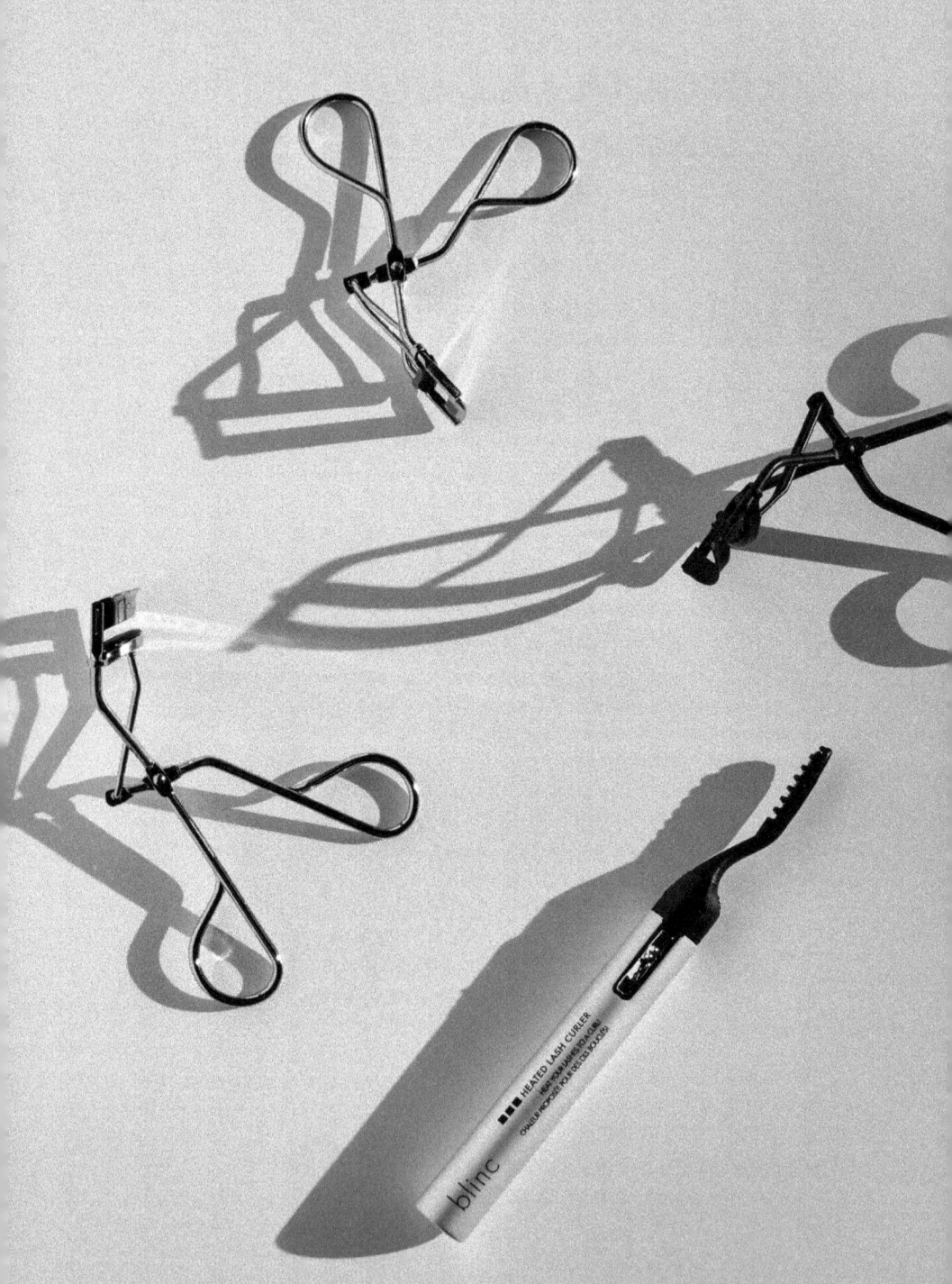

Чтобы изгиб был более плавным, без заломов, придется завить не только ресницы у корней, но и их середину и кончики. Для этого чуть отодвиньте кёрлер от корней, чтобы пластины сомкнулись на середине длины ресниц. Снова попружиньте, а затем сделайте то же самое на кончиках ресниц.

> Совет → чтобы усилить эффект от обычного кёрлера, можно слегка подогреть его горячим воздухом (феном). Но, прежде чем прислонять нагретый кёрлер к веку, проверьте температуру металла на запястье. Иначе можно обжечься.

Важно: механическими кёрлерами нельзя завивать накрашенные ресницы. Иначе тушь прилипнет к резинкам, и кёрлер может вырвать или сломать пару ресничек. И еще не забывайте мыть кёрлер так же часто, как кисти.

> Совет → щипцами-половинками без рамок можно не только завить ресницы, но и крепче соединить накладные с натуральными. На YouTube есть инструкция, как делать это с кёрлером марки Reveal Beauty[5].

ТЕПЛОВЫЕ, ИЛИ ТЕРМОКЁРЛЕРЫ

Они работают как инструменты для укладки волос. Тепло кёрлера помогает слегка изменить структуру ресниц (точнее — водородных связей) и подвить их. Ничего страшного при этом не происходит: волосы/ресницы сразу принимают прежний вид, когда касаются воды или оказываются во влажном воздухе.

Что это значит для ресниц? После термозавивки их надо накрасить тушью, чтобы защитить от влажности и тем самым сохранить завиток. С водостойкой тушью ресницы дольше остаются подкрученными — через нее вода не просачивается.

Термокёрлеры обычно выглядят как расчески с редкими и короткими зубчиками. Пользоваться ими просто: включить, подождать несколько секунд, пока поверхность нагреется, и несколько раз расчесать ресницы. В отличие от механических, термокёрлеры можно использовать на уже накрашенных ресницах, это им не повредит.

Изгиб ресниц с термокёрлером всегда выглядит равномерным и натуральным: с ним невозможно получить залом или слишком закрутить ресницы. Узким гребешком можно дотянуться до ресниц во внутренних уголках глаз и точно не прищемить кожу. Так что, если боитесь традиционных кёрлеров, тепловой вам подойдёт. Правда, завивать им придется дольше, чем механическим.

ПРИМЕРЫ

M.A.C. Half Lash Curler — классический мини-кёрлер, который захватывает только часть ресниц. Он не изогнутый, так что можно завить только ресницы у внешнего края или внутреннего. Для небольших глаз такой тоже удобнее.

У кёрлера **Urban Decay Revolution Lash Curler** нет рамок по краям пластин. Поэтому он отлично подходит для самых больших глаз с длинным ресничным контуром.

Бестселлер **Shu Uemura Eyelash Curler** поможет быстро завить ресницы на всем глазу. Удобен во всем, размер и изгиб больше подходят для круглых глаз.

Кёрлер **Surratt Relevée Lash Curler** дороговат, зато отлично подходит тем, у кого миндалевидные, не выпуклые глаза (у него не такой явный изгиб, и пластины плотно прилегают к веку).

Термокёрлер **Blinc Heated Lash Curler** быстро нагревается, бережно завивает ресницы. Продается вместе с маленькой щеточкой, чтобы счищать с него тушь.

ДРУГИЕ ПОЛЕЗНЫЕ АКСЕССУАРЫ

ВАТНЫЕ ПАЛОЧКИ

Как ни удивительно, они бывают разные. Обычными из супермаркета можно растушевать контур помады, стрелку, карандаш для бровей, тени. Модные черные в использовании могут быть не очень удобными: на них плохо видно стертую косметику, поэтому есть шанс навести грязь.

В MUJI есть палочки с картонными основаниями, и их можно купить без упаковки: это важно, если вы хотите использовать меньше пластика. Кроме того, они тоньше обычных, поэтому стирают аккуратнее; визажисты ими закупаются. Но есть и заостренные палочки (например, MyKitCo «On Point» Buds) — они созданы, чтобы корректировать именно графику — губы, стрелки.

Еще одна примочка — палочки с жидкостью для снятия макияжа в стержне (пример — Magic Wand у Too Cool For School). Их удобно брать в поездку: при использовании одна половина остается сухой, а вторая — в меру смоченной. Конечно, они дороже обычных, зато эффективнее очищающих фломастеров вроде e.l.f. Studio Makeup Remover Pen (те быстро высыхают и пачкаются).

ВАТНЫЕ ДИСКИ

Очень мягкие ватные диски есть в MUJI (даже для самой чувствительной кожи материал будет приятным). Как и остальные азиатские, они прямоугольные, поэтому их удобно зажимать указательным пальцем и мизинцем — так быстрее протирать лицо. Привычные круглые диски тоже для всего подойдут, только помните, что самые дешевые обычно жестче.

ЗАСЛОНКИ ОТ КЛЯКС ТУШИ И ОСЫПАЮЩИХСЯ ТЕНЕЙ

Если вы пачкаете веки тушью, можно, конечно, использовать кредитную карту, как предлагают в интернете. Но она, скорее всего, будет грязной, помыть вы ее тоже не сможете. Удобнее использовать специальные заслонки; они есть двух форм.

Sephora Lash Amplifier — складная и объединена с расческой для ресниц; e.l.f. Mascara and Shadow Shield — на палочке и должна защищать не только от туши, но и от осыпающихся теней.

Для теней есть еще и наклейки (De.Co. Shadow Shields), но их бывает больно отдирать от тонкой кожи век. Вместо них советуют использовать ухаживающие патчи: они и снимаются легко, и отлично увлажняют кожу (для макияжа это важно). В конце концов, сложенный напополам ватный диск или салфетка тоже задержат и глиттер, и тени.

ТРАФАРЕТЫ

У трафаретов для бровей и стрелок, которые сразу дают готовую форму (Eylure Taking Shape Brow Stencils и дешевые варианты с AliExpress), есть большой недостаток — они симметричные. Полностью симметричные брови выглядят искусственно, а одинаковые на трафарете стрелки будут смотреться по-разному на глазах, потому что глаза у всех тоже немного разные.

К сожалению, простого выхода со стрелками и с бровями нет: трафареты помогут примерно понять, какая форма вам нравится, но научиться рисовать ее без них всё равно придется. Для начала подойдет гелевый карандаш (его линию просто исправить), а сложнее всего рисовать жидкой подводкой.

МАТИРУЮЩИЕ САЛФЕТКИ

Они бывают двух видов — из бумаги, похожей на тонкую пекарскую, с пудрой или нет (NYX Blotting Paper), и из пленки (Tony Moly Oil Blotting Film). Пленочные впитывают лучше, но их почему-то производят реже. Еще они обычно больше — выходит экономичнее. До того, как появились специальные салфетки, использовали обычные вроде Kleenex, да и сейчас так иногда делают. Главное — выбирать тонкую бумагу (тот же Kleenex надо разделить на три листочка).

В зависимости от жирности кожи и размера салфетки на один раз хватит одной-двух. Промакивайте ими места, где кожа лоснится (чаще всего это Т-зона). После этого пудра, скорее всего, не понадобится. Вообще, стоит взять за правило использовать матирующие салфетки, когда хочется припудриться, иначе под конец дня на лице может быть видимый слой пудры. Салфетки могут не до конца убрать блеск, но это не страшно — здоровая кожа всегда поблескивает.

АКСЕССУАРЫ ДЛЯ ХРАНЕНИЯ КОСМЕТИКИ И ДЛЯ ПУТЕШЕСТВИЙ

Если вы любите ездить только с ручной кладью или не хотите брать много косметики с собой, пригодятся дорожные контейнеры. Они есть всех мыслимых форм: баночки, тюбики, бутылочки с дозаторами, спреями и просто закручивающимися крышками — зависит от консистенции средства.

Самый большой выбор — у азиатских производителей вроде MUJI и Miniso; там можно выбрать объемы от 15 до 75 миллилитров (в большинство самолетов пускают с жидкостями в упаковках до 100 миллилитров). Выбор победнее есть в сетевых магазинах — ищите марки De.Co., Wanderlust, «Гурмандиз», Dewal, Sephora и другие.

Если ваша цель — сделать хранение декоративной косметики компактным, нужны аксессуары профессиональных марок. Сухие тени, румяна, пудры, хайлайтеры из разных палит можно вынуть в одну магнитную — она займет меньше места. Двусторонние недорогие есть у Manly Pro, а у Make Up For Ever — красивые и разных размеров (правда, они тяжелые, так как сделаны из металла). Для кремовых текстур тоже есть палетки. Из тех, что можно купить в России, выделяются палитры и палетки M.A.C.

Конечно, вы можете переложить и помады, и тональные в одну палетку. С гелевыми текстурами (подводками, тенями) так делать не стоит — чем больше они соприкасаются с воздухом, тем быстрее высыхают и выходят из строя. Еще надо помнить, что кремовые текстуры хранятся меньше, чем сухие. Поэтому лучше подписать на крышке или донышке палетки сроки годности всех средств из нее (так вы будете уверены в их качестве).

ПРИМЕРЫ

Тубусы для кистей **M.A.C. Pro Brush Canister** регулируются по высоте, поэтому подойдут для кистей любой длины. Есть разного диаметра, для путешествий или ситуаций, когда нужно оградить кисти от пыли, — самое то.

Магнитная палитра для косметики **Yaby Freestyle Palette** нужна, чтобы перекладывать в нее самые ходовые тени, румяна, пудры и так далее. В отличие от многих других, сделана из пластика, поэтому ее легко поддерживать в чистоте. Внутри — большое зеркало.

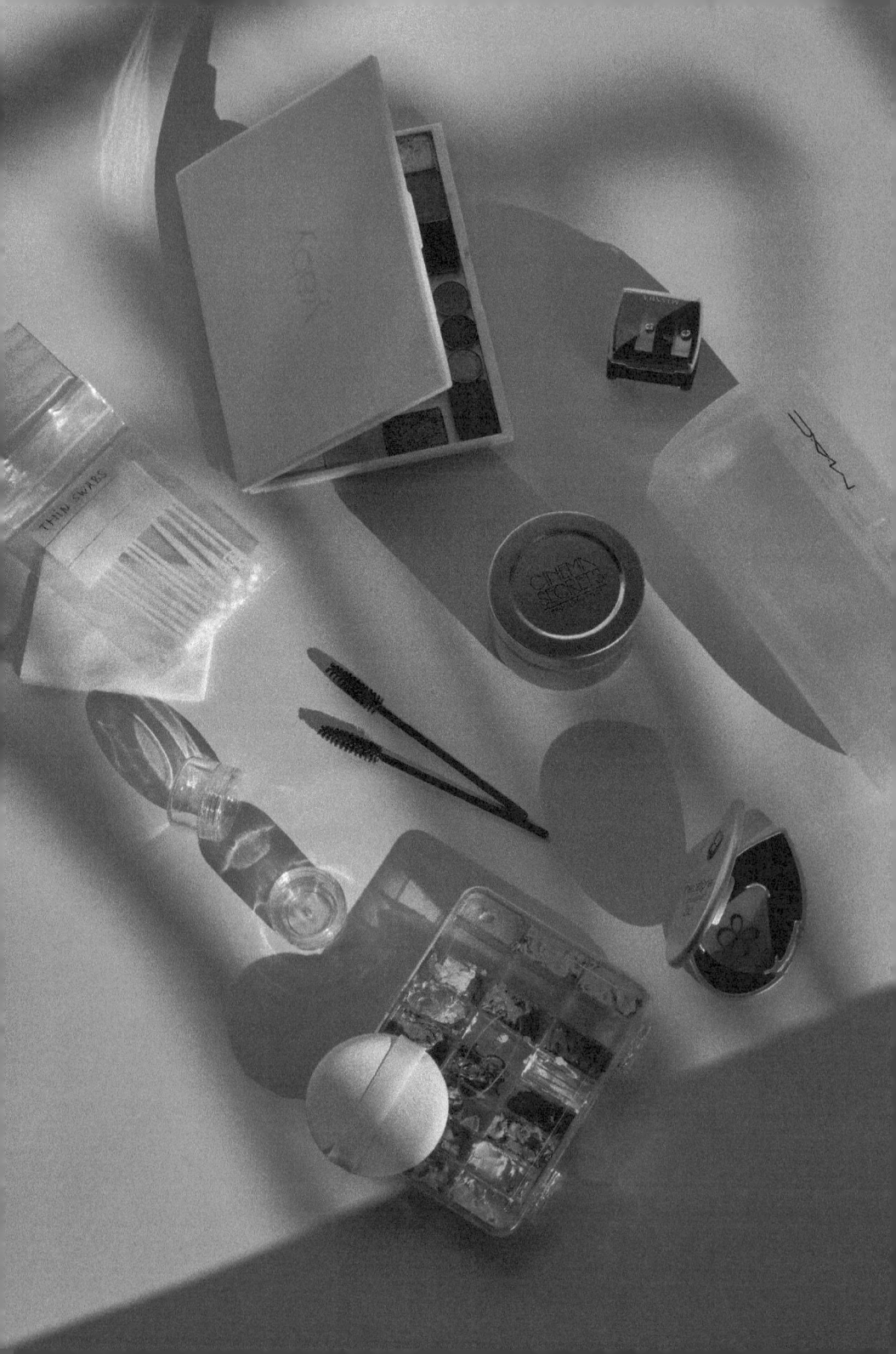

В магазинах **Modi** иногда встречаются запасные спонжи для кушонов. Безымянные, самые обычные.

Самые компактные и вместительные палетки для кремовых текстур — у профессиональных марок **MAQPRO** и **Vueset**. Есть несколько размеров с разными делениями пространства, например кейс для 36 оттенков помад или для 12 тональных стиков. На фото — палетка для кремовых пигментов **Vueset Tahiti**.

Самый компактный трафарет — **Beautyblender Liner. Designer Pro**. Он похож на медиатор из мягкого тонкого материала с тремя разными сторонами: прямой, явно закругленной и слегка выгнутой. Их можно использовать для рисования стрелок разных форм, придания четкого контура губам и как заслонку от клякс туши (есть наглядная инструкция[6]). По идее, его можно разогреть, растерев между ладонями, чтобы он прилип к коже, но это работает не всегда — зато освобождает руки.

Дешевые одноразовые материалы вроде щеточек для туши и пустых баночек можно заказать на Aliexpress.

Приятные даже для чувствительной кожи ватные диски, тонкие ватные палочки, зиплоки и другие мелочи всегда есть в магазинах **MUJI**.

MISSHA Double Sharpener, в отличие от плохих точилок, не ломает грифели. В ней можно точить и толстые, и тонкие карандаши.

Баночка **Cinema Secrets Makeup Brush Cleaner Tin** сделана из алюминия. У нее широкое горлышко, в которое пролезает большинство кистей, высота тоже оптимальная для правильного использования очистителя кистей той же марки. Завинчивается крепко, ничего не прольется.

ГЛАВА 10
БЕЗОПАСНОСТЬ ДЕКОРАТИВНОЙ КОСМЕТИКИ

ОДОБРЕННЫЕ ИНГРЕДИЕНТЫ И ГИГИЕНА

> Спойлер:
> косметика не так универсальна,
> как кажется.

Все развитые страны примерно одинаково строго регулируют рынок косметики, и у каждой есть правила ее ввоза и продажи. Именно поэтому нельзя покупать поддельную и безымянную косметику: она по определению нелегальна, ее никто не проверяет, не понятно, в каких условиях и из чего ее делают и насколько опасной она может быть.

Все страны самостоятельно решают, какие ингредиенты в косметике могут быть, как ее продавать и проверять. В США за это отвечает Управление по санитарному надзору за качеством пищевых продуктов и медикаментов (FDA); в Европе — сам Евросоюз и каждая страна-участница; в Японии — Министерство здравоохранения, труда и благосостояния; в России — Роспотребнадзор.

Чуть ли не больше всего эти органы интересуют пигменты, или красители. Их — сюрприз — в декоративной косметике должно быть много, но не все они безопасны в макияже. К счастью, это одни из самых жестко регулируемых компонентов косметики как минимум в Америке, Японии и ЕС. Хорошая новость: страны, у которых нет возможности самостоятельно исследовать эту тему, повторяют за ними[1].

На сайте американского FDA перечислены все красители, которые можно использовать в косметике вообще, какие из них разрешены для применения на глазах/губах и в какой максимальной концентрации[2]. Поэтому перед продажей все красители в косметике проходят проверку FDA, а некоторые — и две (если законодательством требуется; такой порядок называется batch certification).

У ЕС тоже есть такой список[3], и он почти не имеет отличий от американского. Но надо признать, что такие списки могут быть несовершенны. Например, FDA считает, что красный кармин можно использовать на глазах, но исследования показывают, что это сильный аллерген[4]. Значит ли это, что FDA не надо доверять? Нет, просто между проверкой данных и формулированием правила всегда проходит какое-то время, а в FDA прямо сейчас могут проверять кармин и думать, как его регулировать.

В любом случае FDA и аналогичные организации в других странах делают массу усилий, чтобы косметика на прилавках была безопасной при использовании по прямому назначению, и, если не доверять им, не понятно, кому вообще доверять. Производители, дорожащие своей репутацией, тоже заинтересованы, чтобы их продукты были максимально безопасными. Случаи, когда в косметике крупного бренда оказывался вредный компонент, очень редки. И что немаловажно, то, насколько натурален ингредиент, не имеет значения. Например, природная сурьма, которой на Востоке иногда подводят глаза, запрещена в косметике, производимой и продающейся в США[5].

Красители в разных странах называются по-разному. Это понадобится знать, если захотите проверить состав на аллергенные для себя компоненты, например красный краситель, который FDA разрешает добавлять в продукты для глаз, — *Allura Red AC*. Еще его называют *Allura Red*, *Food Red 17*, *FD&C Red 40*, *E129*, *CI 16035* и «Красный очаровательный АС» (это не шутка).

КАК ПОНЯТЬ, ЧТО КУДА МОЖНО НАНОСИТЬ

Не все ингредиенты универсальны, поэтому косметику надо использовать так, как на ней указано. Особенно это касается средств для губ и глаз (и других слизистых, но мы сейчас о макияже). Причин несколько: глаза и другие слизистые особенно подвержены инфекциям и реакциям на неподходящий пигмент или другие компоненты. Если средство для губ в итоге окажется в пищеводе, это нормально, но не все вещества стоит туда «отправлять».

Помните, конечная ответственность за здоровье все равно ложится на покупателя, и лучшее, что он может сделать, — как минимум следовать инструкции на упаковке. Так что, если одобренные ингредиенты/средства вызывают у вас раздражение, не надо ими пользоваться (это касается не только макияжа).

Вы, конечно, можете попробовать средство без пометки «Eye safe» на глазах, но будьте готовы к неприятным последствиям. Как минимум протестируйте его сначала на внутреннем сгибе локтя в течение 24 часов (там восприимчивая кожа, и по ее реакции вы сможете понять, стоит ли пользоваться средством). Следите за реакцией в течение дня и точно не наносите на слизистую что-то для нее не предназначенное — в глаза не должно попадать ничего лишнего.

Помните: вы всегда можете попросить визажиста использовать для глаз и губ только специализированные средства или не использовать те, на которые у вас аллергия. Профессионал воспримет это нормально. Ниже — небольшая памятка о том, как косметику разделяют по месту применения.

Декоративная косметика бывает:

1. **Для глаз** (пометка «Eye safe» или другая понятная формулировка).
   Подходит: для глаз, лица и тела.
   Не подходит: для губ.
   Если у вас есть помада, которая подходит для глаз, либо используйте ее только на глазах, либо никогда не наносите ее аппликатором на губы — перенесите на чистые руки или палитру и оттуда уже набирайте на кисть. Бактерии изо рта для глаз вредны.

2. **Для губ** («Suitable for lips» или просто названия формата «Помада для губ», «Блеск для губ»).
   Подходит: для губ, лица и тела.
   Не подходит: для глаз.
   Губы, как и другие слизистые, особенно чувствительны, поэтому вы можете использовать продукты для них на лице и теле. Например, любой помадой можно красить щеки (а вот глаза — нет).

3. **Для лица.**
   Подходит: для лица и тела.
   Не подходит: для глаз и губ.
   Пожалуй, единственное исключение — консилеры, которые можно использовать на веках. Производители знают, что покупатели применяют их для глаз, поэтому в здравом уме им не придет идея добавлять в консилер что-то неподходящее. Самым мнительным можно посоветовать покупать консилеры у известных брендов, которые перестраховываются как только могут.

4. **Для тела.**
   Подходит: для тела.
   Не подходит: для лица, глаз, губ.

Косметика для тела может вызвать аллергические реакции на лице, плюс непонятно, как она будет взаимодействовать с вашим уходом. Блестки для тела не должны находиться близко к лицу — вдруг вы их проглотите или частичка попадет в глаз.

На практике в макияже часто хочется использовать всякие подручные средства — блестки, переводные татуировки, стразы и так далее. Большинство из них как косметику никто не будет регулировать, поэтому на помощь пусть приходит здравый смысл. Клейте стразы на безопасный для кожи клей; глиттер используйте тот, что производитель разрешает клеить именно на лицо или глаза (такой есть у NYX, например); любые некосметические штуки вроде потали крепко приклеивайте к векам, чтобы они не попали в глаза, и мойте руки перед нанесением всего этого. Любые сомнительного качества вещи держите от лица подальше.

ПРАВИЛА ИСПОЛЬЗОВАНИЯ

1. Не разбавляйте тушь водой, слюной или чем-либо еще: это либо добавит ей бактерий, либо создаст приятную среду для их развития. Высохшую тушь нужно выбрасывать; менять ее рекомендуют раз в два-четыре месяца. Лучше покупать дешевую тушь и своевременно ее менять, чем год пользоваться дорогой.
2. Не используйте чужую тушь и не давайте никому свою: щеточку почти невозможно продезинфировать, а чужие бактерии могут вам сильно навредить (и наоборот). Это же касается туши в магазинах: *никогда* ею не красьтесь, исключение — если вы уверены, что в тюбик каждый раз залезали только одноразовыми чистыми щеточками и такой же собираетесь краситься и вы.
3. Пальцы, спонж и кисти, которыми вы что-то наносите на глаза, должны быть максимально чистыми. Вымойте руки перед макияжем, вымойте и просушите спонж и кисти перед использованием.
4. Если пришлось поделиться карандашом или пудровым продуктом, очистите их перед использованием. Карандаш поточите, а с пудры снимите салфеткой верхний слой. Кремовые текстуры (помады, тени, румяна и так далее) можно побрызгать дезинфектором, например «Диасептик-30» или 70%-м раствором спирта (он дольше испаряется и лучше обеззараживает).

5. Когда переливаете что-то в дорожную упаковку, перед этим очистите, продезинфицируйте и высушите ее.
6. Следите за сроком годности. Обычно его прописывают прямо после слов «best before» либо указывают, сколько можно использовать средство после открытия (символ с открытой крышкой и цифрой внутри — period-after-opening). Иногда встречается символ в виде песочных часов, который значит, что срок годности средства больше 30 месяцев. В Америке средства без любых тематических знаков тоже хранятся больше 30 месяцев — закон в этом случае не требует маркировки (в Японии то же правило, но про три года). В Корее указывают три даты — дату производства, срок годности и день, до которого надо использовать. Если со сроками все в порядке, но средство плохо пахнет, выглядит или дает реакцию на коже, не используйте его — скорее всего, его неправильно хранили.

Макияж

ПРИМЕРЫ

Голографическое покрытие **Lime Crime Diamond Crushers** предназначено для губ, но можно использовать его и на лице. На глазах — на свой страх и риск, хотя блестит очень красиво.

На упаковке блесток **Mehron Paradise Glitter** ничего не сказано про совместимость с макияжем глаз, поэтому лучше использовать их только для лица, тела и волос.

Тональный крем **Dermablend Leg And Body Cover** — специфическое средство. Его нельзя использовать на лице, только на теле. Пигментированность очень высокая, он предназначен для замазывания татуировок, шрамов и пятен.

Кремовые блестки **Shiseido Aura Dew** можно носить на губах и веках, а еще использовать как хайлайтер. На ощупь они немного пружинистые, их легко растушевать в мерцающую дымку и наслоить до явного блеска.

Одной упаковки аквагрима **M.A.C. Chromacake** хватит не только для лица, но и для тела. Как и другая косметика из линейки Pro, эти средства есть в основных цветах, из которых можно смешать любой (подробно об этом — далее).

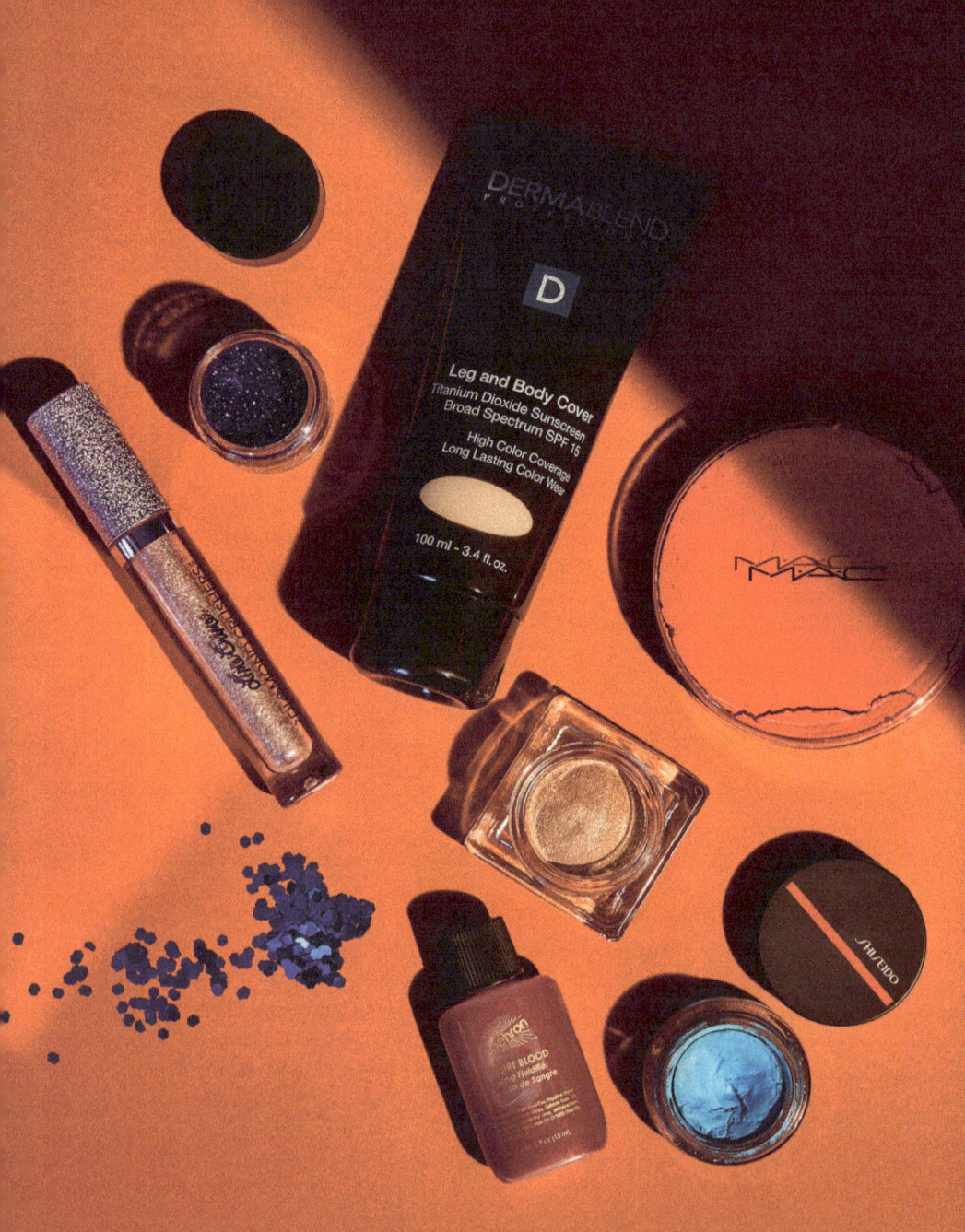

Иногда нужные оттенки можно найти в неожиданных категориях. Искусственная кровь **Mehron Squirt Blood** идеально имитирует румянец. Она очень пигментированная, так что маленького флакона хватит надолго. Вместо теней ее использовать нельзя.

Некоторые оттенки кремовых пигментов **M.A.C. Chromaline** нельзя носить на слизистой, а некоторые можно. В каждом случае производитель пишет об этом на упаковке. Например, Hi-Def Cyan — нельзя.

КАК СМЕШИВАТЬ КОСМЕТИКУ

*Спойлер:
косметику можно смешивать почти без ограничений, стоит только соблюдать рекомендации производителей. Если написано, что наносить на глаза нельзя, это не просто так.*

Зачем вообще смешивать косметику? Чтобы получать дополнительные эффекты. Например, у вас есть плотный тональный крем, а вы хотите неплотное покрытие. В этом случае можно смешать тон с питательным или увлажняющим кремом, кремовым хайлайтером, маслом для лица. Добавляя тот или иной продукт, вы получите более или менее блестящий тон. Разбавить можно не только тон, но и помаду, если хотите сделать из нее неяркие румяна.

В отличие от ухаживающей косметики, декоративную можно сочетать без боязни получить раздражение — активных ингредиентов в ней обычно не бывает или настолько мало, что коже все равно. Конечно, если у вас кожа раздражается на определенную декоративную косметику, надо это учитывать.

Когда вы что-то вмешиваете в готовый продукт, вы меняете его свойства. Тон с частью жирного крема будет менее стойким. Но, если две формулы похожи по стойкости, характеристики особо не поменяются. Рядовой пример: вы можете смешать два оттенка помады, геля для бровей, румян, теней или консилера.

Не все текстуры хорошо сочетаются, но с большинством не должно быть проблем. Лучше всего с остальными ладят силиконовые средства, потому что силиконы — очень распространенный компонент.

Для того чтобы сделать сухие продукты кремовыми (например, нанести рассыпчатые тени как тушь), есть специальные бесцветные миксеры, которые можно вмешивать почти во что угодно. Например, в линейке M.A.C. Pro таких субстанций очень много. В частности, Mixing Medium Eyeliner делает стойкую подводку, а Mixing Medium Gel разводит тональные и другие кремовые средства. В целом «миксеры» стоит искать у брендов профессиональной косметики, в том числе гримерных и театральных.

Разбавитель Manly Pro The Bond упакован в небольшую тару, поэтому для непрофессионального использования, наверное, пригодится больше — все равно его надо очень мало. Им и подобными штуками можно разбавить засохшую или просто сухую подводку например. Только все равно следите за сроком годности, а засохшую тушь не разводите — она создана «жить» три месяца.

ЦВЕТА

С цветами сложно. Чтобы не углубляться в теорию цвета и просто знать, как получить фиолетовую помаду, можно пользоваться цветовым колесом Real Color Wheel (RCW). Его сделал художник Дональд Джуско, чтобы остальным было проще смешивать и затемнять цвета. Для визажистов оно тоже подходит.

В этом колесе три основных цвета: желтый, циан и маджента (приводим английские названия, потому что все равно эту схему не переводили на русский, а производители используют английский язык для наименования косметики). Оно ценно потому, что объясняет, как получить более темный цвет без добавления черного.

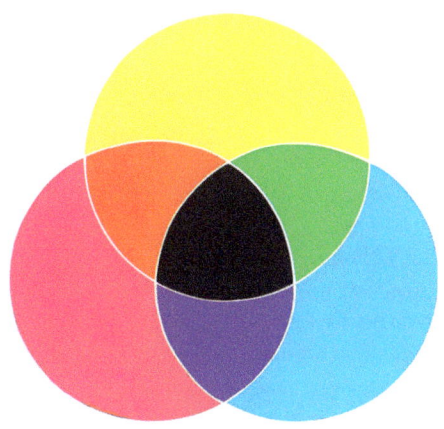

РИСУНОК 9
Схема основных цветов в макияже

Если вы когда-нибудь пытались смешать, например, красную помаду с черной, чтобы получить бордовый, то должны были вместо этого получить какую-то грязь. Это все из-за черного цвета. Чтобы получить из красного бордовый (то есть, грубо говоря, более темный красный), надо вмешать в него немного цвета, который, по логике RCW, красному противоположен. И это циан.

В зависимости от того, сколько циана вы добавите в красный, получится бордовый или даже коричневый. Чистый черный не получится — для этого надо вмешать немного черной краски. А чтобы сделать цвета светлее, нужен белый.

Второе преимущество RCW — с ним проще работать, если вам нужно получать яркие цвета. Потому что, если в надежде получить фиолетовый вы смешаете красный и синий пигмент, выйдет темно-фиолетовый. А вот если смешать мадженту и циан, получится просто фиолетовый. Желтый и циан дадут яркий зеленый, а желтый и синий — грязный зеленый. Конечно, «грязные» цвета тоже нужны, просто полезно понимать, как получать не только их.

Помните, что при наслаивании сухой косметики на кремовую сухая намокает и становится темнее. То есть, если вы нанесете на прозрачный блеск персиковые тени, они станут темнее. А если розовые румяна — на влажный тон, они будут темнее, чем в упаковке.

ПРИМЕРЫ

Полуматовая тональная основа **Sergey Naumov Phenomenon Nude Semi Matte SPF 20** есть в полностью белом оттенке. Объем большой, так что хватит для разведения тональных, консилеров и помад.

Жидкие помады **Jeffree Star Velour Liquid Lipstick** бывают в очень ярких оттенках, они отлично смешиваются между собой и с большинством других пигментов. Бонус — почти все можно носить на глазах.

Профессиональная марка **Graftobian** выпускает пигменты-металлики **Cosmetic Powdered Metal** в очень большом объеме. Цена — ниже, чем можно подумать, выглядят как жидкий металл, а хватает их на годы.

Карандаши **Make Up For Ever Artist Color Pencil** универсальны и хорошо смешиваются с другими текстурами. Есть как яркие оттенки, вроде фуксии, так и спокойные.

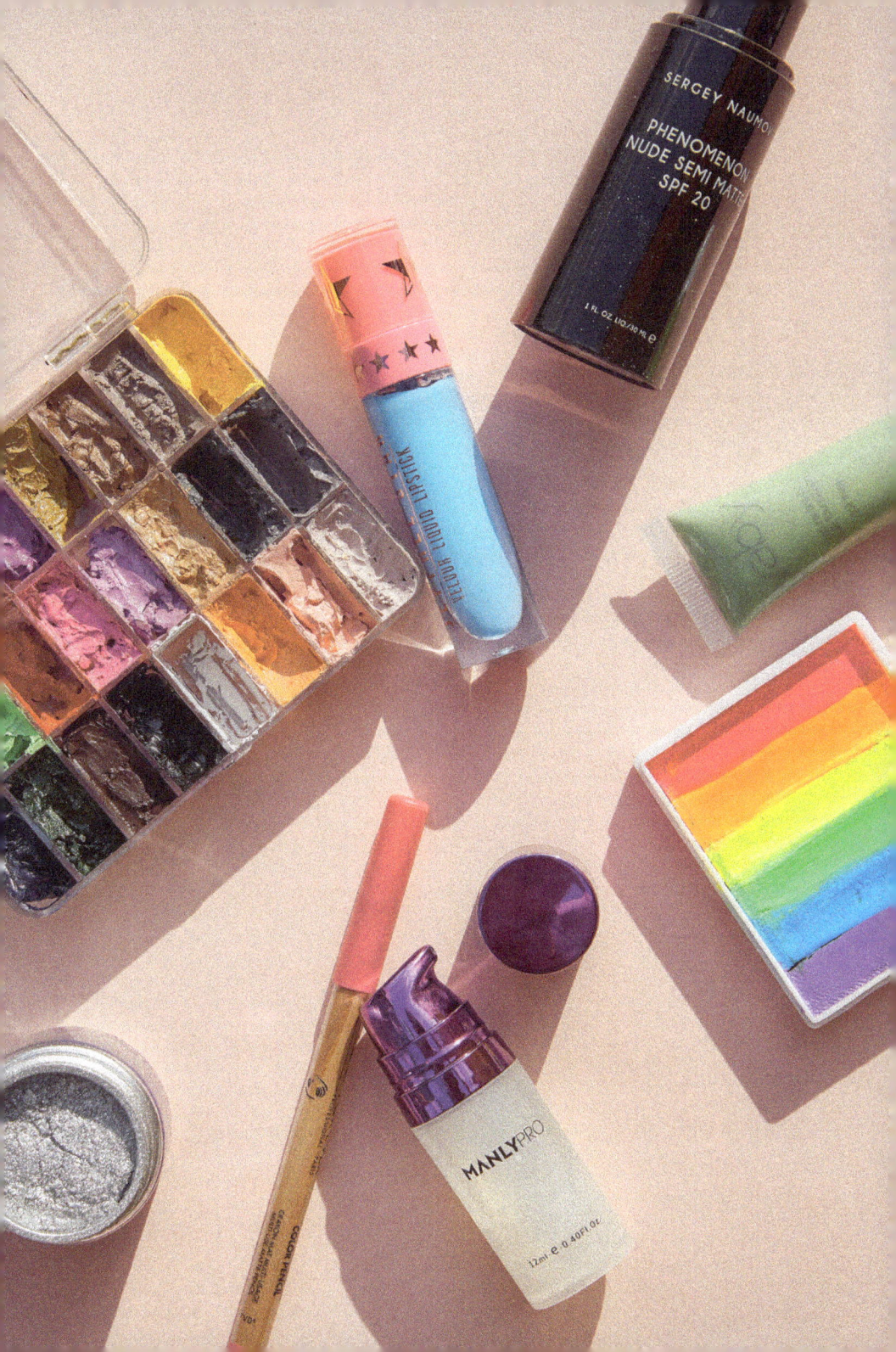

Разбавителем **Manly Pro The Bond** можно из любой сухой текстуры сделать кремовую. А еще размягчить подсохшие тени или подводку, сделать тональный или консилер более стойким.

Для оливковой кожи не так много подходящих тональных, поэтому выручают цветные корректоры (их можно подмешать в тон). Светло-зеленый **Yaby Foundation Corrector Wasabi** удобен текстурой и тем, что его не нужно предварительно разбелять. Еще им можно приглушить покраснения и розовые участки кожи.

Аквагрим **Diamond FX Neon Rainbow Split Cake** — очень ярких, неоновых оттенков. Если вам хочется иногда экспериментировать с цветами, это хороший вариант (объем маленький и цена невысокая). Как и любой аквагрим, он смывается водой.

ЗАКЛЮЧЕНИЕ

Маша Ворслав: «Я считаю, у нас получилась классная книга (хотя в момент, когда я это пишу, она все еще представляет собой кучу ссылок на гуглдоки). Мне хотелось максимально отойти от императивов, которыми пестрят книги и статьи о макияже. Почему? Как бьюти-редактору мне хочется помочь людям больше радоваться. Поэтому про макияж я прежде всего думаю как про средство самовыражения и ту комфортную зону, которую каждый человек для себя определяет сам. Если после прочтения краситься вам станет в кайф, значит, все удалось».

Адэль Мифтахова: «Мне очень хотелось написать книгу, которая разложила бы в головах читателей все про уход за кожей. Иногда я занимаюсь преподаванием, и поэтому у меня к объяснению вещей есть свой подход. Мне не нравится "опровергать мифы", мне нравится объяснять основы так, что людям даже не придет в голову эти мифы выдумать. Мне кажется, что получилось хорошо, и в процессе написания у меня самой в голове все стало еще четче. Если благодаря этой книге вы перестали воевать со своей кожей, стали к ней прислушиваться, поняли, какая косметика нужна, а какая (что важнее) — нет, то это супер, потому что именно этого я и хотела».

БЛАГОДАРНОСТИ

Маша Ворслав: «Мне почему-то неловко писать конкретные имена, поэтому я не буду. Книгу сделать непросто, а без друзей, которым можно поныть, — в сто раз сложнее. Спасибо им большое. Спасибо всем моим редакторам и коллегам: мне исключительно повезло работать именно с вами. Спасибо издательству, с которым было очень просто и приятно. Спасибо брендам, которые прислали косметику для съемки в книгу. Спасибо подписчикам: мне важно знать, что у меня так много единомышленников. Спасибо всем, у кого мне удалось поучиться написанию текстов, созданию макияжа и этике. И родителям за все мои возможности».

Адэль Мифтахова: «А я вот скажу конкретные имена! Большое спасибо Ольге Лукинской, которая посоветовала издательству предложить мне написать книгу. Большое спасибо Ирине Гусинской за то, что она в нас поверила, и за то, что с ней было так приятно работать над текстом. Большое спасибо всем моим друзьям, которые на протяжении полутора лет слушали про то, как сложно писать книгу. И большое спасибо читателям блога за доверие, потому что без них не было бы вообще ничего».

ПРИМЕЧАНИЯ

РАЗДЕЛ I. УХОД

Глава 1. В целом о косметике

1. Goldberg Alexander F.G., Chemjobber C.J., «A comprehensive overview of chemical-free consumer products», опубликовано в блоге *Nature Chemistry* 26 июня 2014 г., текст доступен по ссылке https://ciencias.ulisboa.pt/sites/default/files/fcul/outros/Chemical-Free.pdf.
2. Kennedy James, «Ingredients of an All-Natural Banana», опубликовано 12 декабря 2013 г., https://jameskennedymonash.wordpress.com/2013/12/12/ingredients-of-an-all-natural-banana/.
3. Draelos Zoe Diana, «Cosmeceuticals for Male Skin», *Dermatologic Clinics*, January 2018; vol. 38 (1): pp.17–20, https://doi.org/10.1016/j.det.2017.09.003.
4. Draelos Z.D., «Male skin and ingredients relevant to male skin care», опубликовано в *British Journal of Dermatology*, March 2012; vol. 166, s. 1: pp. 13–16, https://onlinelibrary.wiley.com/doi/full/10.1111/j.1365-2133.2011.10784.x.

Глава 2. Типы кожи и базовый уход

1. Pappas A., «Epidermal surface lipids», *Dermatoendocrinol*, March–April 2009; 1(2): pp. 72–76, https://www.ncbi.nlm.nih.gov/pmc/articles/PMC2835894/.
2. Thiboutot Diane, «Regulation of Human Sebaceous Glands», Journal of Investigative Dermatology, July 2004; vol. 123 (1): pp. 1–12, https://www.sciencedirect.com/science/article/pii/S0022202X15308691?via%3Dihub.
3. Feingold Kenneth R., «The outer frontier: the importance of lipid metabolism in the skin», *Journal of Lipid Research*, April 2009; 50 (Suppl), pp. 417–422, https://www.ncbi.nlm.nih.gov/pmc/articles/PMC2674689/.
4. «Skin care on a budget», American Academy of Dermatology, https://www.aad.org/public/skin-hair-nails/skin-care/skin-care-on-a-budget (проверено 9 апреля 2019 г.).
5. Wohlrab J., Kreft D., «Niacinamide — mechanisms of action and its topical use in dermatology», *Skin Pharmacology and Physiology*, July 2014; vol. 27 (6): pp. 311–5, https://www.ncbi.nlm.nih.gov/pubmed/24993939.

Глава 3. Состояния кожи и активный уход

1. Graber Emma, «Patient education: Acne (Beyond the Basics)», https://www.uptodate.com/contents/acne-beyond-the-basics (опубликовано 2 ноября 2018 г.).

2. «Blackheads, or Something Else?», https://www.paulaschoice.com/expert-advice/skincare-advice/acne-and-breakouts/blackheads-or-something-else.html (проверено 10 декабря 2018 г.).
3. Sutaria Amita H.; Schlessinger Joel, «Acne Vulgaris», https://www.ncbi.nlm.nih.gov/books/NBK459173/ (проверено 10 декабря 2018 г.).
4. Kucharska Alicja, Szmurło Agnieszka, Sińska Beata, «Significance of diet in treated and untreated acne vulgaris», *Postępy Dermatologii i Alergologii*, April 2016; 33(2): pp. 81–86, https://www.ncbi.nlm.nih.gov/pmc/articles/PMC4884775/#.
5. Jović A., Marinović B., Kostović K., Čeović R., Basta-Juzbašić A., Bukvić Mokos Z., «The Impact of Pyschological Stress on Acne», *Acta Dermatovenerol Croatia*, July 2017; 25(2): pp. 1133–141, https://www.ncbi.nlm.nih.gov/pubmed/28871928.
6. Graber Emma, «Patient education: Acne (Beyond the Basics)», https://www.uptodate.com/contents/acne-beyond-the-basics (проверено 9 апреля 2019 г.).
7. Там же.
8. Desai Seemal R., «Hyperpigmentation Therapy: A Review», *The Journal of Clinical and Aesthetic Dermatology*, August 2014; 7(8): pp. 13–17, https://www.ncbi.nlm.nih.gov/pmc/articles/PMC4142815/.
9. Davis Erica C., Callender Valerie D., «Postinflammatory Hyperpigmentation: A Review of the Epidemiology, Clinical Features, and Treatment Options in Skin of Color», *The Journal of Clinical and Aesthetic Dermatology*, July 2010; 3(7): pp. 20–31, https://www.ncbi.nlm.nih.gov/pmc/articles/PMC2921758/.
10. Sarkar Rashmi, Arora Pooja, Garg K. Vijay, «Cosmeceuticals for Hyperpigmentation: What is Available?», *Journal of Cutaneous and Aesthetic Surgery*, January–March 2013; 6(1): pp. 4–11, https://www.ncbi.nlm.nih.gov/pmc/articles/PMC3663177/.
11. Chang Te-Sheng, «An Updated Review of Tyrosinase Inhibitors», *International Journal of Molecular Sciences*, June 2009; 10(6): pp. 2440–2475, https://www.ncbi.nlm.nih.gov/pmc/articles/PMC2705500/.
12. Randhawa M., Wang S., Leyden J.J., Cula G.O., Pagnoni A., Southall M.D., «Daily Use of a Facial Broad Spectrum Sunscreen Over One-Year Significantly Improves Clinical Evaluation of Photoaging», *Dermatologic Surgery*, December 2016; 42 (12): pp. 1354–1361, https://www.ncbi.nlm.nih.gov/pubmed/27749441.
13. Rawlings A.V., Harding C.R., «Moisturization and skin barrier function», *Dermatologic Therapy*, 2004; 17 suppl. 1: pp. 43–8, https://www.ncbi.nlm.nih.gov/pubmed/14728698.
14. Draelos Zoe D., «The science behind skin care: Moisturizers», *Journal of Cosmetic Dermatology*, April 2018; vol. 17, issue 2: pp. 138–144, https://onlinelibrary.wiley.com/doi/full/10.1111/jocd.12490.
15. «Atopic Dermatitis: Signs and Symptoms», American Academy of Dermatology, https://nationaleczema.org/eczema-products (проверено 9 апреля 2019 г.).
16. Al-Shobaili Hani A., Ahmed Ahmed A., Alnomair Naief, Alobead Zeiad Abdulaziz, Rasheed Zafar, «Molecular Genetic of Atopic dermatitis: An Update», *International Journal of Health Sciences*, January 2016; 10(1): pp. 96–120, https://www.ncbi.nlm.nih.gov/pmc/articles/PMC4791162/.

17. McPherson Tess, «Current Understanding in Pathogenesis of Atopic Dermatitis», *Indian Journal of Dermatology*, November–December 2016; 61(6): pp. 649–655, https://www.ncbi.nlm.nih.gov/pmc/articles/PMC5122281/.
18. «Atopic dermatitis», https://www.aad.org/public/diseases/eczema/atopic-dermatitis (проверено 10 декабря 2018 г.).
19. Список рекомендованных средств от National Eczema Association, https://nationaleczema.org/eczema-products/.
20. Groot de A. C., Schmidt E., «Essential Oils, Part IV: Contact Allergy», *Dermatitis*, July–August 2016; 27 (4): pp. 170–5, https://www.ncbi.nlm.nih.gov/pubmed/27427818.
21. Duarte Ida, Silveira Jéssica Eleonora P.S., Hafner Mariana de Figueiredo Silva, Toyota Raquel, Midori M. Pedroso Debora, «Sensitive skin: review of an ascending concept», *Anais Brasileiros de Dermatologia*, July–August 2017; 92 (4): pp. 521-5256, https://www.ncbi.nlm.nih.gov/pmc/articles/PMC5595600/.
22. Elias Peter M., «Skin Barrier Function», *Current Allergy and Asthma Reports*, July 2008; 8(4): pp. 299–305, https://www.ncbi.nlm.nih.gov/pmc/articles/PMC2843412/.
23. Skotnicki Sandy, Shulgan Christopher, *Beyond Soap: The real truth about what you are doing to your skin and how to fix it for a beautiful, healthy glow* (Penguin Canada, 2018).
24. Duarte Ida, Silveira Jéssica Eleonora P. S., Hafner Mariana de Figueiredo Silva, Toyota Raquel, Midori M., Debora, Pedroso. «Sensitive skin: review of an ascending concept», *Anais Brasileiros de Dermatologia*, July–August 2017; 92(4): pp. 521–525, https://www.ncbi.nlm.nih.gov/pmc/articles/PMC5595600/.
25. Zirwas Matthew J., «Attempting to Define "Hypoallergenic"», *JAMA Dermatology*, November 2017; 153(11): pp. 1093–1094, https://jamanetwork.com/journals/jamadermatology/article-abstract/2652350.
26. Del Rosso James, Zeichner Joshua, Alexis Andrew, Cohen David, Berson Diane, «Understanding the Epidermal Barrier in Healthy and Compromised Skin: Clinically Relevant Information for the Dermatology Practitioner», *The Journal of Clinical and Aesthetic Dermatology*, April 2016; 9(4 Suppl 1): pp. 2–8, https://www.ncbi.nlm.nih.gov/pmc/articles/PMC5608132/.
27. «5 ways to use petroleum jelly for skin care», American Academy of Dermatology https://www.aad.org/public/skin-hair-nails/skin-care/petroleum-jelly (проверено 9 апреля 2019 г.).
28. Tanno O., Ota Y., Kitamura N., Katsube T., Inoue S., «Nicotinamide increases biosynthesis of ceramides as well as other stratum corneum lipids to improve the epidermal permeability barrier», *British Journal of Dermatology*, September 2000;143 (3): pp. 524–31, https://www.ncbi.nlm.nih.gov/pubmed/10971324.
29. «Rosacea», https://www.aad.org/public/diseases/acne-and-rosacea/rosacea (проверено 10 декабря 2018 г.).
30. Rivero Alexis Lara, Whitfeld Margot, «An update on the treatment of rosacea», *Australian Prescriber: An independent Review*, February 2018; 41 (1): pp. 20–24, https://www.ncbi.nlm.nih.gov/pmc/articles/PMC5828925/.

31. Culp Brittney, Scheinfeld Noah, «Rosacea: A Review», *P&T*, January 2009; 34(1): 38–45, https://www.ncbi.nlm.nih.gov/pmc/articles/PMC2700634/table/t1-ptj34_1p038/.
32. «Rosacea: Overview», Institute for Quality and Efficiency in Health Care (IQWIG, Germany), February 2006, https://www.ncbi.nlm.nih.gov/pubmedhealth/PMH0072660/.
33. Gupta A. K., Gover M. D., «Azelaic acid (15% gel) in the treatment of acne rosacea», *International Journal of* Dermatology, May 2007; 46 (5): pp. 533–8, https://www.ncbi.nlm.nih.gov/pubmed/17472690.
34. Culp Brittney, Scheinfeld Noah, «Rosacea: A Review», *P. T.*, January 2009; 34 (1): pp. 38–45, https://www.ncbi.nlm.nih.gov/pmc/articles/PMC2700634/.
35. Norwood Rhonda, Norwood Daryl, «Treating Rosacea», *US Pharmacist*, 2007; 32(9): pp. 45–53, https://www.uspharmacist.com/article/treating-rosacea.
36. Ganceviciene Ruta, Liakou Aikaterini I., Theodoridis Athanasios, Makrantonaki Evgenia, Zouboulis Christos C., «Skin anti-aging strategies», *Dermato-Endocrinology*, July 2012; 4 (3): pp. 308–319, https://www.ncbi.nlm.nih.gov/pmc/articles/PMC3583892/.
37. Flament Frederic, Bazin Roland, Laquieze Sabine, Rubert Virginie, Simonpietri Elisa, Piot Bertrand, «Effect of the sun on visible clinical signs of aging in Caucasian skin», *Clinical, Cosmetic and Investigational Dermatology*, 2013; 6: pp. 221–232, https://www.ncbi.nlm.nih.gov/pmc/articles/PMC3790843/.
38. Addor Flavia Alvim Sant'anna, «Antioxidants in dermatology», *Anais Brasileiros de Dermatologia*, May–June 2017; 92(3): pp. 356–362, https://www.ncbi.nlm.nih.gov/pmc/articles/PMC5514576/.
39. Mukherjee Siddharth, Date Abhijit, Patravale Vandana, Korting Hans Christian, Roeder Alexander, Weindl Günther, «Retinoids in the treatment of skin aging: an overview of clinical efficacy and safety», *Clinical Interventions in Aging*, December 2006; 1(4): pp. 327–348, https://www.ncbi.nlm.nih.gov/pmc/articles/PMC2699641/.
40. Kim Mi-Sun, Lee SeRah, Rho Ho Sik, Kim Duck Hee, Chang Ih Seop, Chung Jin Ho, «The effects of a novel synthetic retinoid, seletinoid G, on the expression of extracellular matrix proteins in aged human skin in vivo», *Clinica Chimica Acta*, December 2005; 362(1–2): pp. 161–169, https://www.ncbi.nlm.nih.gov/pubmed/16055107.
41. Pullar Juliet M., Carr Anitra C., Vissers Margreet C.M., «The Roles of Vitamin C in Skin Health», *Nutrients*, August 2017; 9(8): p. 866, https://www.ncbi.nlm.nih.gov/pmc/articles/PMC5579659/.
42. Bernstein E.F., Lee J., Brown D.B., Yu R., Van Scott E., «Glycolic acid treatment increases type I collagen mRNA and hyaluronic acid content of human skin», *Dermatologic Surgery*, May 2001; 27(5): pp. 429–433, https://www.ncbi.nlm.nih.gov/pubmed/11359487.
43. Okano Y., Abe Y., Masaki H., Santhanam U., Ichihashi M., Funasaka Y., «Biological effects of glycolic acid on dermal matrix metabolism mediated by dermal fibroblasts and epidermal keratinocytes», *Experimental Dermatology*, 2003; 12 (Suppl 2): pp. 57–63, https://www.ncbi.nlm.nih.gov/pubmed/14756525.

44. Rendl M., Mayer C., Weninger W., Tschachler E., «Topically applied lactic acid increases spontaneous secretion of vascular endothelial growth factor by human reconstructed epidermis», *The British Journal of Dermatology*, July 2001; 145(1): pp. 3–9, https://www.ncbi.nlm.nih.gov/pubmed/11453900/; Edison B. L., Green B. A., Wildnauer R. H., Sigler M. L., «A polyhydroxy acid skin care regimen provides antiaging effects comparable to an alpha-hydroxyacid regimen», *Cutis*, February 2004; 73 (2 Suppl): pp. 14–17, https://www.ncbi.nlm.nih.gov/pubmed/15002657.

45. Gorouhi F., Maibach H.I., «Role of topical peptides in preventing or treating aged skin», *International Journal of Cosmetic Science*, October 2009; 31(5): pp. 327–345, https://onlinelibrary.wiley.com/doi/full/10.1111/j.1468-2494.2009.00490.x.

46. Siméon A., Wegrowski Y., Bontemps Y., Maquart F.X., «Expression of glycosaminoglycans and small proteoglycans in wounds: modulation by the tripeptide-copper complex glycyl-L-histidyl-L-lysine-Cu(2+)», *The Journal of Investigative Dermatology*, December 2000; 115(6): pp. 962–968, https://www.ncbi.nlm.nih.gov/pubmed/11121126.

47. Blanes-Mira C., Clemente J., Jodas G., Gil A., Fernández-Ballester G., Ponsati B., Gutierrez L., Pérez-Payá E., Ferrer-Montiel A., «A synthetic hexapeptide (Argireline) with antiwrinkle activity», *International Journal of Cosmetic Science*, October 2002; 24(5): pp. 303–310, https://www.ncbi.nlm.nih.gov/pubmed/18498523.

48. Südel K.M., Venzke K., Mielke H., Breitenbach U., Mundt C., Jaspers S., Koop U., Sauermann K., Knussman-Hartig E., Moll I., Gercken G., Young A. R., Stäb F., Wenck H., Gallinat S., «Novel aspects of intrinsic and extrinsic aging of human skin: beneficial effects of soy extract», *Photochemistry and Photobiology*, May–June 2005; 81(3): 581–587, https://www.ncbi.nlm.nih.gov/pubmed/15623355.

49. Sim G.S., Lee D.H., Kim J.H., An S.K., Choe T.B., Kwon T.J., Pyo H.B., Lee B.C., «Black rice (Oryza sativa L. var. japonica) hydrolyzed peptides induce expression of hyaluronan synthase 2 gene in HaCaT keratinocytes», *Journal of Microbiology and Biotechnology*, February 2007; 17(2): pp. 271–279, https://www.ncbi.nlm.nih.gov/pubmed/18051758.

50. Padamwar M.N., Pawar A.P., Daithankar A.V., Mahadik K.R., «Silk sericin as a moisturizer: an in vivo study», *Journal of Cosmetic Dermatology*, December 2005; 4(4): pp. 250–257, https://www.ncbi.nlm.nih.gov/pubmed/17168872.

51. Kornhauser Andrija, Coelho Sergio G., Hearing Vincent J., «Applications of hydroxy acids: classification, mechanisms, and photoactivity», *Clinical, Cosmetic and Investigational Dermatology*, 2010; 3: pp. 135–142, https://www.ncbi.nlm.nih.gov/pmc/articles/PMC3047947/.

52. Rodan Katie, Fields Kathy, Majewski George, Falla Timothy, «Skincare Bootcamp: The Evolving Role of Skincare», *Plastic & Reconstructive Surgery Global Open*, December 2016; 4(12 Suppl): e115, https://www.ncbi.nlm.nih.gov/pmc/articles/PMC5172479/.

Глава 4. Косметика для лица

1. Kornhauser Andrija, Coelho Sergio G., Hearing Vincent J., «Applications of hydroxy acids: classification, mechanisms, and photoactivity», *Clinical, Cosmetic*, 2010; 3: pp. 135–142, https://www.ncbi.nlm.nih.gov/pmc/articles/PMC3047947/.

2. Rendl M., Mayer C., Weninger W., Tschachler E., «Topically applied lactic acid increases spontaneous secretion of vascular endothelial growth factor by human reconstructed epidermis», *The British Journal of Dermatology*, July 2001;145(1): pp. 3–9, https://www.ncbi.nlm.nih.gov/pubmed/11453900.
3. «Alpha Hydroxy Acids», https://www.fda.gov/cosmetics/productsingredients/ingredients/ucm107940.htm (проверено 10 декабря 2018 г.).
4. Smith W.P., Bishop M., Gillis G., Maibach H., «Topical proteolytic enzymes affect epidermal and dermal properties», *International Journal of Cosmetic Science*, February 2007; 29(1): pp. 15–21, https://www.ncbi.nlm.nih.gov/pubmed/18489307.
5. Kaminaka C., Uede M., Matsunaka H., Furukawa F., Yamomoto Y., «Clinical evaluation of glycolic acid chemical peeling in patients with acne vulgaris: a randomized, double-blind, placebo-controlled, split-face comparative study», *Dermatologic Surgery*, March 2014; 40(3): pp. 314–322, https://www.ncbi.nlm.nih.gov/pubmed/24447110.
6. Tang Sheau-Chung, Yang Jen-Hung, «Dual Effects of Alpha-Hydroxy Acids on the Skin», Molecules, April 2018; 23(4): p. 863, https://www.ncbi.nlm.nih.gov/pmc/articles/PMC6017965/.
7. Lodén M., «The clinical benefit of moisturizers», *Journal of The European Academy of Dermatology and Venereology*, November 2005; 19(6): 672–688, https://onlinelibrary.wiley.com/doi/full/10.1111/j.1468-3083.2005.01326.x.
8. Kraft J.N., Lynde C.W., «Moisturizers: What They Are and a Practical Approach to Product Selection», *Skin Therapy Letter*, May 2005; 10(5), http://www.skintherapyletter.com/dry-skin/moisturizers-selection/.
9. Lin Tzu-Kai, Zhong Lily, Santiago Juan Luis, «Anti-Inflammatory and Skin Barrier Repair Effects of Topical Application of Some Plant Oils», *International Journal of Molecular Sciences*, January 2018; 19(1): p. 70, https://www.ncbi.nlm.nih.gov/pmc/articles/PMC5796020/.
10. Там же.
11. Letawe, Boone, Pierard, «Digital image analysis of the effect of topically applied linoleic acid on acne microcomedones», *Clinical and Experimental Dermatology*, March 1998; 23(2): pp. 56–58, https://onlinelibrary.wiley.com/doi/abs/10.1046/j.1365-2230.1998.00315.x.
12. Darmstadt G.L., Mao-Qiang M., Chi E., Saha S.K., Ziboh V.A., Black R.E., Santosham M., Elias P.M., «Impact of topical oils on the skin barrier: possible implications for neonatal health in developing countries», *Acta Paediatrica*, 2002; 91(5): pp. 546–54, https://www.ncbi.nlm.nih.gov/pubmed/12113374.
13. Orchard Ané, van Vuuren Sandy, «Commercial Essential Oils as Potential Antimicrobials to Treat Skin Diseases», Evidence-based Complementary and Alternative Medicine, опубликовано 4 мая 2017 г., https://www.ncbi.nlm.nih.gov/pmc/articles/PMC5435909/.
14. Dagli Namrata, Dagli Rushabh, Mahmoud Rasha Said, Baroudi Kusai, «Essential oils, their therapeutic properties, and implication in dentistry: A review», *Journal of International Society of Preventive & Community Dentistry*, September–

October 2015; 5(5): pp. 335–340, https://www.ncbi.nlm.nih.gov/pmc/articles/PMC4606594/.

15. «Essential Oils for Skin», https://www.paulaschoice.com/expert-advice/skincare-advice/natural-skincare/essential-oils-for-skin.html (проверено 10 декабря 2018 г.).

16. Morris William E., Kwan Shin Chao, «Use of the rabbit ear model in evaluating the comedogenic potential of cosmetic ingredient», *Journal of the Society of Cosmetic Chemists*, August 1983; 34: pp. 215–255, http://www.nononsensecosmethic.org/wp-content/uploads/2013/12/Use-of-the-rabbit-model.pdf.

17. Draelos Zoe Diana, DiNardo Joseph C., «A re-evaluation of the comedogenicity concept», *Journal of the American Academy of Dermatology*, March 2006; 54(3): pp. 507–512, https://www.ncbi.nlm.nih.gov/pubmed/16488305.

18. D'Orazio John, Jarrett Stuart, Amaro-Ortiz Alexandra, Scott Timothy, «UV Radiation and the Skin», *International Journal of Molecular Sciences*, June 2013; 14(6): pp. 12222–12248, https://www.ncbi.nlm.nih.gov/pmc/articles/PMC3709783/.

19. Matt Davenport, «Sun Damages DNA in Skin Cells Long After Exposure», *Scientific American*, February 24, 2015, https://www.scientificamerican.com/article/sun-damages-dna-in-skin-cells-long-after-exposure/.

20. Amaro-Ortiz Alexandra, Yan Betty, D'Orazio John A., «Ultraviolet Radiation, Aging and the Skin: Prevention of Damage by Topical cAMP Manipulation», *Molecules*, May 2014; 19(5): pp. 6202–6219, https://www.ncbi.nlm.nih.gov/pmc/articles/PMC4344124/.

21. Norval M., Wulf H.C., *Does Chronic Sunscreen Use Reduce Vitamin D Production to Insufficient Levels?* (The British Journal of Dermatology, 2009).

22. «Vitamin D», https://www.aad.org/media/stats/prevention-and-care/vitamin-d-and-uv-exposure (проверено 10 декабря 2018 г.).

23. Williams Joshua D., Maitra Prithwiraj, Atillasoy Evren, Wu Mei-Miau, Farberg Aaron S., Rigel Darrell S., «SPF 100+ sunscreen is more protective against sunburn than SPF 50+ in actual use: Results of a randomized, double-blind, split-face, natural sunlight exposure clinical trial», May 2018; 78(5): pp. 902–910, https://www.sciencedirect.com/science/article/pii/S0190962217329080.

24. «"Physical" vs. "chemical" sunscreens and other sunscreen myths», опубликовано 1 сентября 2016 г., https://kindofstephen.com/physical-vs-chemical-sunscreens-myths/.

25. Ngan Vanessa, «Photocontact dermatitis», https://www.dermnetnz.org/topics/photocontact-dermatitis/ (проверено 10 декабря 2018 г.).

26. «Literature review on the safety of titanium dioxide and zinc oxide nanoparticles in sunscreens», опубликовано 11 января 2017 г., https://www.tga.gov.au/literature-review-safety-titanium-dioxide-and-zinc-oxide-nanoparticles-sunscreens.

27. Lim Henry W., Arellano-Mendoza Maria-Ivonne, Stengel Fernando, «Current challenges in photoprotection», *Journal of the American Academy of Dermatology*, March 2017; 76 (3, supplement 1): pp. 91–99, https://www.sciencedirect.com/science/article/pii/S0190962216308829?via%3Dihub.

28. Yeager Danielle G., Lim Henry W., «What's New in Photoprotection: A Review of New Concepts and Controversies», *Dermatologic Clinics*, April 2019; 37(2): pp. 149–157, https://www.sciencedirect.com/science/article/pii/S0733863518311410.
29. Petersen Bibi, Wulf Hans Christian, «Application of sunscreen — theory and reality», *Photodermatology, Photoimmunology & Photomedicine*, April–June 2014; 30(2–3): pp. 96–101, https://onlinelibrary.wiley.com/doi/abs/10.1111/phpp.12099.
30. Linden Kenneth G., «Commentary: Sunscreen sun protection factor (SPF): Is higher better?», *Journal of the American Academy of Dermatology*, May 2018; 78(5): pp. 911–912, https://www.sciencedirect.com/science/article/pii/S0190962218303426.
31. Teramura T., Mizuno M., Asano H., Naito N., Arakane K., Miyachi Y., «Relationship between sun-protection factor and application thickness in high-performance sunscreen: double application of sunscreen is recommended», *Clinical and Experimental Dermatology*, December 2012; 37(8): pp. 904–908, https://www.ncbi.nlm.nih.gov/pubmed/23050556.
32. Schmid-Wendtner Monika-Hildegard, Korting Hans Christian, *PH and Skin Care*, ABW Wissenschaftsverlag, 2007; https://books.google.ru/books?id=AWEDzXOAivgC&pg=PA31&hl=en&redir_esc=y#v=onepage&q&f=false.
33. Corkill Katherine, «Skin Penetration Enhancers — Friend Or Foe», опубликовано 9 марта 2011 г., https://personalcaretruth.com/2011/03/skin-penetration-enhancers-friend-or-foe/.
34. Matsui Mary S., Pelle Edward, Dong Kelly, Pernodet Nadine, «Biological Rhythms in the Skin», *International Journal of Molecular Sciences*, June 2016; 17(6): p. 801, https://www.ncbi.nlm.nih.gov/pmc/articles/PMC4926335/.
35. Vrcek Ivan, Ozgur Omar, Nakra Tanuj, «Infraorbital Dark Circles: A Review of the Pathogenesis, Evaluation and Treatment», *Journal of Cutaneous and Aesthetic Surgery*, April–June 2016; 9(2): pp. 65–72, https://www.ncbi.nlm.nih.gov/pmc/articles/PMC4924417/.
36. Ahmadraji F., Shatalebi M.A.,«Evaluation of the clinical efficacy and safety of an eye counter pad containing caffeine and vitamin K in emulsified Emu oil base», *Advanced Biomedical Research*, November 2018; 7: p. 148, https://www.ncbi.nlm.nih.gov/pubmed/25625116.
37. «What causes under eye bags, puffiness, and dark circles?», опубликовано 4 декабря 2013 г., https://www.askdoctork.com/what-causes-under-eye-bags-puffiness-and-dark-circles-201312045770.
38. Amnuaikit Thanaporn, Maneenuan Duangkhae, Boonme Prapaporn, «Evaluation of Caffeine Gels on Physicochemical Characteristics and In Vivo Efficacy in Reducing Puffy Eyes», *Journal of Applied Pharmaceutical Science*, November 2010; 01(2011): pp. 56–59, https://www.researchgate.net/publication/228476374_Evaluation_of_Caffeine_Gels_on_Physicochemical_Characteristics_and_In_Vivo_Efficacy_in_Reducing_Puffy_Eyes.
39. «Caffeine and the Skin», http://colinsbeautypages.co.uk/caffeine-skin/ (проверено 10 декабря 2018 г.).
40. Tolaymat Leila, Hall Matthew R., «Dermatitis, Perioral», опубликовано 27 октября 2018 г., https://www.ncbi.nlm.nih.gov/books/NBK525968/.

41. Caberlotto Elisa, Ruiz Laetitia, Miller Zane, Poletti Mickael, Tadlock Lauri, «Effects of a skin-massaging device on the *ex-vivo* expression of human dermis proteins and *in-vivo* facial wrinkles», PLOS, 2017; 12(3): e0172624, https://www.ncbi.nlm.nih.gov/pmc/articles/PMC5383004/.

Глава 5. Косметика для тела

42. «Washing», American Academy of Dermatology, https://www.aad.org/public/kids/skin/taking-care-of-your-skin/washing (проверено 9 апреля 2019 г.).
43. «Keratosis pilaris», American Academy of Dermatology, https://www.aad.org/public/diseases/bumps-and-growths/keratosis-pilaris (проверено 9 апреля 2019 г.).
1. Luebberding Stefanie, Krueger Nils, Sadick Neil S., «Cellulite: An Evidence-Based Review», *American Journal of Clinic Dermatology*, August 2015; 16(4): pp. 243–256, https://link.springer.com/article/10.1007%2Fs40257-015-0129-5.
2. Gamil H.D., Ibrahim S.A., Ebrahim H.M., Albalat W., «Platelet-Rich Plasma Versus Tretinoin in Treatment of Striae Distensae: A Comparative Study», *Dermatologic Surgery*, May 2018; 4(5): pp. 697–704, https://www.ncbi.nlm.nih.gov/pubmed/29701622.
3. Gorski David, «Breast cancer myths: No, antiperspirants do not cause breast cancer», опубликовано 6 октября 2014 г. на сайте https://sciencebasedmedicine.org/cutting-the-other-breast-off-does-not-improve-breast-cancer-survival/.
4. «How to shave», https://www.aad.org/public/skin-hair-nails/skin-care/how-to-shave (проверено 10 декабря 2018 г.).
5. Gaither Thomas W., Truesdale Matthew, Harris Catherine R., Alwaal Amjad, Shindel Alan W., Allen Isabel E., Breyer Benjamin N., «The Influence of Sexual Orientation and Sexual Role on Male Grooming-Related Injuries and Infections», *The Journal of Sexual Medicine*, December 2015; 12(3): pp. 631–640, https://www.ncbi.nlm.nih.gov/pmc/articles/PMC4599875/.
6. Vreeman Rachel C., Carroll Aaron E., «Medical myths», *The BMJ*, 2007; 335: p. 1288, https://www.bmj.com/content/335/7633/1288.
7. Fact or Fiction 2: 50 (More) Popular Myths Explained, «If You Shave (or Wax), Your Hair Will Come Back Thicker» by Dina Fine Maron, Scientific American, 2017.
8. Belluz Julia, «The health risks of grooming your pubes, explained», Vox, опубликовано 6 июля 2016 г., https://www.vox.com/2016/7/3/12081118/pubic-hair-grooming-health.
9. «How does electrolysis work?», http://www.electrology.com/faqs-about-permanent-hair-removal/what-is-the-electrolysis-process.html (проверено 10 декабря 2018 г.).
10. Belluz Julia, «The health risks of grooming your pubes, explained», Vox, опубликовано 6 июля 2016 г., https://www.vox.com/2016/7/3/12081118/pubic-hair-grooming-health.
11. Glass Allison S., Bagga Herman S., Tasian Gregory E., Fisher Patrick B., McCulloch Charles E., Blaschko Sarah D., McAninch Jack W., Breyer Benjamin N., «Pubic Hair Grooming Injuries Presenting to U.S. Emergency Departments», *Urology*,

December 2012; 80(6): pp. 1187–1191, https://www.ncbi.nlm.nih.gov/pmc/articles/PMC3559025/.

12. «Genital HPV Infection», https://www.cdc.gov/std/hpv/stdfact-hpv.htm (проверено 10 декабря 2018 г.).

13. Jung K., Seifert M., Herrling T., Fuchs J., «UV-generated free radicals (FR) in skin: their prevention by sunscreens and their induction by self-tanning agents», *Spectrochimica Acta. Part A, Molecular and Biomolecular Spectroscopy*, October 2007; 69(5):pp. 1423–1428, https://www.ncbi.nlm.nih.gov/pubmed/18024196.

14. Kimura T., «Contact dermatitis caused by sunless tanning treatment with dihydroxyacetone in hairless descendants of Mexican hairless dogs», *Environmental Toxicology*, October 2009; 24(5): pp. 506-512, https://www.ncbi.nlm.nih.gov/pubmed/19016307.

15. «Antibacterial Soap? You Can Skip It, Use Plain Soap and Water», опубликовано 2 сентября 2016 г., https://www.fda.gov/ForConsumers/ConsumerUpdates/ucm378393.htm.

РАЗДЕЛ II. МАКИЯЖ

1. Элридж Л. Краски. История макияжа. — М.: Эксмо, 2016.

Глава 7. Для глаз и губ

1. Gattis Lacey, «A Mascara Expert Sets the Record Straight», Into The Gloss, https://intothegloss.com/2013/09/best-mascara-2013-expert-tips/.
2. https://www.youtube.com/watch?v=XZ7vuHII5I4.
3. Технический регламент Таможенного союза о безопасности парфюмерно-косметической продукции (ТР ТС 009/2011), http://www.eurasiancommission.org/ru/Lists/EECDocs/P_799_3.pdf.
4. https://pubchem.ncbi.nlm.nih.gov/.

Глава 8. Всё для тона

1. Schueller Randy, «Can I become immune to eyeshadow primer?», http://thebeautybrains.com/2014/11/can-i-become-immune-to-eyeshadow-primer/ (проверено 10 декабря 2018 г.).
2. «Why make-up flashback happens and how to avoid it», https://labmuffin.com/why-make-up-flashback-happens-and-how-to-avoid-it/ (проверено 10 декабря 2018 г.).
3. https://www.youtube.com/channel/UC18CjLdco5zmVfT-FtkUhAw.
4. https://www.youtube.com/watch?v=PH1az2Ebng4.
5. https://i.pinimg.com/originals/2c/6d/44/2c6d446032e6c2b2f6285fc96b443c4c.jpg.
6. «How do make-up setting sprays work? A guide», опубликовано 3 сентября 2017 г. на сайте https://labmuffin.com/make-setting-sprays-work-guide/.

Примечания

Глава 9. Кисти и другие аксессуары

1. http://www.shamelessfripperies.com/?s=brush&post_type=post.
2. http://www.chikuhodo.com/en/product/z_04.html.
3. Из личной переписки автора с Ольгой Жоголевой.
4. https://www.youtube.com/watch?v=jPOIbgqxrCA&t=325s.
5. https://www.youtube.com/watch?v=YAt_YtG6Jlk.
6. https://i.pinimg.com/originals/e0/09/1b/e0091ba464110cf50c4035a7bc91defe.jpg.

Глава 10. Безопасность декоративной косметики

1. Frangos John, «Role of safety in cosmetic regulation», опубликовано 17 апреля 2012 г. на сайте https://www.chemanager-online.com/en/topics/pharma-biotech-processing/role-safety-cosmetic-regulation.
2. «Color Additives Approved for Use in Cosmetics», https://www.fda.gov/ForIndustry/ColorAdditives/ColorAdditiveInventories/ucm115641.htm#table3A (проверено 10 декабря 2018 г.).
3. «List of colorants allowed in cosmetic products», http://ec.europa.eu/growth/tools-databases/cosing/index.cfm?fuseaction=search.results&annex_v2=IV&search (проверено 10 декабря 2018 г.).
4. Shaw Daniel W., «Allergic Contact Dermatitis from Carmine», *Dermatitis*, 2009; 20(5): pp. 292–295, https://www.medscape.com/viewarticle/717745.
5. Mohta Anup, «Kajal (Kohl) – A dangerous cosmetic», *Oman Journal of Ophthalmology*, May–August 2010; 3(2): pp. 100–101, https://www.ncbi.nlm.nih.gov/pmc/articles/PMC3003848/.

Ворслав Маша
Мифтахова Адэль

НОРМАЛЬНО О КОСМЕТИКЕ

Как разобраться в уходе
и макияже и не сойти с ума

Главный редактор *С. Турко*
Руководитель проекта *Л. Разживайкина*
Корректоры *Е. Аксёнова, О. Гриднева, М. Колесникова*
Компьютерная верстка *М. Поташкин*
Арт-директор *Л. Беншуша*
Фотограф *Л. Козорезова*
Сет-дизайнер *О. Зимина*
Иллюстрации *И. Гришина*
Иллюстрация на обложке *Д. Пантюшин*

Подписано в печать 25.12.2024. Формат 60×90/16.
Бумага офсетная № 1. Печать офсетная.
Объем 23,5 печ. л. Тираж 1500 экз. Заказ №   .

ООО «Альпина Паблишер»
123060, Москва, а/я 28
Тел. +7 (495) 980-53-54
e-mail: info@alpina.ru
www.alpina.ru

ООО «Альпина Паблишер»,
115093, г. Москва, вн. тер. г. муниципальный округ Замоскворечье,
ул. Щипок, д. 18, ком. 1; ОГРН 1027739552136

Знак информационной продукции
(Федеральный закон № 436-ФЗ от 29.12.2010 г.)

Отпечатано в типографии Полиграфическо-издательского комплекса «Идел-Пресс»
филиала АО «ТАТМЕДИА»,
420066, г. Казань, ул. Декабристов, 2.
e-mail: id-press@yandex.ru http://www.idel-press.ru

ДЛЯ ЗАМЕТОК

ДЛЯ ЗАМЕТОК

ДЛЯ ЗАМЕТОК

ДЛЯ ЗАМЕТОК

ДЛЯ ЗАМЕТОК

ДЛЯ ЗАМЕТОК